高等院校医学实验规划教材
丛书主编　张庆镐　曾常茜

基础医学实验系列教材

形态学实验

主　编　曲　鹏　陶雅军
副主编　陶　然　曲立文
编　委（按姓氏笔画排序）
于新宇　王海燕　王悦增　曲　鹏
曲立文　刘双萍　刘晓湘　刘海岩
孙　抒　杨向红　杨利敏　张正洪
张宝辉　陈　琛　陈英杰　陶　然
陶雅军　温有锋　解　霞

科学出版社
北　京

内 容 简 介

本教材共包括五篇，分为学生守则及基本要求、基础性实验、综合性实验、设计性实验和虚拟仿真实验，涵盖人体解剖学、组织学与胚胎学、病理学的实验内容。教材充分体现了大连大学基础医学实验教学示范中心的实验教学改革成果，既注重学生对基础知识的理解与掌握，又注重学科间知识的相互渗透、交叉与融合，有利于培养学生分析问题和解决问题的能力，自主学习能力及创新精神。

本教材可作为医学院校相关专业本科生实验教材。

图书在版编目（CIP）数据

形态学实验 / 曲鹏，陶雅军主编. — 北京：科学出版社，2019.11

高等院校医学实验规划教材・基础医学实验系列教材/ 张庆镐，曾常茜主编

ISBN 978-7-03-062939-5

Ⅰ. ①形… Ⅱ. ①曲… ②陶… Ⅲ. ①人体形态学-实验-医学院校-教材 Ⅳ. ①R32-33

中国版本图书馆 CIP 数据核字（2019）第 242362 号

责任编辑：周 园 / 责任校对：郭瑞芝

责任印制：徐晓晨 / 封面设计：陈 敬

科学出版社出版

北京东黄城根北街 16 号

邮政编码：100717

http://www.sciencep.com

涿州市般润文化传播有限公司 印刷

科学出版社发行 各地新华书店经销

*

2019年11月第 一 版 开本：787×1092 1/16

2020年 1 月第二次印刷 印张：12 1/2

字数：346 000

定价：49.80 元

(如有印装质量问题，我社负责调换)

前　言

未来高等医学教育的人才培养目标向着素质高、能力强、有创新精神的综合型人才方向发展。《国家中长期教育改革和发展规划纲要（2010—2020 年）》中明确指出，要把改革创新作为教育发展的强大动力。这需要改革教学内容、方法、手段，创新人才培养体制，以着力提升学生勇于探索的创新精神和善于解决问题的实践能力。医学是实践性和应用性较强的一门科学，因此实验教学在医学教育中占有举足轻重的地位。在此阶段应注重培养学生动手能力、创新能力、综合分析问题能力和科学思维能力，这对医学生的在校学习和终身学习都将起到至关重要的作用。

形态学实验课程是高等医学院校实验教学的重要组成部分，是医学生后续专业课程的基础，传统的形态学实验教学主要为验证性实验，这些实验在强化学生对知识点的记忆和提高学生的实践动手能力方面起到重要作用，但传统的实验教学中缺少综合性和创新性思维的引导和训练。为培养素质高、能力强、有创新精神的综合型人才，本教材编写以形态学实验教学改革为核心环节，以强化基础性实验内容为基础，以虚拟仿真性实验为补充，通过增加综合性实验、设计性实验来培养学生的综合素质和创新能力，力求做到内容丰富、精练实用。

本教材包括五篇，在保留经典的基础性实验基础上，增加了综合性实验、设计性实验和虚拟仿真实验等内容，此外在附录部分增加了显微镜的使用方法、病理尸体解剖方法、形态学研究常用的基本技术等内容。通过形态学实验教学，学生在掌握形态学基本实验技能的基础上，还能将人体解剖学、组织学与胚胎学、病理学知识融会贯通，这样既培养了学生观察问题、综合分析问题、解决问题的能力，也培养了其科学思维方法和基本科研能力，为提高学生综合素质以及后续课程的学习打下良好的基础。

本教材的编委均系长期从事形态学实验教学的教师，在编写过程中，还得到了一些专家、教授的指导和帮助，但因编者水平有限，书中难免出现疏漏及不足之处，敬请各位同行和读者提出宝贵的意见和建议，使之更加完善。

编　者

2019 年 6 月

目　录

第一篇　形态学实验学生守则及基本要求

第二篇　基础性实验

第三篇 综合性实验

第四篇 设计性实验

第一篇　形态学实验学生守则及基本要求

一、形态学实验室学生守则

为规范学生在实验操作过程中的操作规程，保证实验教学正常有序进行，学生应遵守如下实验室守则：

1. 学生必须按预定时间进入实验室，穿白大衣，不得迟到、早退和旷课。

2. 严格遵守实验室的安全制度，保持实验室整洁、安静，不得进行与实验无关的活动。

3. 爱护公共财物，注意节约水、电、气及药品等。

4. 实验前应仔细阅读实验教材（或实验指导书）等有关书籍，理解实验目的、内容，掌握显微镜的使用方法，检查标本、切片及显微镜是否完好，如有损坏，立即报告指导教师。

5. 服从指导教师的指导。准备工作就绪后，原则上需经指导教师检查许可后方可启动电脑及显微镜电源。实验期间如发现电脑或显微镜异常，或有突发事故，要立即报告实验指导教师，查明原因。凡因违反操作规程而损坏仪器设备者，要追究责任。

6. 实验过程中要认真操作，仔细观察，如实、详细、完整地记录实验观察结果，不得抄袭。实验记录或实验结果交由指导教师认可后，方可结束实验。

7. 实验结束后，整理好使用的标本、切片及其他相关仪器设备，将使用的标本、切片归放原位，做好仪器设备的使用登记，清扫实验室，经指导教师同意后，方可离开。严禁将实验室物品带出实验室。

8. 按时提交实验报告，同时附实验记录或原始数据。

二、形态学实验的基本要求

形态学实验主要包括人体解剖学、组织学和病理学的有关实验，旨在观察正常机体的宏观和微观结构及疾病状态时的结构变化，即通过形态学的观察认识各种正常器官、组织的结构和疾病的病理变化，理解疾病的发生、发展规律。通过实验，进一步巩固和理解理论知识，将结构与功能、病变与临床表现有机地结合起来，培养分析问题、解决问题的能力，为以后的临床学习和实践奠定基础。

学习时，对每个标本要按照一定的顺序进行观察，并能熟练使用显微镜。根据观察到的标本的形态学结构及变化，联系理论进行分析、归纳，最终得出结论。通过这样的训练，掌握正常结构与病理变化，形态与功能，病理变化与临床表现之间的联系。

（大连大学　曲　鹏　陶雅军）

第二篇 基础性实验

第一章 人体解剖学

实验一 骨 学

一、躯 干 骨

【实验目的】

1. 掌握躯干骨的组成。

2. 掌握椎骨的一般形态和各部椎骨的特征，骶骨的一般形态。

3. 掌握胸骨的分部、一般形态，胸骨角的位置及临床意义。

4. 掌握肋的一般形态；了解特殊肋的形态。

【实验材料】 分离的躯干骨标本；串连的骨架。

【实验内容】 躯干骨包括椎骨（成人26块）、肋（12对）和胸骨（1块）。

1. 椎骨 包括颈椎、胸椎、腰椎、骶骨和尾骨。

（1）椎骨的一般形态（椎骨的共同特征）：观察胸椎（图2-1-1），认识椎骨的一般形态特征。椎骨由位于前方的椎体和位于后方的椎弓结合而成。椎体呈圆柱状；椎弓前部较窄的部分是椎弓根，后部宽扁的部分是椎弓板。由椎弓向上、下方各发出一对上关节突和下关节突；向两侧发出一对横突；向后下方发出一个棘突。

椎体与椎弓围成椎孔，全部椎孔共同连成椎管，内有脊髓及其被膜。椎弓根的上、下缘凹陷，分别形成椎上切迹和椎下切迹，上一椎骨的椎下切迹与下一椎骨的椎上切迹围成椎间孔，有脊神经等通过。

（2）各部椎骨的数目与主要特征

1）颈椎：7块。椎体小，有横突孔（图2-1-2）。第2～6颈椎的棘突短而分叉。第1、2颈椎形状特殊，分别称寰椎和枢椎。寰椎呈环形，由前弓、后弓和侧块构成，无椎体、棘突和关节突，后弓上面有椎动脉沟。枢椎椎体上有向上突起的齿突。第7颈椎棘突最长，不分叉，称隆椎，是临床计数椎骨数目的标志。

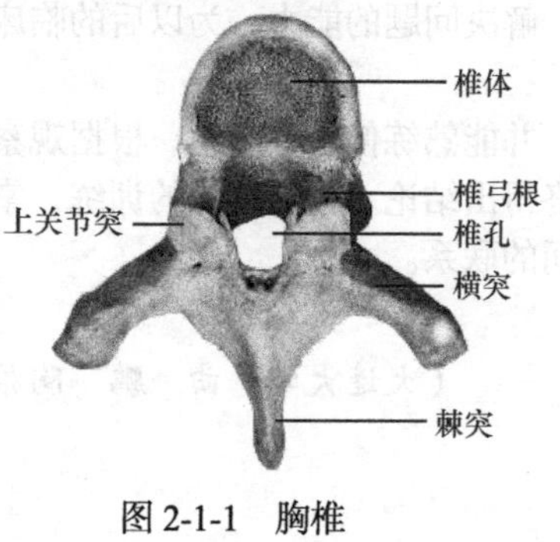

图2-1-1 胸椎

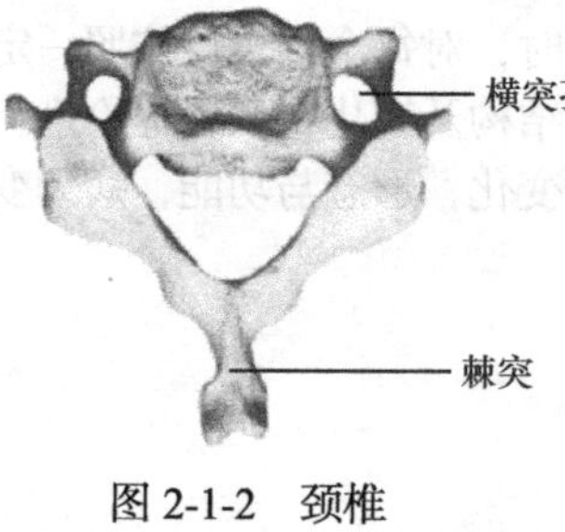

图2-1-2 颈椎

2）胸椎：12块。在椎体外侧面后部有与肋骨相接的关节面，多数有2个，称上肋凹和下肋凹。在横突末端的前面有横突肋凹。棘突较长，末端不分叉，伸向后下方（图2-1-3）。

3）腰椎：5 块。椎体高大，棘突为呈矢状位的宽板，几乎平伸向后（图 2-1-4）。

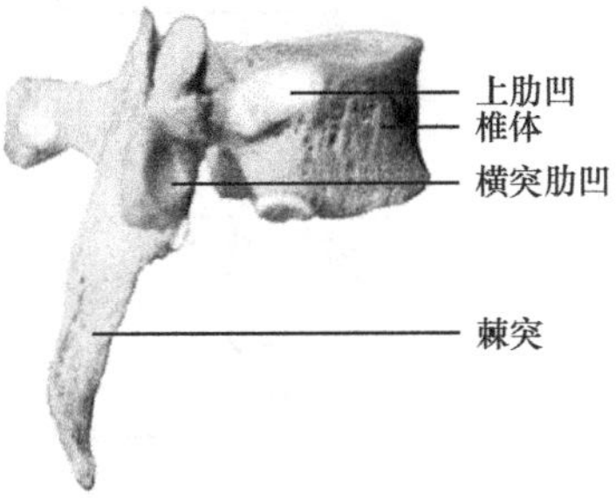

图 2-1-3　胸椎侧面

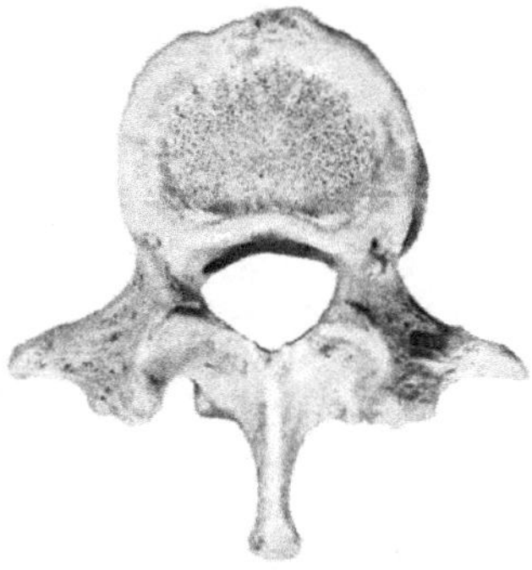

图 2-1-4　腰椎

4）骶骨：由 5 块骶椎融合而成。呈三角形，底朝上，其前缘向前突出称为岬。尖朝下。骶骨前面为盆面，稍凹，有 4 对骶前孔（图 2-1-5）。后面隆凸，有 4 对骶后孔。骶骨侧部上方有一耳状面。骶骨内为骶管贯通。注意观察骶管下口处的骶管裂孔。裂孔两侧的下端突起称为骶角（图 2-1-6）。

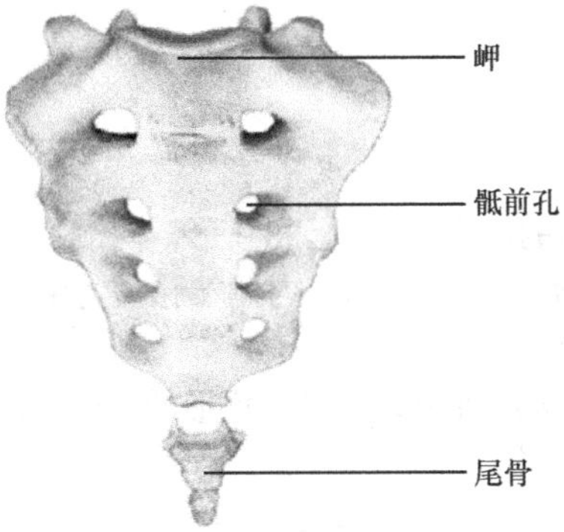

图 2-1-5　骶骨、尾骨前面

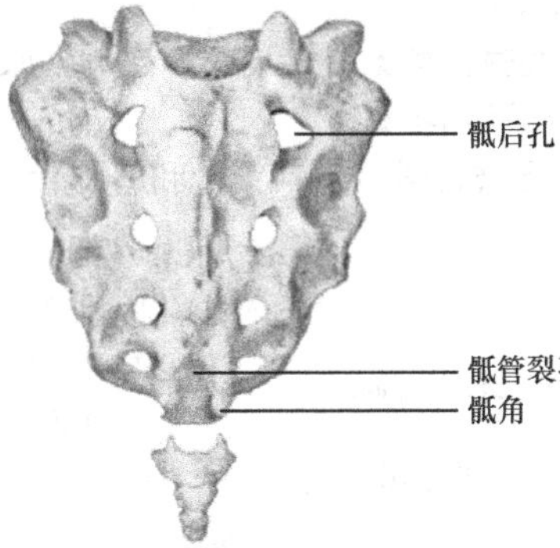

图 2-1-6　骶骨、尾骨后面

5）尾骨：成人由 3～4 块尾椎融合而成。

2. 肋　包括肋骨和肋软骨，共 12 对。

真肋即借肋软骨连于胸骨上的 7 对肋。肋弓为第 8～10 对肋，依次借肋软骨与上位肋软骨相连，形成肋弓。浮肋为第 11～12 对肋，前端游离。

典型的肋骨为第 3～10 肋骨，其形态细长，呈弓形，属扁骨，可分为体和前、后端。前端：借肋软骨与胸骨或上位肋软骨相连；后端：与胸椎相接，末端膨大为肋头。有与胸椎体相连的关节面；肋头外侧缩窄的部分为肋颈，在颈与体之间有朝向后方的突起，称肋结节。肋骨体：扁而长，可分为内、外两面和上、下两缘。内面下缘处有肋沟。肋骨体后部转弯处为肋角（图 2-1-7）。

第 1 肋骨短而上、下扁宽，无肋角和肋沟，分为上、下面，内、外缘。其上面有斜角肌结节，在结节的前、后方分别有锁骨下静脉沟和锁骨下动脉沟。第 2 肋骨较细长。第 11、12 肋骨无肋颈及肋结节。

3. 胸骨　分为 3 部分。胸骨柄，其上缘中部为颈静脉切迹，两侧为锁切迹；胸骨体，与柄相接处形成胸骨角，其两侧接第 2 肋，是计数肋骨序数的体表标志，胸骨体侧缘连接第 2～7 肋；剑突，是位于胸骨体下方扁而薄的骨片（图 2-1-8）。

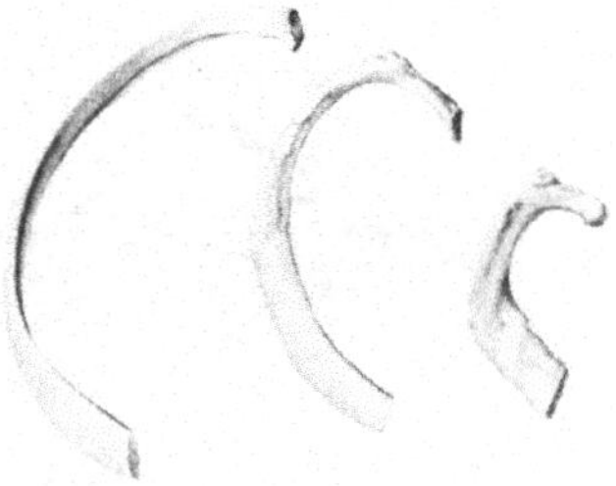

图 2-1-7 肋骨

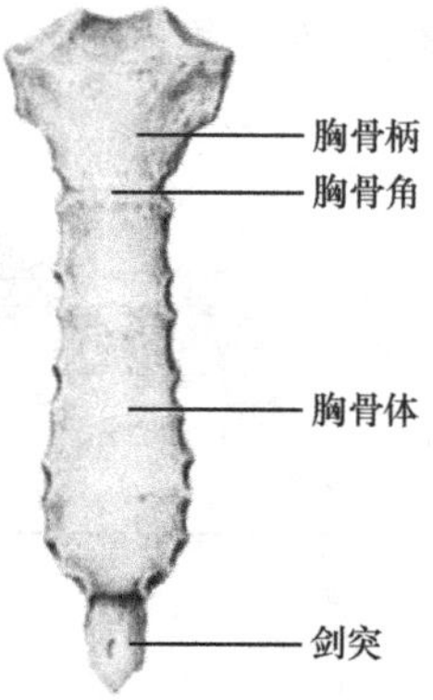

图 2-1-8 胸骨

二、上 肢 骨

【实验目的】

1. 掌握上肢骨的组成、分部及各骨间的位置关系。

2. 掌握锁骨、肩胛骨、肱骨、桡骨、尺骨的主要形态特点；了解手骨的主要形态特点及腕骨的排列顺序。

【实验材料】 分离及串连的上肢骨标本。

【实验内容】

1. 上肢带骨 包括锁骨和肩胛骨。

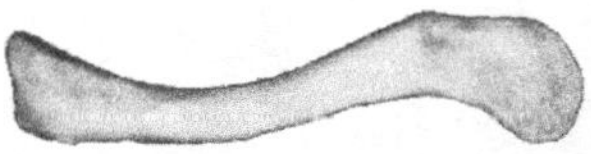

图 2-1-9 锁骨

（1）锁骨：位于胸廓的前上方，呈“S”形，内侧 2/3 凸向前，外侧 1/3 凸向后。上面光滑，下面粗糙。内侧端膨大为胸骨端，外侧端扁平为肩峰端（图 2-1-9）。

（2）肩胛骨：位于胸廓后外方，为呈三角形的扁骨（图 2-1-10）。有三缘、三角和两面。

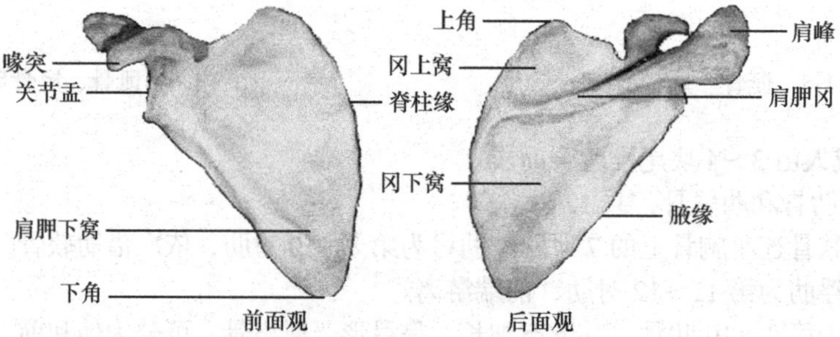

图 2-1-10 肩胛骨

1）三缘：上缘，外侧有肩胛切迹。切迹外侧有指状突起为喙突。外侧缘，又称腋缘。内侧缘，又称脊柱缘。

2）三角：上角，平对第 2 肋。下角，平对第 7 肋或第 7 肋间隙。外侧角，肥厚，有朝向外侧的关节面为关节盂。盂的上、下方均有小的隆起，分别为盂上结节和盂下结节。

3）两面：前面，又称肩胛下窝。后面，被横行的肩胛冈分为上方的冈上窝和下方的冈下窝。肩胛冈的外侧端向前外伸展成一高耸的肩峰。

2. 自由上肢骨 包括肱骨、桡骨、尺骨和手骨。

（1）肱骨：位于上肢的近侧，为长骨。分为体和上、下两端（图 2-1-11）。

1）上端：有朝向内后方呈半球形的肱骨头；头的周围有一环形浅沟，为解剖颈。在颈的外侧及前方，各有一隆起，分别为大结节和小结节；大、小结节之间的沟为结节间沟。由大、小结节向下延伸的嵴分别为大结节嵴和小结节嵴。肱骨上端与体交界处稍细，为外科颈。

2）体：中部外侧面有三角肌粗隆；后面中部有一由上内斜向下外的浅沟，为桡神经沟。

3）下端：较扁，外侧有呈半球形的肱骨小头，内侧有呈滑车状的肱骨滑车。在下端前面，肱骨小头和滑车的上方，各有桡窝和冠突窝。在后面，肱骨滑车的上方，有鹰嘴窝。在小头的外侧和滑车的内侧各有一突起，分别为外上髁和内上髁；在内上髁的后下方有浅沟为尺神经沟。

（2）桡骨：位于前臂的外侧，分为体和上、下端（图 2-1-12）。

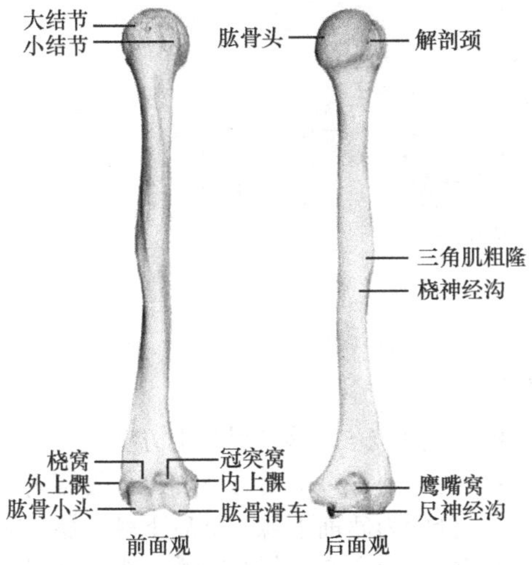

图 2-1-11　肱骨

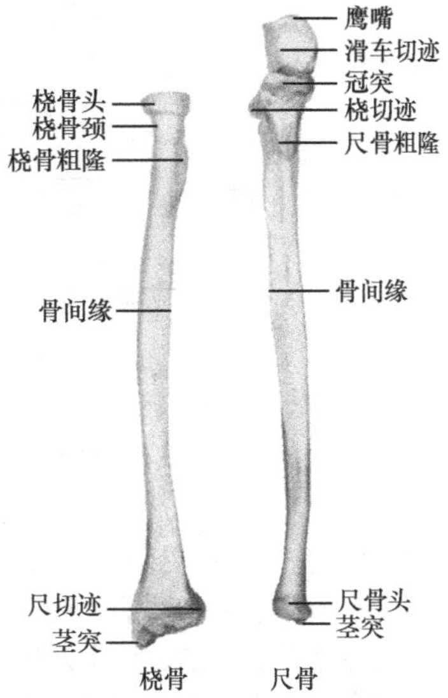

图 2-1-12　桡骨、尺骨

1）上端：小且有稍膨大的桡骨头，头上面的浅凹为关节凹，头的周围为环状关节面。头下方略细的部分为桡骨颈。颈下方的前内侧，有桡骨粗隆。

2）体：呈三棱柱形，内侧缘是锐薄的骨间缘。

3）下端：内侧有凹陷的关节面，为尺切迹；外侧部向下的突起为桡骨茎突；下面有腕关节面。

（3）尺骨：位于前臂的内侧，分为体和上、下端（图 2-1-12）。

1）上端：粗大，前面有呈半月形的凹陷为滑车切迹。在切迹的前下方和后上方各有一个突起，分别为冠突和鹰嘴。冠突外侧面的关节面是桡切迹，冠突前下方的粗糙隆起是尺骨粗隆。

2）体：外侧缘锐利，为骨间缘。

3）下端：细小，为尺骨头，其周缘有环状关节面，后内侧则有向下突出的尺骨茎突。

（4）手骨：包括腕骨、掌骨和指骨。

1）腕骨：属短骨，8 块，排成两列，由桡侧至尺侧，近侧列为手舟骨、月骨、三角骨和豌豆骨，远侧列为大多角骨、小多角骨、头状骨和钩骨。

2）掌骨：属长骨，5 块，称第 1～5 掌骨，均可分为底、体、头三部。

3）指骨：属长骨，14 块，分为近节指骨、中节指骨和远节指骨。拇指只有近、远节指骨。

三、下　肢　骨

【实验目的】

1. 掌握下肢骨的组成、分部及各骨间的位置关系。

2. 掌握髋骨的组成以及髋骨、股骨、髌骨、胫骨、腓骨的形态特点；了解足骨的形态特点和跗骨的排列位置。

【实验材料】 分离及串连的下肢骨标本（包括骨盆标本）。

【实验内容】

1. 下肢带骨 即髋骨。此骨以髋臼为中心，分为后上方的髂骨，前下方的耻骨和后下方的坐骨（图 2-1-13）。

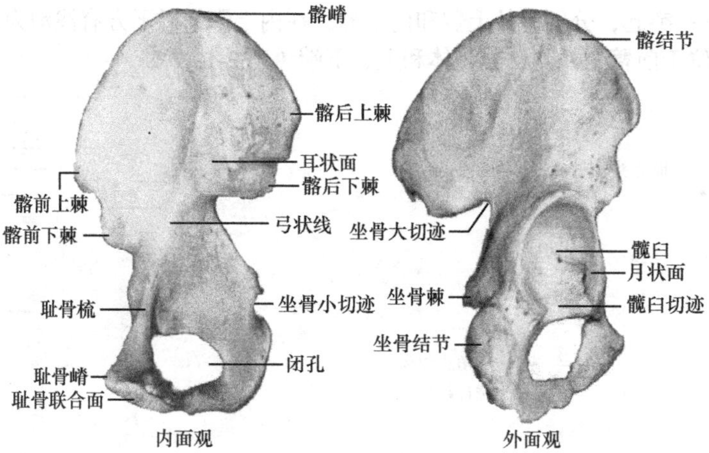

图 2-1-13 髋骨

（1）髂骨：分为体和翼两部。髂骨体粗大，构成髋臼的上 2/5。髂骨翼是上方宽大的部分。其上缘为髂嵴。髂嵴前端为髂前上棘，后端为髂后上棘。在髂前上棘上后方 5～7cm 处髂嵴外唇向外的突起为髂结节。髂前、后上棘的下方各有一骨突，分别为髂前下棘和髂后下棘。髂骨翼内面前部凹陷而光滑，为髂窝。窝的后下方有耳状面。髂窝的下前方有一斜行隆嵴，为弓状线。

（2）坐骨：分为体和支两部。坐骨体粗壮，构成髋臼的后下 2/5。体向后下延伸的粗糙肥厚的部分为坐骨结节。结节上方的三角形锐棘为坐骨棘。棘与结节之间较小的凹陷为坐骨小切迹，坐骨棘与髂后下棘之间的较大凹陷为坐骨大切迹。坐骨支较细，自坐骨结节伸出向前内接耻骨下支。

（3）耻骨：分为体及上、下两支。耻骨体构成髋臼的前下 1/5，在它与髂骨体愈合处，骨面向上隆起，为髂耻隆起。自体向前内侧伸出耻骨上支，上支向下移行为耻骨下支。耻骨上支的上缘有一锐嵴，为耻骨梳，向前终止于耻骨结节。由耻骨结节至中线的上缘，为耻骨嵴。耻骨上、下支相互移行处内侧的粗糙面为耻骨联合面。耻骨上、下支与坐骨支围成闭孔。

髋臼是髂骨体、耻骨体和坐骨体三者融合处外面的深窝。髋臼中央凹陷的窝为髋臼窝，窝周围呈半月形的关节面为月状面。髋臼下部的缺口为髋臼切迹。

2. 自由下肢骨 包括股骨、髌骨、胫骨、腓骨和足骨。

（1）股骨：是人全身最长、最粗大的骨，分为体和上、下端（图 2-1-14）。

1）上端：有股骨头，呈球形，朝向上内方，上有关节面。在关节面中心处，有一小凹，为股骨头凹。头向外下延伸较细的部分为股骨颈。颈与体相接处外上方的隆起为大转子，内下方的隆起为小转子。大、小转子之间在后方相连形成的隆起为转子间嵴，在前方形成的隆起则为转子间线。

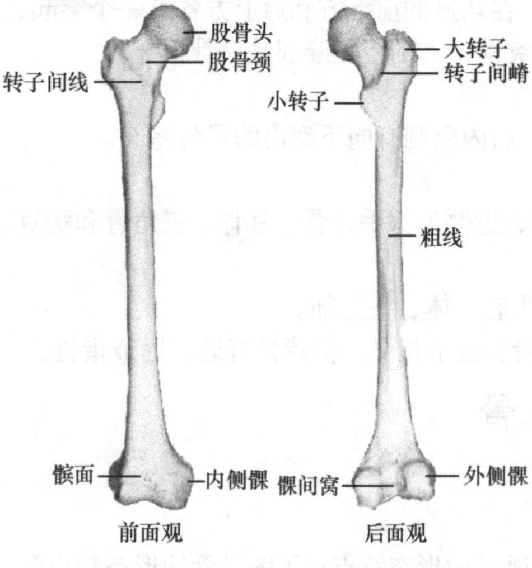

图 2-1-14 股骨

2）体：弓向前，其后面有纵行的骨嵴为粗线，向上延续为臀肌粗隆。

3）下端：有突向下后方的内侧髁和外侧髁。两髁后面隔有深窝，为髁间窝。两髁前面的关节面为髌面。内、外侧髁的侧面均有粗糙隆起，分别为内上髁和外上髁。内上髁上方的突起为收肌结节。

（2）髌骨：是人体内最大的籽骨，上宽下窄，前面粗糙，后面有关节面与股骨髌面相关节（图 2-1-15）。

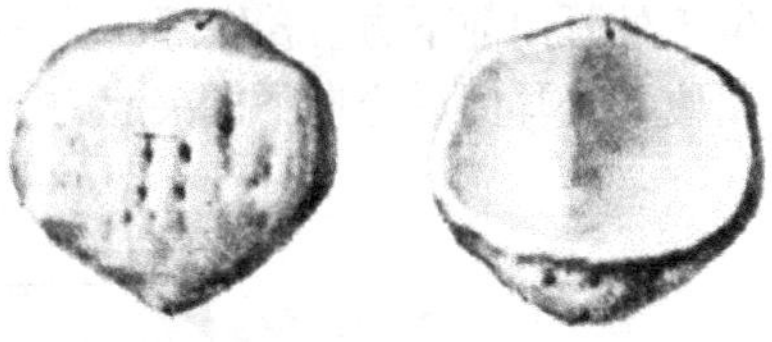

图 2-1-15　髌骨

（3）胫骨：位于小腿的内侧，为呈三棱柱状的长骨，分为体和上、下端（图 2-1-16）。

1）上端：膨大，形成内侧髁和外侧髁，上有关节面。在两关节面之间有髁间隆起。外侧髁的后下面有腓关节面。

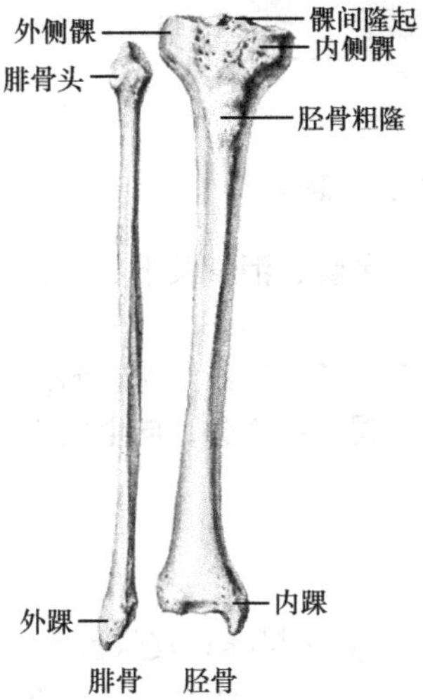

图 2-1-16　胫骨、腓骨

2）体：呈三棱柱状，其外侧缘为骨间缘，前缘的上方有一呈“V”形的胫骨粗隆。

3）下端：稍膨大，其内侧向下延伸的突起，为内踝，其外侧面有关节面。下端的外侧面有腓切迹。下面有下关节面。

（4）腓骨：细长，位于小腿外侧。分为体和上、下端（图 2-1-16）。

1）上端：稍膨大，称为腓骨头。头下方缩窄的部分为腓骨颈。

2）体：内侧缘锐利，为骨间缘。

3）下端：膨大成为外踝，其内侧面有关节面。

（5）足骨：包括跗骨、跖骨和趾骨。

1）跗骨：属短骨，7 块，分为远、近侧两列。远侧列由内侧向外侧依次为内侧楔骨、中间楔骨、外侧楔骨和骰骨。近侧列有足舟骨、距骨和跟骨。

2）跖骨：属长骨，5 块，称第 1～5 跖骨，均为底、体、头三部。

3）趾骨：属长骨，形态及排列与指骨相同。

四、颅　　骨

【实验目的】

1. 掌握颅的组成及各分离颅骨的位置，掌握蝶骨、筛骨、颞骨、上颌骨、下颌骨的主要形态特点。

2. 掌握颅底内、外面的形态结构，重点是与血管、神经有关的重要孔裂的名称、位置。

3. 掌握眶、骨性鼻腔的构成及交通、鼻旁窦的位置及开口。

4. 了解颞下窝、翼腭窝的位置。

5. 了解新生儿颅的特点。

【实验材料】　整颅标本；分离颅骨标本；颅正中矢状断面和水平断面标本；显示鼻旁窦的标本；婴儿颅标本。

【实验内容】　颅由 23 块分离的颅骨组成，除下颌骨和舌骨外，均借骨缝或软骨相连。颅骨分为脑颅骨和面颅骨。

1. 脑颅骨　先在整颅上辨认。脑颅骨有 8 块，其中不成对的有 4 块，额骨在前方，枕骨在后方，蝶骨在颅底中央，筛骨位于颅底前部，成对的亦有 4 块，2 块顶骨在上方，2 块颞骨在两侧。

（1）蝶骨：分为四部（图 2-1-17）。①体：位于中央，内有蝶窦。体上面中部的凹陷，为垂体窝。②小翼：自体向前上方突出。③大翼：自体向外侧突出。④翼突：垂向下方。

（2）筛骨：由菲薄的骨板构成，冠状面观形似“巾”字，分为三部。①垂直板：参与构成骨性鼻中隔。②筛板：参与构成颅前窝，上有筛孔。③筛骨迷路：内含筛小房（筛窦），在迷路的内侧面上，有卷曲的上鼻甲和中鼻甲。

（3）颞骨：以外耳门为中心，分为三部（图 2-1-18）。①鳞部：位于外耳门前上方。②鼓部：位于外耳门前下方。③岩部：呈三棱锥体形，位于外耳门内侧，其尖端伸向前内，参与构成颅底，其位于外耳门后方向下的突起为乳突。

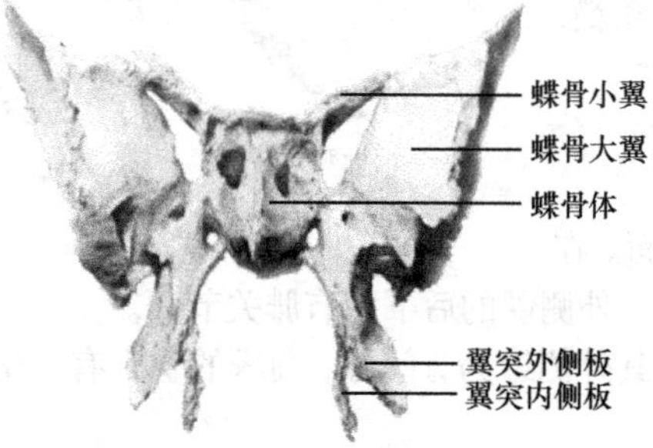

图 2-1-17 蝶骨

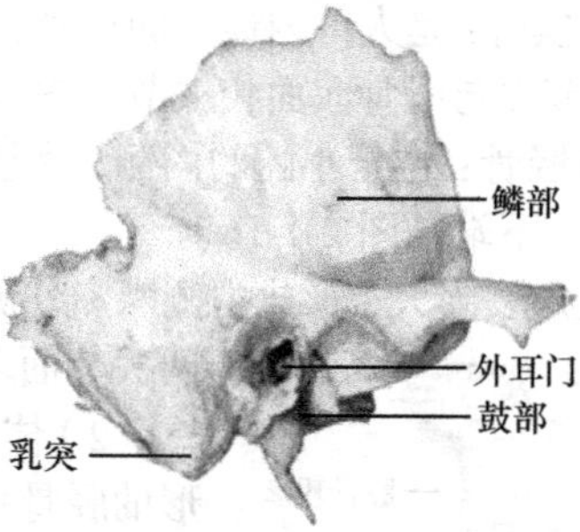

图 2-1-18 颞骨

2. 面颅骨 由 15 块颅骨组成。其中成对的有上颌骨、腭骨、颧骨、鼻骨、泪骨及下鼻甲，不成对的有犁骨、下颌骨及舌骨。

（1）上颌骨：位于面颅中央，其中部为体，内含上颌窦。体的上面为眶面，有眶下沟，向前通眶下孔。上颌骨体的下缘向下突出形成牙槽突，向内发出腭突，形成骨腭的一部分，向上发出的突起为额突。

（2）下颌骨：呈蹄铁形，分为体和支（图 2-1-19）。

1）下颌体：外面有颏隆凸和颏孔。内面有颏棘。

2）下颌支：支与体相交处为下颌角。下颌支内、外面后部的下方分别有翼肌粗隆和咬肌粗隆。下颌支向上方发出 2 个突起，前方的是冠突，后方的是髁突。髁突上端膨大，为下颌头。头下方较细为下颌颈。两突之间的凹陷为下颌切迹。下颌支内面有下颌孔，向下通下颌管。

3. 颅的整体观

（1）颅的顶面观：各骨间有骨缝相连，可见额骨和顶骨相接的冠状缝，左、右顶骨相接的矢状缝，枕骨和两顶骨相接的人字缝（图 2-1-20）。

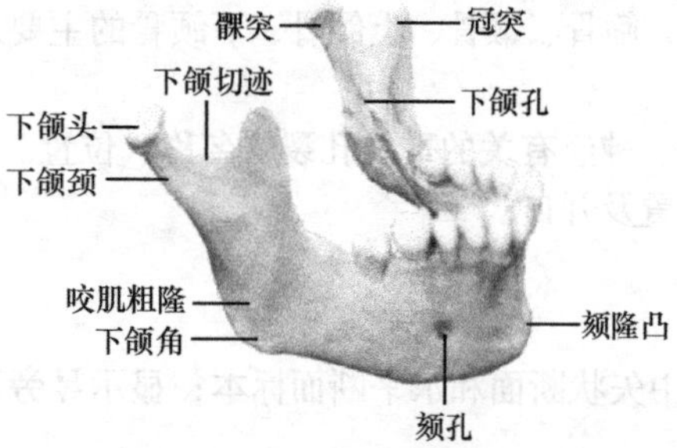

图 2-1-19 下颌骨

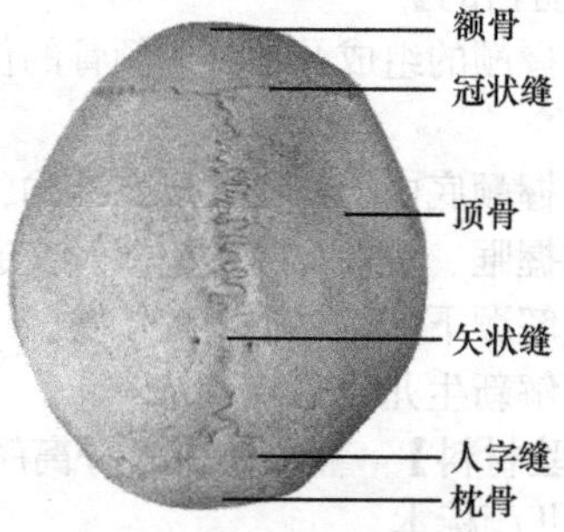

图 2-1-20 颅的顶面观

（2）颅的后面观：可见人字缝及两侧的乳突。枕骨中央最突出部为枕外隆凸。由隆凸向两侧延伸至乳突的骨嵴为上项线。

（3）颅的内面观：观察颅水平断面的标本（图 2-1-21）。

1）颅盖内面：沿正中线是上矢状窦沟，沟两侧有颗粒小凹。

2）颅底内面：有 3 个窝，分别为颅前窝、颅中窝和颅后窝。①颅前窝：居前，位置较高，由额骨眶板、筛骨筛板及蝶骨小翼构成，以蝶骨小翼后缘与颅中窝为界。在中线上有前向后有额嵴和鸡冠。鸡冠两侧为筛板，上有筛孔。筛孔内有嗅神经通过。②颅中窝：居中间，由蝶骨体、蝶骨大翼、颞骨岩部前面构成。借颞骨岩部上缘和鞍背与颅后窝为界。中间为蝶骨体，上面可见垂体窝，窝的前外侧为视神经管和前床突，窝的前方为前结节，窝的后方为鞍背和后床突。垂体窝和鞍背合称蝶鞍，两侧有颈动脉沟，向前通眶上裂，后端有破裂孔，颈动脉管内口开口于此。蝶鞍外侧自前向后依次有圆孔、卵圆孔和棘孔。颅中窝内的孔裂通过的结构如下：视神经、眼动脉经视神经管出入眶腔；圆孔通过上颌神经，卵圆孔通过下颌神经；脑膜中动脉穿棘孔入颅；眶上裂通过眼静脉、动眼神经、滑车神经、眼神经及展神经；颈内动脉通过颈动脉管内口入颅，并沿颈动脉沟前行。③颅后窝：主要由枕骨和颞骨岩部后面组成。窝中央为枕骨大孔，孔前方为平坦的斜坡，孔前外侧缘有舌下神经管内口，孔后上方为枕内隆凸。枕内隆凸向两侧续于横窦沟，继而转向下内为乙状窦沟，并移行于颈静脉孔。在颞骨岩部后面为内耳门。颅后窝的孔裂通过的结构如下，舌下神经通过舌下神经管出颅；颈静脉孔通过颈内静脉、舌咽神经、迷走神经和副神经；面神经、前庭蜗神经通过内耳门。

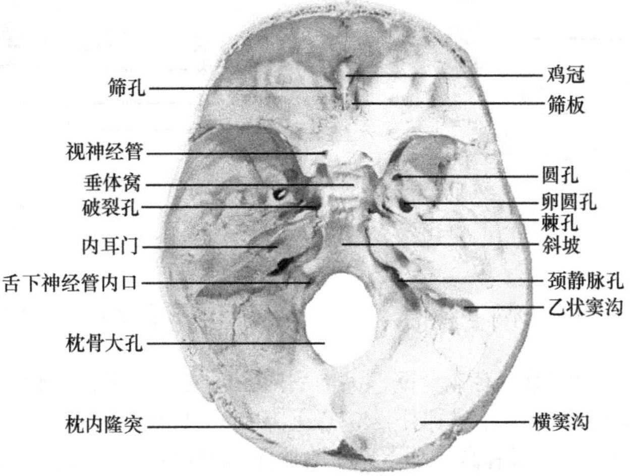

图 2-1-21　颅底内面观

（4）颅底外面观：由前向后，可观察到如下结构：牙槽弓、骨腭、切牙孔、腭大孔、鼻后孔、卵圆孔、棘孔、破裂孔、枕髁、枕骨大孔、舌下神经管外口、颈动脉管外口及颈静脉孔。向两侧还可见下颌窝、关节结节、茎突、乳突及茎乳孔（图 2-1-22）。

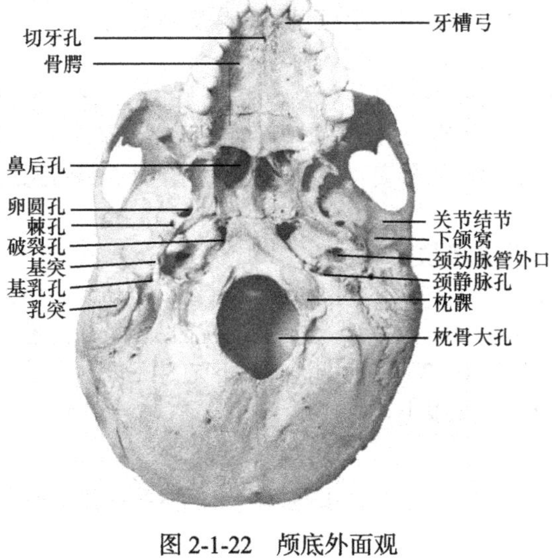

图 2-1-22　颅底外面观

（5）颅的侧面观：在颞骨乳突前方有外耳门。外耳门的前上方有一弓状骨梁，为颧弓。此弓上方为颞窝，下方为颞下窝。在颞窝的内侧壁上，有由额骨、顶骨、颞骨和蝶骨四骨汇合构成的“H”形缝，为翼点。上颌骨体与蝶骨翼突之间的裂隙为翼上颌裂，向深部通翼腭窝（图 2-1-23）。

（6）颅的前面观：上部为额骨。在眶上缘内侧半的上方，有眉弓，其深面有额窦。眉弓之间为眉间。梨状孔位于面部中央，向后通骨性鼻腔。孔的外上方为眶，下方为骨性口腔（图 2-1-24）。

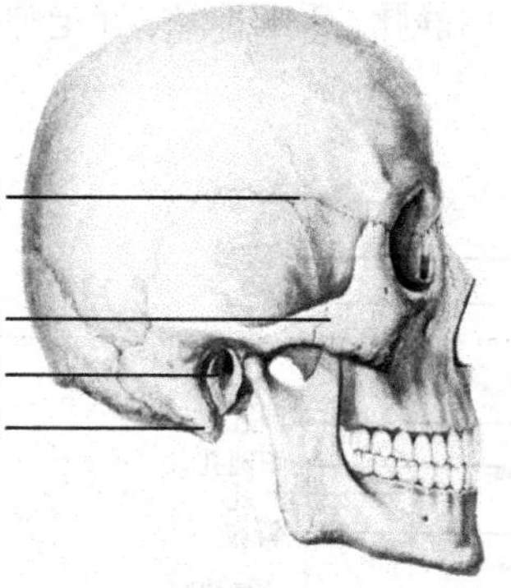

图 2-1-23 颅的侧面观

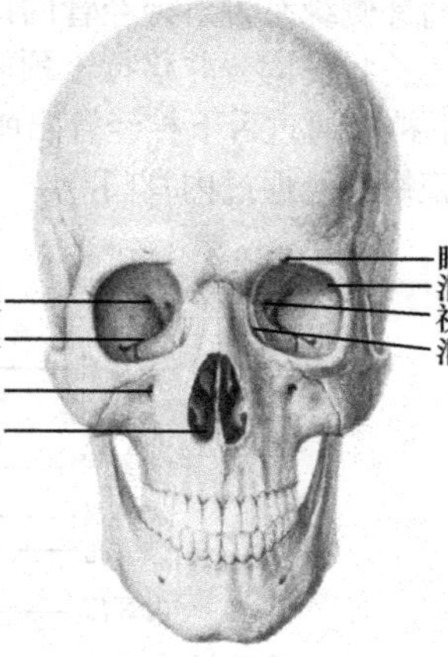

图 2-1-24 颅的前面观

1）眶：为呈锥体形的腔隙，有 4 个壁，尖向后内，通视神经管。在眶上缘内 1/3 与外 2/3 相交处有一缺口，为眶上切迹（或孔）。眶下缘中点下方 0.5～1cm 处有眶下孔。在眶上壁的前外侧有泪腺窝，眶内侧壁前下方有泪囊窝。眶下壁上有眶下沟向前通眶下管，再通眶下孔。在眶外侧壁后部的上、下方，分别有眶上裂和眶下裂。

2）骨性鼻腔：位于面颅正中，由骨性鼻中隔分成左、右两部。前为梨状孔，后为鼻后孔。鼻腔 4 个壁的结构，见颅正中矢状切面标本。

骨性鼻腔的各壁：①上壁，主要是由筛骨筛板构成。②下壁，是骨性鼻腔底（骨性口腔顶），由骨腭构成。③内侧壁，为骨性鼻中隔。④外侧壁，有上、中、下 3 个鼻甲。在每个鼻甲下方，形成鼻道，即上鼻道、中鼻道、下鼻道。上鼻道后方是蝶筛隐窝。

鼻旁窦的位置和开口：观察显示鼻旁窦的标本。

鼻旁窦位于骨性鼻腔周围的骨内，是与骨性鼻腔相通的 4 对含气的腔隙。①额窦：位于额骨内，开口于中鼻道。②筛小房（筛窦）：在筛骨迷路内，可分为前、中、后筛窦。前、中筛窦开口于中鼻道，后筛窦开口于上鼻道。③蝶窦：在蝶骨体内，开口于蝶筛隐窝。④上颌窦：在上颌骨体内，开口于中鼻道。

4. 新生儿颅的特征 新生儿脑颅大于面颅，其比例为 8：1。由于颅顶各骨的骨化中心明显，故颅呈“五角形”。各颅盖骨之间有较大的间隙，被结缔组织膜所封，称为颅囟。其中位于矢状缝前端、较大的是前囟（额囟），矢状缝的后端是后囟（枕囟）。此外，还有顶骨前下角处的蝶囟和后下角处的乳突囟。前囟在生后 1～2 岁期间闭合，后囟在生后不久闭合。新生儿的上、下颌骨部发达，鼻旁窦尚未发育，故口、鼻很小。

（大连大学 曲立文，中国医科大学 刘晓湘）

实验二　骨　连　结

一、骨连结总论

【实验目的】

1. 了解骨连结的分类。

2. 掌握关节的主要结构和辅助结构。

【实验材料】　椎间盘、黄韧带标本；肩、髋、膝、颞下颌关节（切开）标本。

【实验内容】　全身骨连结可区分为直接连结和间接连结两大类。在示教标本上观察下列结构。

1. 直接连结　有下列 3 种形式。

（1）纤维连结：包括两骨间借纤维结缔组织互相连结的缝（如相邻颅骨间的缝连结）以及韧带连结（如位于椎弓间的黄韧带）。

（2）软骨连结：两骨间借软骨相连结，又可分为透明软骨连结（如第 1 肋与胸骨柄的连结）和纤维软骨连结（如椎间盘）。

（3）骨性结合：如各骶椎间由透明软骨骨化而成的骨性结合。

2. 间接连结　又称关节或滑膜关节。

（1）关节的基本结构：①关节面，为相邻两骨的接触面，表面覆盖以关节软骨。②关节囊，附着于关节面周缘及其附近的骨面上，可分为内、外两层。内层为滑膜层，可分泌滑液；外层为纤维层，由纤维结缔组织构成，富含血管和神经。③关节腔，为关节软骨和关节囊滑膜层共同围成的密闭腔隙，内含少量滑液，呈负压。

（2）关节的辅助结构：①韧带，有囊内和囊外韧带，如髋关节囊内的股骨头韧带及膝关节囊外两侧的胫侧、腓侧副韧带。②关节盘，如颞下颌关节内的关节盘。③关节唇，如髋关节的髋臼唇。④滑膜囊和滑膜襞，如膝关节的髌上囊和滑膜脂垫。

二、躯干骨连结

【实验目的】

1. 掌握脊柱的组成和分部，椎间盘的形态、结构及其临床意义，前、后纵韧带和黄韧带的位置，椎间关节的构成。

2. 了解寰枕、寰枢关节的构成。

3. 掌握脊柱的 4 个生理弯曲和脊柱的运动。

4. 了解肋与胸椎的连结，了解肋与胸骨的连结概况。

5. 掌握胸廓的构成、形态、整体观。

【实验材料】　椎骨连结标本及通过两侧椎弓的冠状面标本；脊柱整体和纵切标本；肋椎关节及胸肋关节标本。

【实习内容】

1. 脊柱　由 24 块椎骨、1 块骶骨和 1 块尾骨借骨连结形成。椎骨间的连结分椎体间连结和椎弓间连结（图 2-2-1）。

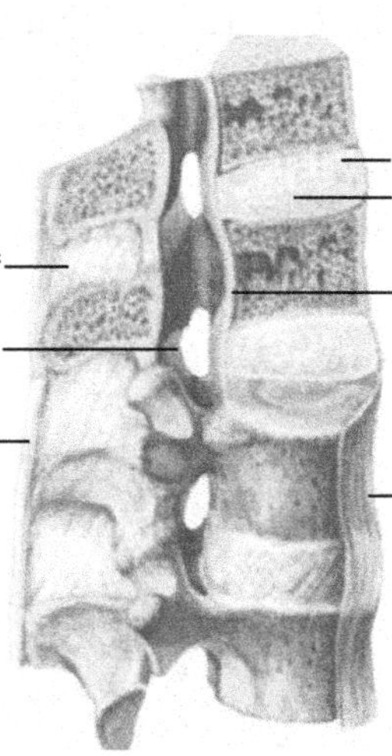

图 2-2-1　脊柱的连结

（1）椎体间连结：①椎间盘为介于上、下两椎体间的纤维软骨盘。其周围部是多层的纤维软骨环，称纤维环，中央部为呈胶状的髓核。②前纵韧带上起枕骨，下达第 1 骶椎，紧贴各椎体的前面，并与椎间盘及椎体前缘牢固连结。③后纵韧带是在椎管内沿椎体后面纵行的韧带，几乎纵贯脊柱全长。

（2）椎弓间连结：①关节突关节，由相邻椎骨的上、下关节突的关节面连结而成。②黄韧带，在脊柱冠状面标本上，可见该韧带连结相邻的两个椎弓板。③棘间韧带，位于相邻各棘突间。④棘上韧带，附着于椎骨的棘突尖端。棘上韧带延伸至项部移行为项韧带，向上附于枕骨。

（3）寰椎与枢椎及枕骨的连结：①寰枕关节，由枕髁与寰椎上关节面组成。②寰枢关节，由寰椎的下关节面与枢椎的上关节面以及枢椎的齿突与寰椎的齿突凹组成。

（4）脊柱的整体观：脊柱由椎骨、椎间盘、韧带及关节突关节组成，长约 70cm，上与颅相接，下端为尾骨（串连骨标本上不能见到韧带，椎间盘则用绒垫代替）（图 2-2-2）。

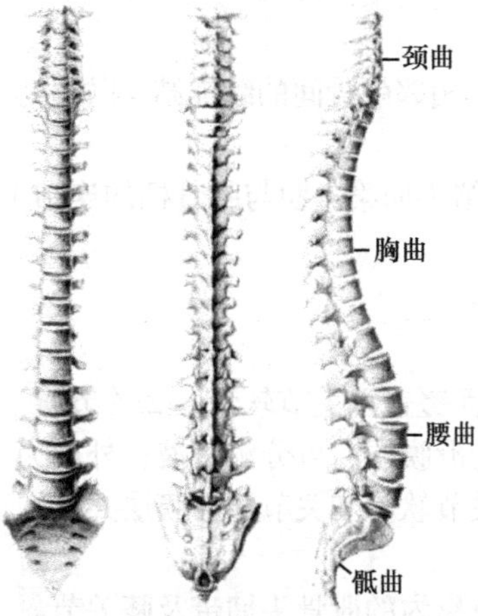

图 2-2-2　脊柱的整体观

1）脊柱前面观：椎体自上而下逐渐增大，到第 2 骶椎最宽，自此向下则又缩小。再观察椎间盘，可见其在胸中部最薄，由此向上、下方逐渐加厚，以在腰部者为最厚。

2）脊柱侧面观：可见脊柱具有四个弯曲，在颈部和腰部为两个凸向前的弯曲，分别称颈曲和腰曲，而在胸部和骶部则为凸向后的弯曲，分别称胸曲和骶曲。

3）脊柱后面观：可见所有椎骨棘突连贯而形成纵嵴，位于背部正中线上。第 2～6 颈椎棘突短而分叉。胸部棘突长，斜向后下方，呈叠瓦状。腰椎棘突为呈矢状位的宽板，几乎水平伸向后方。

2. 胸廓　胸廓由 12 块胸椎、12 对肋骨与肋软骨以及胸骨连结而成。

成人胸廓约呈圆锥形，上窄下宽，前后略扁，有上、下两口。上口由第 1 胸椎、第 1 肋和胸骨柄上缘围成。下口宽而不整齐，由第 12 胸椎、第 12 肋、第 11 肋前端、肋弓和剑突围成。两侧肋弓在剑突下形成胸骨下角（图 2-2-3）。

构成胸廓的连结主要是肋椎关节和胸肋关节。肋椎关节包括肋头关节（由肋头关节面与相应的胸椎肋凹连结而成）及肋横突关节（由肋结节关节面与相应胸椎的横突肋凹相连结）。胸肋关节由第 2～7 肋软骨与胸骨相应的肋切迹连结而成。第 1 肋与胸骨柄之间为软骨结合。第 8～10 肋软骨依次与上位肋软骨相连结，形成肋弓。

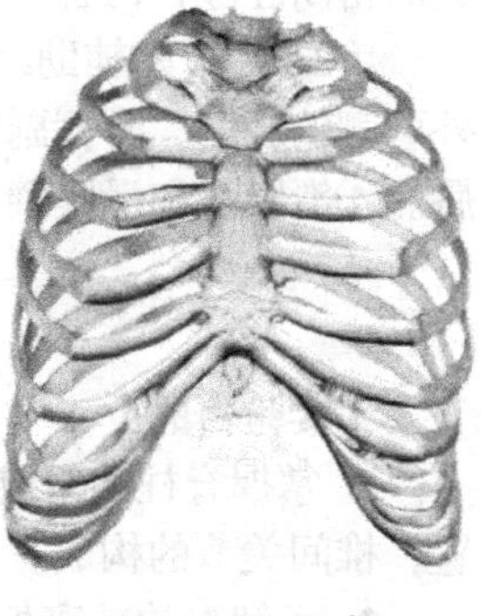
图 2-2-3　胸廓

三、上肢骨连结

【实验目的】

1. 掌握肩关节、肘关节、桡腕关节的组成、结构特点。

2. 了解掌指关节及手指骨间关节的。

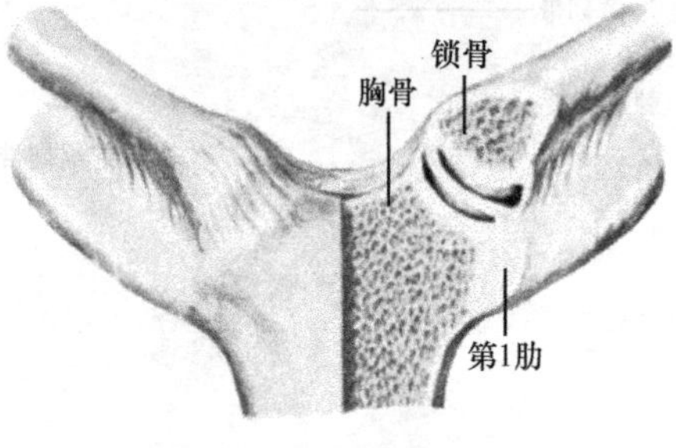

图 2-2-4　胸锁关节

【实验材料】　上肢各主要关节完整和剖开的标本。

【实验内容】

1. 上肢骨连结　包括上肢带（骨）连结和自由上肢（骨）连结。

上肢带（骨）连结包括胸锁关节和肩锁关节。

（1）胸锁关节：观察冠状面胸锁关节标本。可见此关节由锁骨的胸骨端和胸骨的锁切迹及第 1 肋软骨上面共同组成。关节囊内有关节盘，将关节腔分为内下和外上两部分，使关节头与关节窝更为适应（图 2-2-4）。

（2）肩锁关节：由锁骨的肩峰端和肩峰的关节面组成。

（3）喙肩韧带：连于喙突与肩峰之间，形成喙肩弓，架于肩关节的上方。

2. 自由上肢（骨）连结 包括肩关节、肘关节、前臂骨连结和手关节等。

（1）肩关节：取完整和剖开的肩关节标本观察。肩关节由肱骨头和肩胛骨的关节盂构成。关节囊薄而松弛，自肩胛骨关节盂周缘延至肱骨解剖颈。在关节囊上方有喙肱韧带增强。盂唇是围绕关节盂周缘的软骨环，使关节盂稍微加大加深。关节囊内有肱二头肌长头肌腱穿过（图 2-2-5）。

（2）肘关节：取完整和剖开的肘关节标本观察。肘关节是复关节。它包括 3 个关节：①由肱骨滑车和尺骨滑车切迹构成的肱尺关节；②由肱骨小头和桡骨头关节凹构成的肱桡关节；③由桡骨头环状关节面与尺骨桡切迹构成的桡尺近侧关节。3 个关节被包在同一关节囊内。关节囊的前后壁薄弱，尺侧和桡侧分别有尺侧副韧带和桡侧副韧带加强，此外还有桡骨环状韧带，环绕桡骨头并附着于尺骨桡切迹的前、后缘（图 2-2-6）。

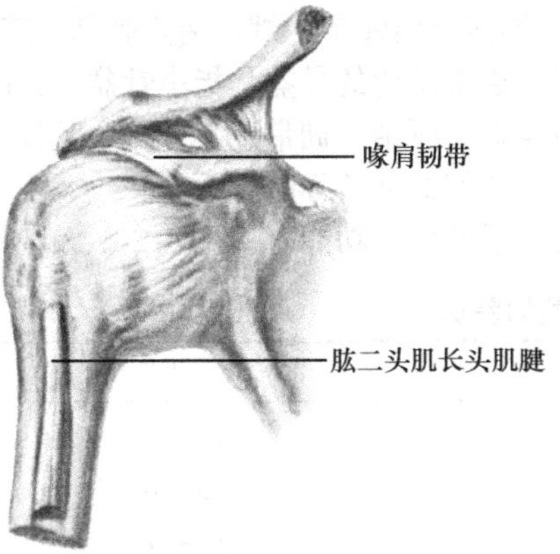

图 2-2-5 肩关节

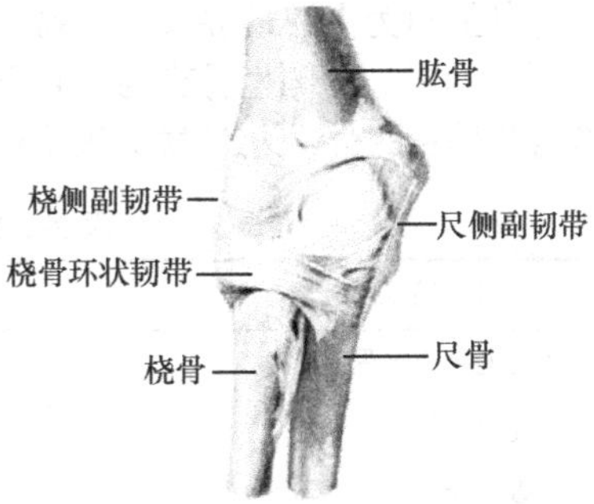

图 2-2-6 肘关节

（3）前臂骨连结：由桡尺近侧关节、桡尺远侧关节和前臂骨间膜组成。观察剖开的桡尺远侧关节标本，可见其由尺骨头的环状关节面与桡骨的尺切迹组成。在尺骨头的远侧可见 1 个三角形的关节盘。前臂骨间膜为一坚韧的纤维膜，连结于桡、尺骨的骨间缘之间。

（4）手关节：包括桡腕关节、腕骨间关节、腕掌关节、掌骨间关节、掌指关节和指骨间关节。

1）桡腕关节（又称腕关节）：观察腕关节的冠状面标本，可见其由桡骨的腕关节面和尺骨头下方的关节盘组成的关节窝和由手舟骨、月骨、三角骨组成的关节头连结而成，周围有韧带加强。

2）腕掌关节：观察冠状面标本，可见此关节由远侧列腕骨和掌骨底构成。其中拇指腕掌关节独立，由大多角骨和第 1 掌骨底构成，属鞍状关节。其他四指的腕掌关节腔不仅互通，并与腕骨间关节和掌骨间关节腔相通。

3）掌指关节：由各指的掌骨头和近侧列指骨底构成，近似球窝关节。

4）指骨间关节：为典型的滑车关节，由相邻两节指骨的指骨滑车和指骨底构成。拇指只有 1 个指骨间关节，而其余四指则有近侧和远侧 2 个指骨间关节。

四、下肢骨连结

【实验目的】

1. 掌握骨盆的组成；了解骨盆的性差、骶髂关节和耻骨联合的形态结构特点。

2. 掌握髋关节、膝关节、距小腿关节的组成、结构特点。

3. 了解跗骨间关节和足弓的形态结构。

【实验材料】 下肢各主要关节的完整和剖开的标本。

【实验内容】 下肢骨连结包括下肢带（骨）连结和自由下肢（骨）连结。

1. 下肢带（骨）连结　包括骶髂关节、耻骨联合和大、小骨盆等（图 2-2-7）。

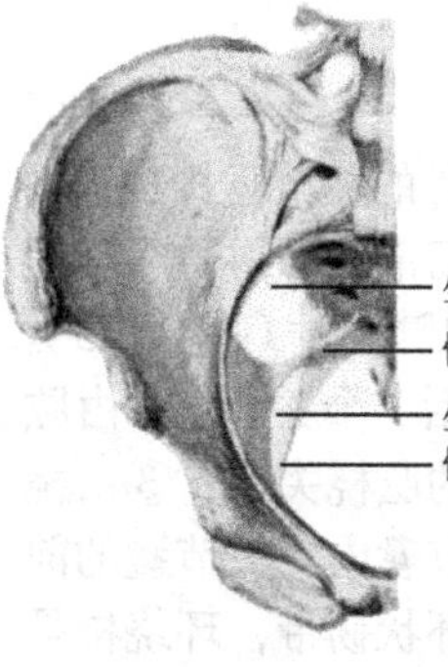

图 2-2-7　骨盆的连结

（1）骶髂关节：由骶骨和髂骨的耳状面连结构成，关节面凹凸不平，为微动关节。

（2）骶结节韧带和骶棘韧带：两韧带主要起于骶、尾骨侧缘，分别止于坐骨结节和坐骨棘，骶棘韧带位于骶结节韧带的前面。上述两条韧带与坐骨大、小切迹分别围成坐骨大孔和坐骨小孔。

（3）耻骨联合：由两侧耻骨的耻骨联合面连结而成，其间有纤维软骨称耻骨间盘，软骨内往往有一纵行裂隙。

（4）闭孔膜：为封闭闭孔的纤维膜，其上缘与闭孔上缘围成闭膜管，管内有闭孔血管和神经通过。

（5）大骨盆和小骨盆：骨盆内面由界线将骨盆分为前上方的大骨盆和后下方的小骨盆。界线是由骶骨的岬、两侧骶翼、髂骨的弓状线、耻骨梳、耻骨结节和耻骨联合上缘构成的环状线。通常所说的骨盆是指小骨盆，其内腔即骨盆腔。骨盆上口为上述的界线，骨盆下口呈菱形，由尾骨、骶结节韧带、坐骨支及耻骨下支和耻骨联合下缘围成。两侧坐骨支与耻骨下支连成耻骨弓，它们的夹角称耻骨下角。

在全身骨骼中，性差在骨盆上表现得最明显，这与女子的生育功能有关（表 2-2-1）。

表 2-2-1　男、女性骨盆的差别

骨盆特征	男性	女性
骶骨的岬突出程度	大	小
骨盆上口形状	呈心形	呈椭圆形
耻骨下角	70°～75°	80°～100°
耻骨联合	窄而长	宽而短
骨盆腔	窄而长，呈漏斗形	宽而短，呈盆状
髂骨翼	峭立	近水平位

2. 自由下肢（骨）连结　包括髋关节、膝关节、小腿骨的连结和足关节等。

（1）髋关节：由髋臼和股骨头构成。先取完整的髋关节标本观察。可见其关节囊坚韧，上方始自髋臼的骨性边缘和髋臼唇，下方在前面止于股骨转子间线，在后面止于股骨颈中、外 1/3 交界处。关节囊周围有韧带加强，其中以囊前方的髂股韧带最强大，它是全身最强的韧带，上端起自髂前下棘，向下呈人字形放散止于转子间线，加厚囊壁。再观察剖开的髋关节标本，可见由髋臼横韧带延伸到股骨头凹的扁平纤维束，此即股骨头韧带。髋臼横韧带是架于髋臼切迹上的坚强韧带。髋臼唇则是附着于髋臼周缘加深髋臼的纤维软骨（图 2-2-8、图 2-2-9）。

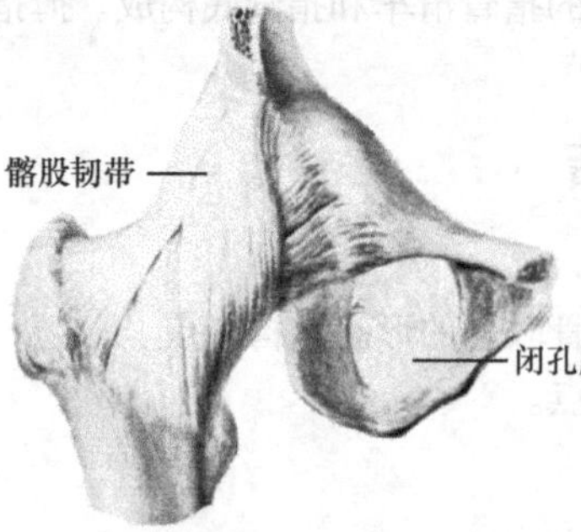

图 2-2-8　髋关节

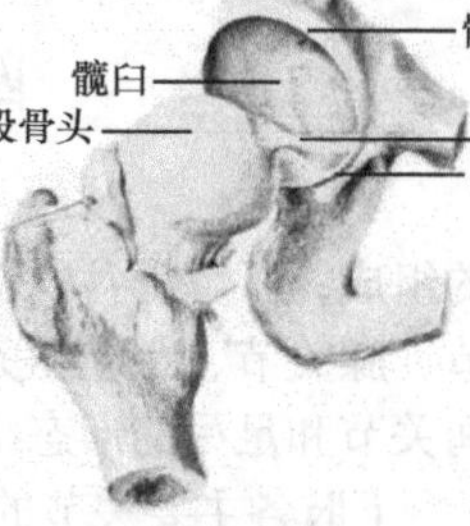

图 2-2-9　髋关节（内面观）

（2）膝关节：取剖开的膝关节标本，确认其由股骨下端、胫骨上端及髌骨构成（图 2-2-10）。

在完整的膝关节标本上，可见关节囊的胫、腓侧分别有胫侧副韧带和腓侧副韧带加强。胫侧副韧带贴附于关节囊表面，而腓侧副韧带则为一独立的圆索，不和关节囊相贴。关节囊前方可见髌韧带，它是由股四头肌腱至髌骨下缘向下延续的结构。在剖开的关节内，可见此关节内有 2 个半月板和膝交叉韧带。内侧半月板呈“C”形，外侧半月板呈“O”形（图 2-2-11），它们是相应的位于股骨内、外侧髁和胫骨内、外侧髁关节面之间呈半月形的纤维软骨板。半月板下面平坦，上面略凹陷，外缘肥厚，内缘锐薄。膝交叉韧带有前、后两条。前交叉韧带起自胫骨髁间隆起的前方，行向后上外方，附于股骨外侧髁的内侧面。后交叉韧带起自胫骨髁间隆起后方，行向前上内方，附于股骨内侧髁的外侧面。取矢切的膝关节标本观察，可见在髌骨下方，滑膜被覆脂肪突入关节腔，形成一对翼状襞。

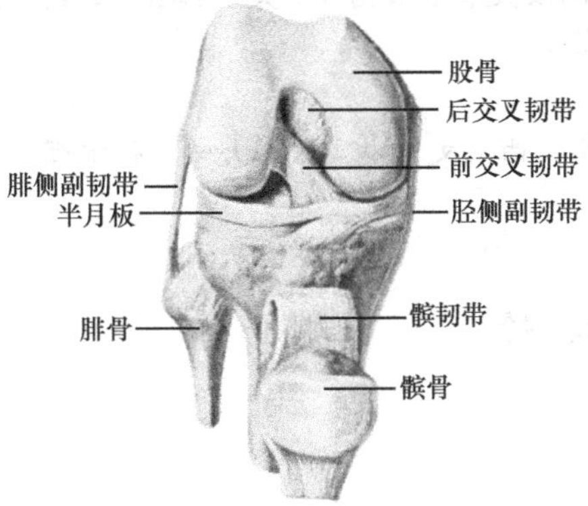

图 2-2-10　膝关节

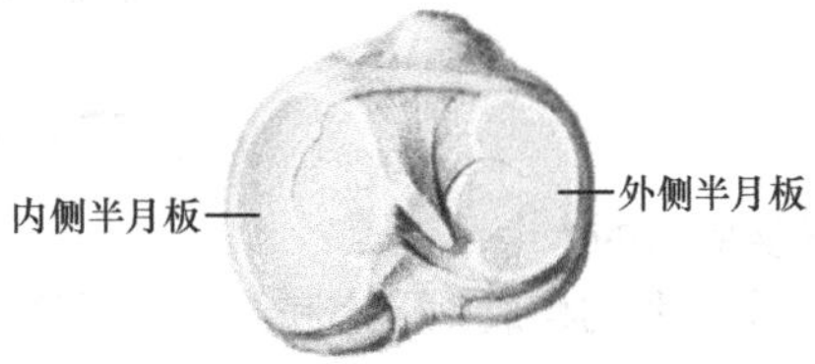

图 2-2-11　半月板

（3）小腿骨的连结：包括胫腓关节、小腿骨间膜和胫腓韧带连结。

（4）足关节：包括距小腿关节、跗骨间关节、跗跖骨关节、跖骨间关节、跖趾关节和趾骨间关节。

1）距小腿关节：又称踝关节，由胫、腓骨下端的关节面和距骨滑车连结而成。在完整的关节标本上，可见关节囊的内侧有内侧韧带（又名三角韧带）加强，它上起自内踝，下附于跟骨、距骨和足舟骨；在外侧有三条独立的韧带：前为距腓前韧带、中为跟腓韧带、后为距腓后韧带，它们上方都起自外踝，向下分别行向前、下、后方，附着于跟骨和距骨。

2）跗骨间关节：为相邻各跗骨间连结构成的关节。在剖开的标本上观察由距骨、跟骨和足舟骨共同组成的距跟关节和距跟舟关节。此外，由距跟舟关节和跟骰关节连合形成的跗横关节，其关节线横过跗骨中部。跗骨之间还借跟舟足底韧带和分歧韧带相连结。在足底还有足底长韧带和跟骰足底韧带连结跟骨、骰足和跖骨底。

3）跗跖骨关节：由 3 块楔骨和骰骨与第 1～5 跖骨底连结而成，为平面关节。

4）跖骨间关节：位于第 2 至第 5 跖骨底之间，连结紧密。

5）跖趾关节：由跖骨头与近节趾骨底连结构成。

6）趾骨间关节：由相邻两节趾骨的趾骨底和趾骨滑车构成。

（5）足弓：观察制备的足弓和足的主要韧带标本。足弓是跗骨和跖骨借韧带连结而成的弓，可分为纵弓和横弓。纵弓又分为内、外侧纵弓。外侧纵弓由跟骨、骰骨和第 4、5 跖骨连结构成。内侧纵弓由跟骨、距骨、足舟骨、3 块楔骨和内侧 3 块跖骨连结构成，弓背的最高点是距骨滑车。横弓由骰骨、3 块楔骨和第 1～5 跖骨连结构成，最高点在中间楔骨。

五、颅骨的连结

【实验目的】

1. 了解颅骨的连结形式。
2. 掌握颞下颌关节的组成、形态结构。

【实验材料】 成人和婴儿的整颅标本；颅正中矢状断面标本；颞下颌关节标本。

【实验内容】

1. 颅骨 取完整颅骨，从它的顶面观察，可见矢状缝、冠状缝、人字缝等。在婴儿标本上，可见各骨间的缝较宽，彼此由纤维组织相连结。在一些部位这些间隙被结缔组织膜所封闭，称为颅囟，较大的有前囟和后囟。

2. 颞下颌关节 由下颌骨的下颌头和颞骨的下颌窝及关节结节构成。关节囊松弛，其外侧有颞下颌韧带加强。在剖开的标本上可见关节囊内有关节盘。

（大连大学 曲立文，中国医科大学 张宝辉）

实验三 肌 学

一、肌 学 总 论

【实验目的】

1. 了解肌的构成、形态和起止，肌群的配布。
2. 掌握肌的辅助装置。

【实验材料】 全尸；瓶装肌形态学标本；瓶装腱鞘标本。

【实验内容】

1. 肌的形态和构造 肌的形态多种多样，按其外形大致分为长肌、短肌、扁（阔）肌和轮匝肌4种。每块骨骼肌都由肌性（肌腹）和腱性（肌腱或腱膜）两部分构成。可在瓶装肌标本和全尸上观察，并联系其起止、功能和分布。

2. 肌的辅助装置 包括筋膜、腱鞘和滑膜囊。

（1）筋膜：分为浅筋膜（皮下筋膜）和深筋膜（固有筋膜）两种，通过观察深筋膜与肌腹、肌腱或腱膜的包裹关系，分清筋膜、腱膜2个概念。

（2）腱鞘：是包围在长肌腱外面的鞘管，存在于腕、踝、手指和足趾等活动较大的部位以减少肌腱在活动时与骨之间的摩擦。腱鞘分为纤维层和滑膜层2部分。纤维层（腱纤维鞘）是外层，由深筋膜增厚形成。滑膜层（腱滑膜鞘）衬在纤维层内面，由滑膜构成，分为双层，包在肌腱表面的为脏层，贴在纤维层内面和骨面的为壁层。脏、壁两层相互连续形成腔隙，腔内含少量滑液。在完整和剖开腱鞘的示教标本上观察腱鞘的组成及与肌腱的关系。

（3）滑膜囊：滑膜囊为封闭的结缔组织小囊，内有滑液，多位于腱与骨面相接触的部位，以减少两者之间的摩擦，在关节附近的滑膜囊可与关节腔相通，如髌上囊等。

二、背 肌

【实验目的】

1. 掌握斜方肌、背阔肌、竖脊肌的位置和功能。
2. 了解背部筋膜的配布。

【实验材料】 全尸。

【实验内容】 背肌位于躯干的背面，分浅、深两群（图2-3-1）。

1. 浅群

（1）斜方肌：位于项部和背上部，为呈三角形的扁肌，左、右侧合在一起呈斜方形。起自上项线及枕外隆凸、项韧带及全部胸椎棘突，止于锁骨的外侧 1/3、肩峰及肩胛冈，可按肌纤维方向分析其作用：上部纤维提肩，下部纤维降肩，全部纤维使肩胛骨靠近脊柱。当肩胛骨固定时，可使头后仰。

（2）背阔肌：位于背下部及胸后外侧区，呈扁三角形，是全身最大的扁肌。揭开斜方肌，可见此肌以腱膜起于下位 6 个胸椎棘突、全部腰椎棘突、骶正中嵴及髂嵴后部，以扁腱止于肱骨小结节嵴。使肩关节内收、伸和旋内。当上肢上举被固定时，可引躯干向上。

（3）肩胛提肌和菱形肌：二者均位于斜方肌的深面，可提肩胛骨，后者尚可使肩胛骨靠近脊柱。

2. 深群　主要有竖脊肌，在其深面还有许多短肌。竖脊肌位于浅肌群的深面，纵列于脊柱两侧的深沟内，粗壮有力，可伸脊柱、仰头，一侧收缩可使脊柱侧屈。

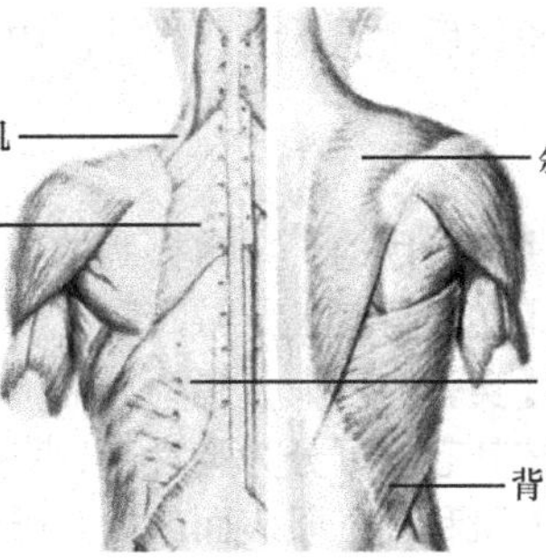

图 2-3-1　背肌

胸腰筋腰为包裹竖脊肌和腰方肌的深筋膜。用整体标本配以断面标本，并以竖脊肌和腰方肌为标志观察其分为浅、中、深 3 层；浅、中层构成竖脊肌鞘及 3 层沿竖脊肌的外缘汇合成为腹部扁肌起点的情况。

三、胸　　肌

【实验目的】

1. 掌握胸部肌的名称、位置和层次。

2. 掌握胸大肌和前锯肌的位置和功能，肋间外肌和肋间内肌的位置、层次、纤维方向和功能。

【实验材料】　全尸；瓶装肋间肌。

【实验内容】

1. 胸上肢肌　为起于胸廓外面，止于上肢带骨或肱骨的肌肉。

（1）胸大肌：为位于胸前外侧壁皮下呈扇形的大肌，起于锁骨内侧半、胸骨前面、上位 6 个肋软骨和腹直肌鞘的前层，以扁腱止于肱骨大结节嵴。可使肩关节内收和旋内。当上肢上举被固定时，可上提躯干；也可上提肋以助吸气（图 2-3-2）。

（2）胸小肌：在胸大肌的深面，呈三角形。可引肩胛向前下方，若肩胛骨固定时，可上提肋以助吸气（图 2-3-3）。

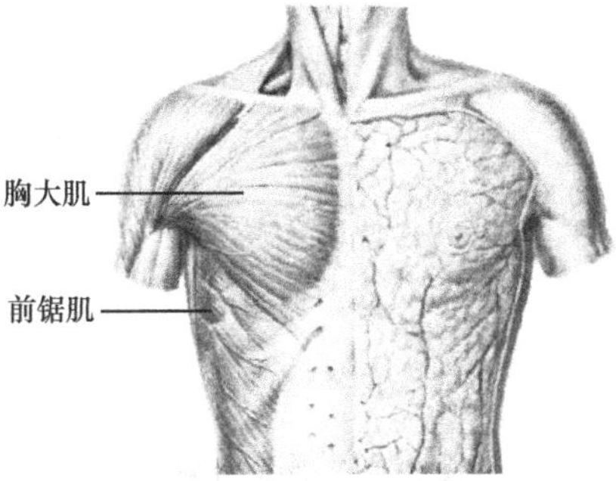

图 2-3-2　胸大肌、前锯肌

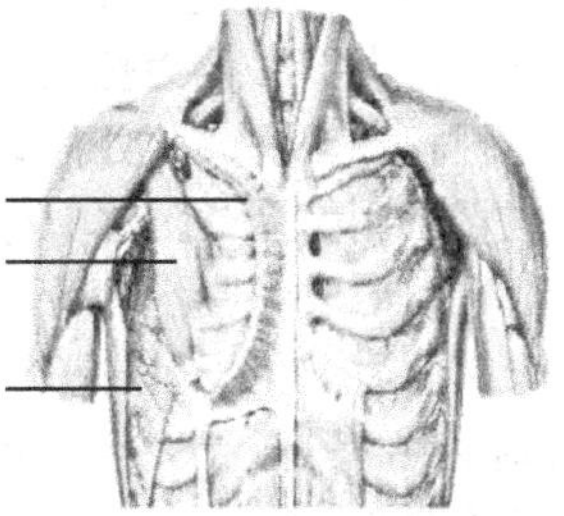

图 2-3-3　胸肌

（3）前锯肌：为一贴附于胸廓侧壁的宽大扁肌。可引肩胛骨向前，下部肌束使肩胛骨下角旋外，助臂上举。

2. 胸固有肌　主要有肋间内、外肌，位于肋间隙内。

（1）肋间外肌：居浅层，起自肋骨下缘，肌纤维斜向前下，止于下位肋骨上缘。在肋软骨间隙处，无肌纤维，被肋间外膜代替。能上提肋骨扩大胸腔，助吸气。

（2）肋间内肌：居深层，肌纤维方向与肋间外肌相反，由后下走向前上，止于上位肋骨下缘。在肋角以后无肌纤维，被肋间内膜代替。能下降肋骨，助呼气。

四、膈

【实验目的】　掌握膈的位置和功能，膈的 3 个裂孔的名称、位置和穿行结构。

【实验材料】　游离膈。

【实验内容】　膈为分隔胸、腹腔的扁肌，向上膨隆呈穹隆状。可分为肌性和腱性两部。肌性部按其起点可分为胸骨部、肋部和腰部。腰部以左、右 2 个膈脚起自上 2～3 个腰椎，还起自位于腰大肌和腰方肌表面的内、外侧弓状韧带。在胸骨部与肋部之间有胸肋三角，在腰部与肋部之间有腰肋三角，2 个三角为无肌纤维的小间隙，是膈的薄弱区。腱性部居中央称中心腱（图 2-3-4）。

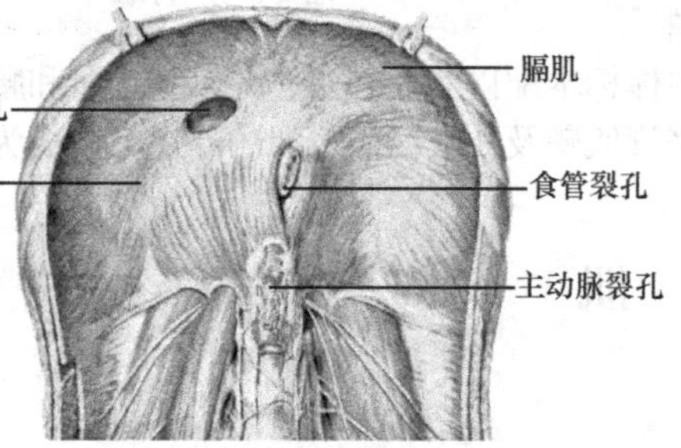

图 2-3-4　膈肌

膈上有 3 个裂孔。①主动脉裂孔：在第 12 胸椎前方，由左、右膈脚与脊柱共同围成，有降主动脉和胸导管通过。②食管裂孔：在主动脉裂孔左前方，平第 10 胸椎，有食管和迷走神经的前、后干通过。③腔静脉孔：在食管裂孔右前方，平第 8 胸椎，位于中心腱上，有下腔静脉通过。

膈是主要的呼吸肌，收缩时中心腱下降，使胸腔容积加大，助吸气；舒张时中心腱上升，恢复原位，助呼气。膈与腹肌同时收缩能增加腹压。

五、腹　　肌

【实验目的】　掌握腹肌的位置、层次、纤维方向和功能，掌握腹直肌鞘、腹白线、腹股沟韧带的位置和构成，腹股沟管的位置和内容物以及管的四壁和两口。

【实验材料】　全尸；腹股沟区标本。

【实验内容】

1. 前外侧群

（1）腹直肌：位于腹前外侧壁正中线的两侧，呈上宽下窄的带状，外有腱膜性套即腹直肌鞘（后观察）包裹。

（2）腹外斜肌：为宽阔扁肌，居最浅层，肌束由外上斜向前下方，大部移行为腱膜，经腹直肌前面至正中线，与对侧腱膜相交织，此处称腹白线，腹外斜肌腱膜参与构成腹直肌鞘前层。腱膜下缘增厚，连于髂前上棘与耻骨结节之间形成腹股沟韧带，此韧带内侧端有一小束腱纤维行向下后方止于耻骨梳，形成腔隙韧带（陷窝韧带）。在耻骨结节外上方，腱膜形成三角形裂孔，称腹股沟管浅环（图 2-3-5）。

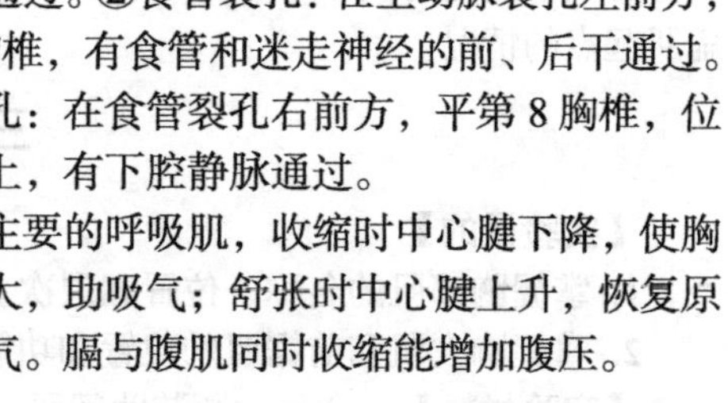

图 2-3-5　腹前外侧壁（下部）

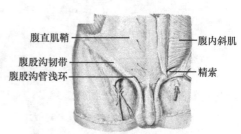

（3）腹内斜肌：位于腹外斜肌深面，肌束呈扇形，大部分自外下方斜向前上方，小部分（下部）斜向前下方，肌束达腹直肌外侧缘时移行为腱膜，并分为两层，分别参加形成腹直肌鞘的前、后层和腹白线（见图 2-3-6）。

（4）腹横肌：在腹内斜肌深面，肌束横行向前，延续为腱膜，参加形成腹直肌鞘后层和腹白线。腹内斜肌与腹横肌最下部的肌束与精索伴行，形成提睾肌（男性），二肌腱膜的前下部相互汇合，沿腹直肌外缘下降止于耻骨梳，形成腹股沟镰（或称联合腱）。此肌深面有一层薄的深筋膜，称腹横筋膜（图 2-3-6）。

腹肌是腹部手术必经之路，它们的位置、层次、纤维方向较为重要，应重点仔细观察并在标本上认清 3 层阔肌腱膜形成的腹股沟韧带、腹股沟管浅环、腔隙韧带和腹股沟镰等结构。

2. 后群　腰方肌位于第 12 肋和髂嵴之间，可降第 12 肋，并使脊柱侧屈。

3. 腹直肌鞘和腹白线　对照图谱在标本上观察腹直肌鞘前、后层的形成。腹直肌鞘为包被腹直肌的腱膜鞘，前层由腹外斜肌腱膜和腹内斜肌腱膜的前层所形成。后层由腹内斜肌腱膜的后层和腹横肌腱膜所形成。在脐以下 4～5cm 处，后层缺如，其下缘形成弧形的弓状线，因此在弓状线以下的区域，腹直肌的后面直接贴腹横筋膜。腹白线是腹部 3 层扁肌腱膜在腹前壁正中线上与对侧腱膜相交织形成（见图 2-3-6）。

4. 腹股沟管　为位于腹股沟韧带内侧半的上方、介于肌、腱膜和筋膜之间的 1 个裂隙（图 2-3-7）。按解剖学方位，并以精索为中心，观察其位置，4 个壁、2 个口和通过的内容。管的前壁为腹外斜肌腱膜和腹内斜肌，后壁为腹横筋膜并有腹股沟镰增强，上壁为腹内斜肌和腹横肌的弓状下缘，下壁为腹股沟韧带。外口为腹股沟管浅环（皮下环），内口为腹股沟管深环（腹环），深环位于腹股沟韧带中点上方约 1.5cm 处，为腹横筋膜向外的 1 个突口。腹股沟管长约 4.5cm，男性有精索通过，女性有子宫圆韧带通过。

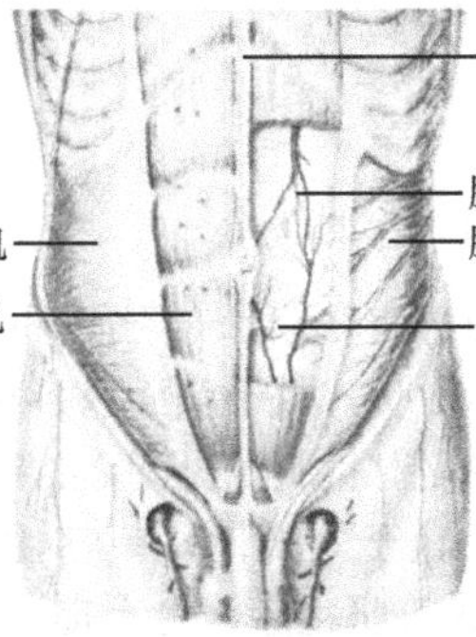

图 2-3-6　腹肌前外侧群

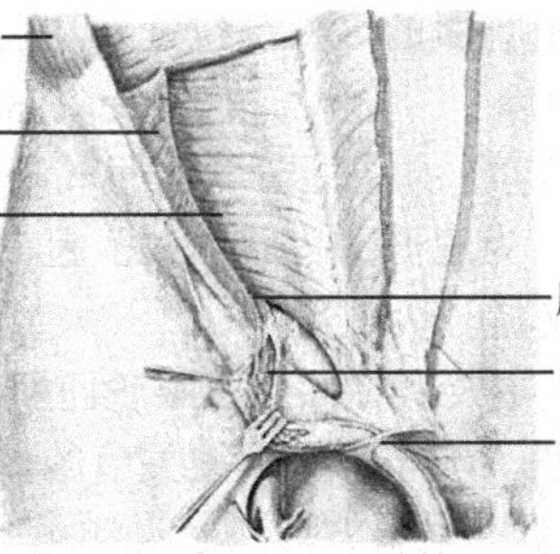

图 2-3-7　腹股沟管

六、颈　　肌

【实验目的】

1. 了解颈部肌的名称、位置和层次。

2. 掌握胸锁乳突肌的位置和功能。

3. 了解舌骨上、下肌群的位置和一般功能。

4. 了解斜角肌的位置，掌握斜角肌间隙的位置和通过结构。

【实验材料】　全尸；瓶装颈肌标本。

【实验内容】

1. 颈肌浅群

（1）颈阔肌：为皮肌，也属于表情肌。可下降下颌骨并能牵引口角向下。

（2）胸锁乳突肌：斜位于颈部两侧，起自胸骨柄前面和锁骨的胸骨端，斜向后上止于乳突。一侧收缩可使头向同侧侧屈，脸转向对侧；两侧同时收缩可使头后仰（图 2-3-8）。

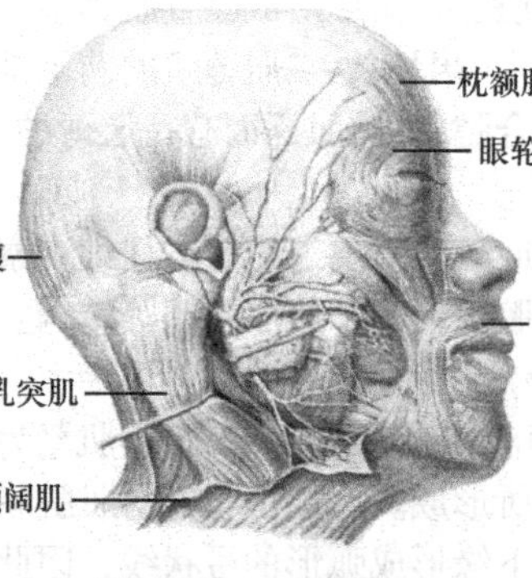

图 2-3-8 头颈部肌

2. 舌骨上、下肌群

（1）舌骨上肌群：位于舌骨与下颌骨和颅底之间，构成口腔的底，每侧有 4 块，主要有二腹肌和下颌舌骨肌，此外还有茎突舌骨肌和颏舌骨肌。该肌群可上提舌骨，协助吞咽；舌骨固定时还能拉下颌骨向下。

（2）舌骨下肌群：位于颈前部，在舌骨下方的正中线两侧，每侧有 4 块，分浅、深两层。浅层有胸骨舌骨肌和肩胛舌骨肌。深层有胸骨甲状肌和甲状舌骨肌。该肌群可下降舌骨和喉。观察舌骨上、下肌群时应对照骨架有关骨点，按各肌的名称（与起止一致）进行辨认。

3. 颈肌深群 位于脊柱颈部两侧和前方，主要有前斜角肌、中斜角肌和后斜角肌。前、中斜角肌与第 1 肋之间形成一呈三角形的间隙，称斜角肌间隙，内有锁骨下动脉和臂丛通过。各斜角肌收缩可上提第 1～2 肋，以助吸气；一侧收缩可使颈屈向同侧。

七、头　肌

【实验目的】

1. 了解头面部肌的名称、位置和一般功能。

2. 掌握咀嚼肌的名称、位置和功能。

【实验材料】 全尸；瓶装头肌标本；咀嚼肌标本。

【实验内容】 头肌分为面肌和咀嚼肌两部分。

1. 面肌 为扁薄的皮肌，大多起自颅骨的不同部位，止于面部皮肤，分布于面部孔、裂的周围，呈环形或辐射状，收缩时可开大或闭合孔裂，并能牵动面部皮肤，赋予颜面以各种表情，故又称表情肌，主要有枕额肌、眼轮匝肌、口轮匝肌、颊肌及一些辐射状肌（见图 2-3-8）。

2. 咀嚼肌 配布于颞下颌关节的周围，起于颅的不同部位，止于下颌骨，参与咀嚼运动。

（1）咬肌：呈长方形，起自颧弓，止于下颌支后下份外面的咬肌粗隆，可上提下颌骨。

（2）颞肌：呈扇形，起自颞窝，止于下颌骨的冠突，可上提下颌骨，后部肌束可拉下颌骨向后。

（3）翼外肌：位于颞下窝，一侧收缩使下颌骨向对侧移动，两侧同时收缩可拉下颌骨向前。

（4）翼内肌：位于下颌支的内面，一侧收缩可使下颌骨向对侧移动，两侧同时收缩，可上提下颌骨并拉下颌骨向前。

按照颞下颌关节的运动方式，可将咀嚼肌对下颌骨的作用分组归纳如下：上提（闭口），咬肌、颞肌和翼内肌；下降（张口），舌骨上、下肌；前移，两侧翼内肌和翼外肌；后退，颞肌后部纤维；侧方运动，一侧翼内肌、翼外肌收缩使下颌骨向对侧移动。

八、上　肢　肌

【实验目的】

1. 了解上肢肌的配布和分群。

2. 掌握三角肌、肱二头肌、肱三头肌、肩胛下肌、冈上肌、冈下肌、小圆肌、大圆肌的位置和功能。

3. 了解前臂前群和后群各肌名称、位置、层次。

4. 了解手肌名称、分群、位置。

【实验材料】　全尸；游离上肢肌标本；瓶装手肌标本；瓶装腱鞘标本。

【实验内容】　上肢肌分为上肢带肌、臂肌、前臂肌和手肌。

1. 上肢带肌　为连接上肢带骨和肱骨的肌肉（图 2-3-9）。

（1）三角肌：呈三角形，覆盖于肩关节的外上方，起于锁骨的外侧段、肩峰和肩胛冈，纤维向下外聚合止于肱骨的三角肌粗隆。可使肩关节外展、前部肌纤维使肩关节屈和旋内，后部纤维使肩关节伸和旋外。

（2）冈上肌：位于冈上窝，可使肩关节外展。

（3）冈下肌：位于冈下窝，可使肩关节旋外。

（4）小圆肌：位于冈下肌下方，作用同冈下肌。

（5）大圆肌：位于小圆肌下方，肌腱与背阔肌一同止于小结节嵴，作用同背阔肌。使肩关节内收、伸和旋内。

（6）肩胛下肌：位于肩胛下窝，可使肩关节旋内。

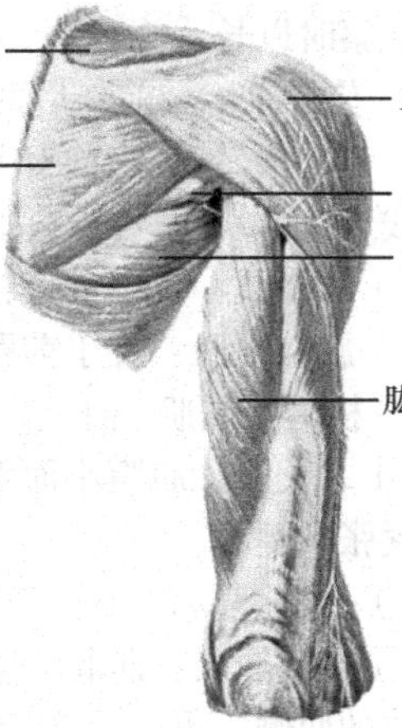

图 2-3-9　上肢带肌

2. 臂肌　分前、后两群。

（1）前群为屈肌群（图 2-3-10、图 2-3-11）。

1）肱二头肌：位于臂前面浅层，呈梭形，因有长、短两头而得名。长头在外侧，起于肩胛骨的盂上结节，通过肩关节囊，沿肱骨结节间沟下降；短头起于肩胛骨的喙突。两头于臂中部汇合下行并形成肱二头肌腱，过肘关节前面止于桡骨粗隆。长头居短头外侧，因起始段位于肩关节囊内，故粗看似较短头为短。肱二头肌可屈肘关节，并可使前臂旋后，此外，长头还能协助屈肩关节。

2）喙肱肌：贴附于肱二头肌短头的后内方，可屈及内收肩关节。

3）肱肌：在肱二头肌下半的深面，可屈肘关节。

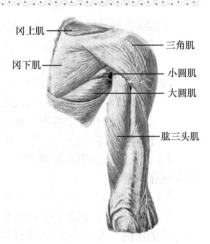

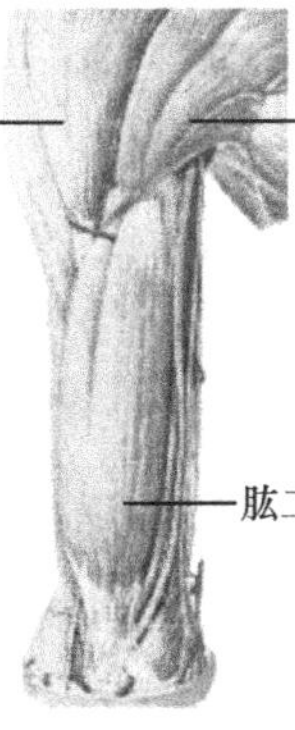

图 2-3-10　臂肌前群（浅）

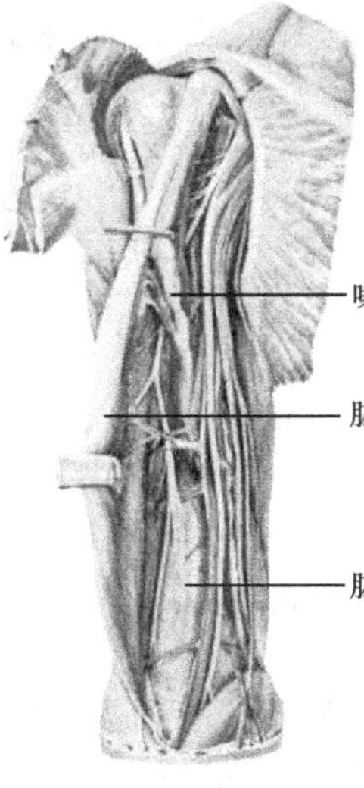

图 2-3-11　臂肌前群（深）

（2）后群为伸肌：肱三头肌位于臂后面，起端有 3 个头，长头起于肩胛骨盂下结节，外侧头起自肱骨后面桡神经沟外上方的骨面，内侧头起自桡神经沟内下方的骨面，三头合成肌腹后，以一共同腱止于尺骨鹰嘴。可伸肘关节，长头还能伸和内收肩关节。

观察时以长头为标志，内、外侧头分别位于其内下方和外上方，两头以桡神经沟相隔。

3. 前臂肌 分前、后两群（图 2-3-12、图 2-3-13）。

（1）前群：位于前臂前面及内侧，属于屈肌和旋前肌，共 9 块肌，排列成浅、深两层。

浅层有 6 块肌，由桡侧向尺侧依次为：

1）肱桡肌：位于前臂桡侧浅面，可屈肘关节。

2）旋前圆肌：位于前臂上部，可使前臂旋前（并屈肘）。

3）桡侧腕屈肌：由上内斜向下外，位于前臂的浅面，可屈肘关节和桡腕关节，并使后者外展。

4）掌长肌：肌腹小而腱细长，向下连于掌腱膜（为手掌的深筋膜，厚而坚韧），可屈桡腕关节并紧张掌腱膜。

5）尺侧腕屈肌：位于前臂尺侧，可屈桡腕关节并使其内收。

6）指浅屈肌：肌腹为上述诸肌遮盖，肌纤维向下移行为 4 条肌腱，分别止于第 2～5 指中节指骨体的两侧。可屈第 2～5 指近侧指骨间关节，也能屈掌指关节和桡腕关节。

观察此层肌肉时，应先找到肱桡肌，此肌为前群中唯一起自肱骨外上髁的肌肉，向下止于桡骨茎突而不通过桡腕关节（据此可与后群桡侧腕伸肌相区别）。在确认肱桡肌之后，按肌肉的排列关系，命名及止点辨认各肌，如旋前圆肌止于桡骨，屈腕肌止于桡腕关节远侧附近，屈指肌止于指骨。

深层：有 3 块肌，紧贴于桡、尺骨及前臂骨间膜的掌侧面。

1）拇长屈肌：居桡侧，可屈拇指。

2）指深屈肌：居尺侧，分为 4 条肌腱，分别止于第 2～5 指远节指骨底掌侧，可屈第 2～5 指的远侧与近侧指骨间关节、掌指关节和桡腕关节。

3）旋前方肌：呈扁平四方形，贴在桡、尺骨远侧端的前面，可使前臂旋前。

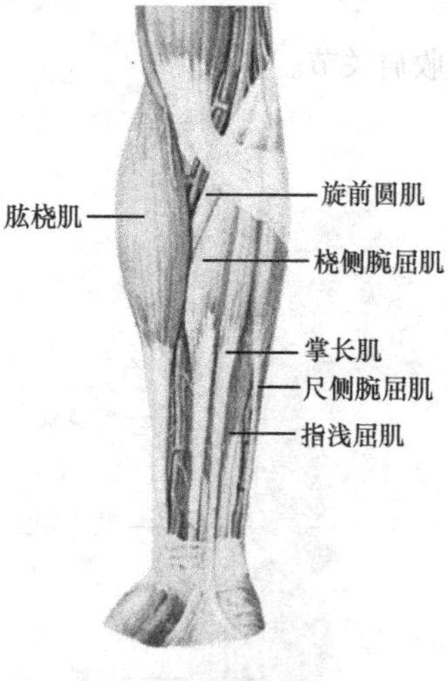

图 2-3-12 前臂肌前群

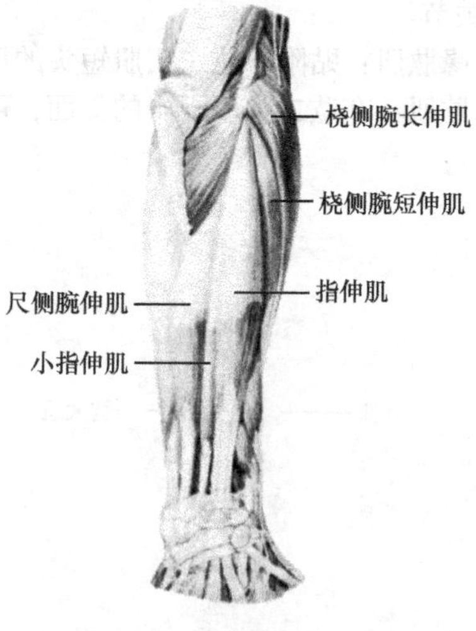

图 2-3-13 前臂肌后群

（2）后群：位于前臂后面及外侧，属于伸肌和旋后肌，共 10 块肌，排列为浅、深两层。

浅层有 5 块肌，由桡侧向尺侧依次为：

1）桡侧腕长、短伸肌：长伸肌位于肱桡肌的后外侧，短伸肌位于长伸肌的内侧，可伸桡腕关节并使其外展，亦能伸肘关节。

2）指伸肌：肌束向下移为 4 条肌腱，分别到第 2～5 指的指背，形成指背腱膜，止于各指的中节和远节指骨底。可伸指及腕，并能协助伸肘关节。

3）小指伸肌：细长，贴附于指伸肌内侧，可伸桡腕关节并使其内收。

4）尺侧腕伸肌：位于前臂背面尺侧，可伸桡腕关节并使其内收。

此层伸腕肌分列桡、尺两侧，指伸肌则位居中间，小指除有指伸肌分布外尚有专门的伸肌。辨认各肌时仍以肱桡肌为标志，根据各肌的命名和止点，依次逐一识别。

深层有 5 块肌，由上外向下内依次为：

1）旋后肌：甚短，肌纤维斜向外下，止于桡骨上 1/3 的前面，可使前臂旋后。

2）拇长展肌：可外展拇指及桡腕关节。

3）拇短伸肌：可伸拇指。

4）拇长伸肌：可伸拇指。

5）示指伸肌：位于最内侧，可伸示指。

此群肌肉较难辨认，应先找到位于最上方，止于桡骨的旋后肌，再依次根据肌的命名和止点逐一辨认其余各肌。此肌群中有 3 块专管拇指的肌，自上向下排列（两长夹一短），皆以功能命名，三肌的肌腱皆经过拇指腕掌关节的背侧，并于该处在拇长展肌腱、拇短伸肌腱和拇长伸肌腱之间形成一“鼻烟壶”，此在活体伸和外展拇指时可以观察到。

前臂肌数目众多，分群复杂，各肌形态相似，位置接近，较难确认。观察前应将肌恢复原位，对齐断头，分清层次：再根据起止或其他特征，确认可作为标志的肌，然后以其为标准按顺序对照图谱进行辨认。

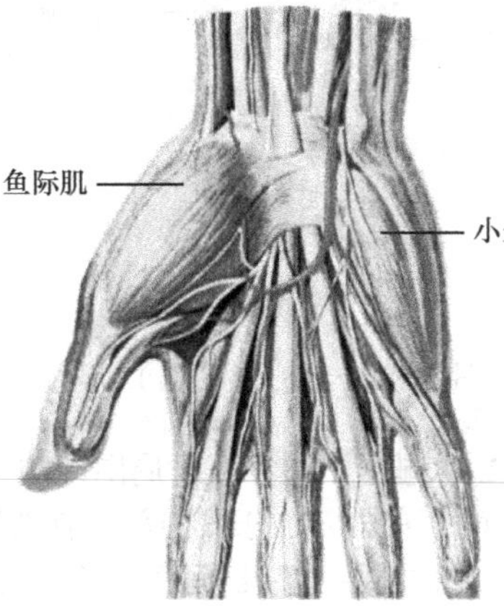

图 2-3-14　手肌

4. 手肌　手的固有肌全部位于手的掌面，分 3 群（图 2-3-14）。

（1）外侧群：有 4 块短肌，较为发达，并分为 2 层，在手掌拇指侧形成隆起，称鱼际。可使拇指屈、收、外展和对掌。

（2）内侧群：主要有 3 块短肌，在手掌小指侧也形成隆起，称小鱼际。可使小指屈、外展和对掌。

（3）中间群：位于掌心，包括蚓状肌和骨间肌。

1）蚓状肌：为 4 条呈细束状的小肌，可屈掌指关节，伸指骨间关节。

2）骨间肌：共 7 块肌，位于掌骨的骨间隙内，分为骨间掌侧肌和骨间背侧肌，前者有 3 块可使第 2、4、5 指内收，后者有 4 块，可使第 2、3、4 指外展。

手肌分群可由教师在手肌标本上示教，同时提示各群肌的命名和作用。

应用瓶装腱鞘标本，由教师示教腕掌、背侧和指掌侧的腱鞘。

九、下　肢　肌

【实验目的】

1. 了解下肢肌的分群与配布。

2. 掌握臀大肌、股四头肌、股二头肌、半腱肌、半膜肌、内收肌群、小腿肌群的位置、作用（或功能）。

【实验材料】　全尸；游离下肢肌和髋肌标本；瓶装髋肌标本；足肌及腱鞘标本。

【实验内容】　下肢肌可分为髋肌、大腿肌、小腿肌和足肌四部分。

1. 髋肌　又称盆带肌，为连接骨盆和股骨的肌肉，主要起自骨盆的内面或外面，越过髋关节止于股骨的近侧端，根据与髋关节的位置关系，可分为前、后两群。

（1）前群：为屈肌群。

1）髂腰肌：包括腰大肌和髂肌。①腰大肌，呈圆柱形，位于脊柱腰部的两侧。②髂肌，呈扇形，位于腰大肌外侧的髂窝内。两肌向下汇合成腱，止于小转子。可使髋关节屈曲和旋外；下肢固定时可通过髋关节和脊柱腰部屈曲而使躯干前屈。

2）阔筋膜张肌：位于大腿上部的前外侧，肌腹被包在阔筋膜两层之间。可屈髋关节并使阔筋膜紧张。

（2）后群：主要位于臀部，又称臀肌（图 2-3-15）。

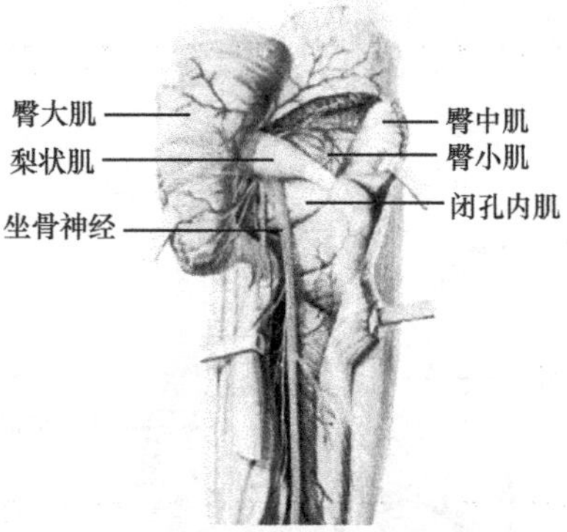

图 2-3-15　髋肌（后群）

1）臀大肌：位于臀部皮下，宽而厚，略呈四方形，起自髂骨翼外面和骶骨背面，肌纤维斜向外下，止于股骨的臀肌粗隆和髂胫束。可使髋关节伸和旋外。

2）臀中肌：呈扇形，在臀大肌深面，可使髋关节外展，其前部和后部纤维分别可使髋关节旋内和旋外。

3）臀小肌：位于臀中肌深面，亦呈扇形，可使髋关节外展和旋内。

4）梨状肌：位于臀中肌下方，通过坐骨大孔出骨盆腔，将坐骨大孔分为上、下两部，分别称梨状肌上、下孔。可使髋关节旋外。

5）闭孔内肌、闭孔外肌和股方肌：这些小肌经过髋关节后方，均能使髋关节旋外。

2. **大腿肌**　位于股骨周围，共 10 块肌，可分为前群、内侧群和后群。

（1）前群：位于股前部，有两块肌（图 2-3-16）。

1）缝匠肌：为窄长而扁的带状肌，可屈髋关节和膝关节，并使屈曲的膝关节旋内。

2）股四头肌：为全身最大的肌肉，以 4 个头起始，分别为：①股直肌，位于大腿前面，起自髂前下棘。②股内侧肌，位于大腿的前内侧面，股直肌的内侧，起自股骨粗线。③股外侧肌，位于大腿的前外侧面，也起自股骨粗线。④股中间肌，位于股直肌的深面，起自股骨体的前面。4 个头向下形成股四头肌肌腱，包绕髌骨，延为髌韧带，止于胫骨粗隆。股四头肌可伸膝关节，股直肌还可屈髋关节。

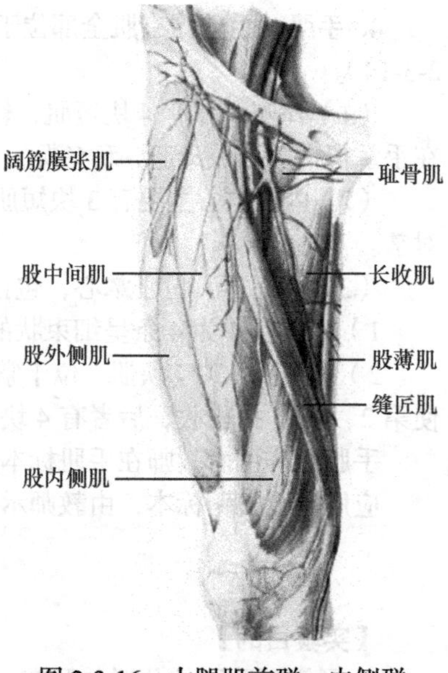

图 2-3-16　大腿肌前群、内侧群

（2）内侧群：位于大腿的内侧，有 5 块肌（图 2-3-16）。

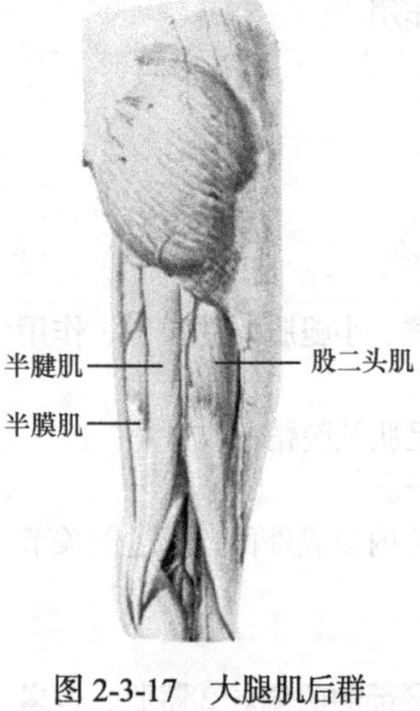

图 2-3-17　大腿肌后群

1）耻骨肌：呈长方形，位于大腿根部，髂腰肌内侧，股血管的深部。

2）长收肌：呈三角形，位于耻骨肌的内下方。

3）股薄肌：呈扁带状，位于大腿最内侧。

4）短收肌：呈三角形，位于耻骨肌和长收肌的深面。

5）大收肌：强厚，呈三角形，位置最深，被上述各肌覆盖，其下份的止腱和股骨之间形成一裂孔，称收肌腱裂孔。

内收肌群主要使髋关节内收，且可使其屈曲、旋外。

（3）后群：位于大腿后面，有 3 块肌（图 2-3-17）。

1）股二头肌：位于股后部外侧，有长、短两头，短头短小被长头掩盖。

2）半腱肌：位于股后部内侧，居浅层，肌之下半被一长腱所代替。

3）半膜肌：位于半腱肌的深面，肌之上份为一呈膜片状的腱板。

后群肌的作用主要为屈膝关节、伸髋关节；当膝关节屈曲时，股二头肌能使小腿旋外，半腱肌及半膜肌则可使小腿旋内。

3. 小腿肌　有 10 块肌，可分为前群、外侧群及后群（图 2-3-18、图 2-3-19）。

（1）前群：位于小腿骨间膜前面，有 3 块肌，自内侧向外侧分别为：

1）胫骨前肌：位于胫骨前缘的外侧，可背屈（伸）踝关节，并使足内翻。

2）趾长伸肌：并列于胫骨前肌的外侧，可伸第 2～5 趾和背屈（伸）踝关节。

3）𧿹长伸肌：位于前两肌之间，起端被两肌掩盖，可伸𧿹趾和使踝关节背屈。

（2）外侧群：位于腓骨外侧，几乎掩盖腓骨全长，有两块肌。

1）腓骨长肌：位置较浅，上部直接贴附于腓骨。

2）腓骨短肌：较腓骨长肌短，位于基下部的深面。此两肌可使足外翻和跖屈踝关节。

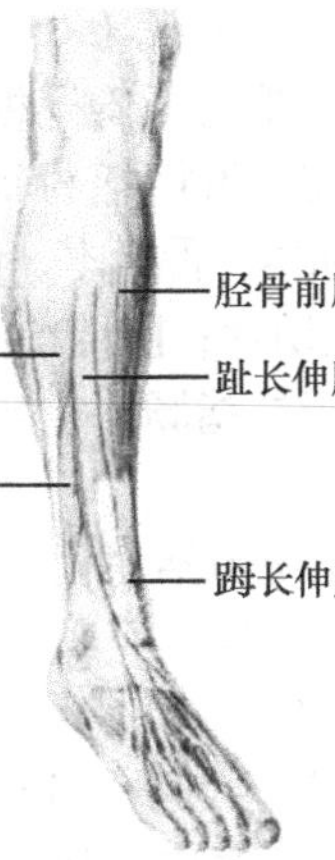

图 2-3-18　小腿肌前群、外侧群

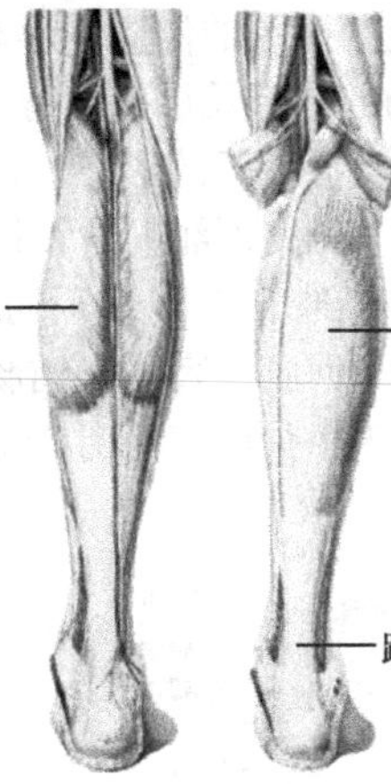

图 2-3-19　小腿肌后群

（3）后群：有 5 块肌，分浅、深两层。

浅层有 1 块肌，小腿三头肌，包括腓肠肌和比目鱼肌。

1）腓肠肌：位于膝及小腿后面，有内、外侧两头，分别起自股骨内、外侧髁的后面，两头在小腿中部互相融合成一肌腹，向下移行为腱。

2）比目鱼肌：位于腓肠肌深面，起自胫、腓骨后面上部，肌束向下移行为腱。腓肠肌与比目鱼肌的腱合成粗大的跟腱，止于跟骨。此两肌可跖屈踝关节，腓肠肌尚可屈膝关节。

深层有 4 块肌，自胫侧向腓侧分别为：

1）腘肌：斜位于腘窝底，屈膝关节并使小腿旋内。

2）趾长屈肌：位于胫侧，可屈第 2～5 趾和跖屈踝关节。

3）胫骨后肌：位于趾长屈肌腓侧，可跖屈踝关节和使足内翻。

4）𧿹长屈肌：位于胫骨后肌腓侧，可屈𧿹趾和跖屈踝关节。

4. 足肌　分为足背肌和足底肌。

（1）足背肌：短小，可伸𧿹趾和第 2～5 趾。

（2）足底肌：也分为内侧、外侧和中间群，其配布情况和作用与手肌相似，但无与拇指和小指对掌肌相当的肌肉。

（大连大学　陶　然　卢　雨）

实验四 消化系统

一、消化管

【实验目的】

1. 掌握消化系统的组成；口腔的分部及其界限。

2. 了解唇、颊和腭的形态；掌握腭扁桃体的位置；掌握牙的形态和构造；掌握牙周组织的构成；掌握舌的形态和黏膜；了解舌肌的一般功能（掌握颏舌肌的起止、位置和作用），掌握舌乳头的组织结构。

3. 掌握咽的形态、位置和分部（鼻咽部、口咽部、喉咽部）；了解咽淋巴环的位置。

4. 掌握食管的形态、分部、位置和主要毗邻及食管的狭窄处。

5. 掌握胃的形态、分部、位置、主要毗邻；了解胃壁的构造。

6. 掌握小肠的分部、十二指肠的形态、位置和分部。

7. 掌握空肠、回肠的位置、形态结构。

8. 掌握大肠的分部及形态学特点；掌握盲肠和阑尾的位置、形态及阑尾根部的体表投影；掌握结肠的分部；掌握直肠的形态、位置和构造；掌握肛管的形态、肛门括约肌的配布及作用。

【实验材料】 头颈部正中矢状切面标本；各类牙的离体标本；舌标本、舌乳头的组织切片；咽腔标本（咽后壁剖开）；纵切开的食管离体标本、食管的组织切片；腹腔前（外侧壁切开）；纵切开的胃、空肠、回肠、盲肠、结肠、直肠的离体标本；胃、十二指肠、空场、回肠、阑尾、结肠的标本；盆腔正中矢状切面的标本。

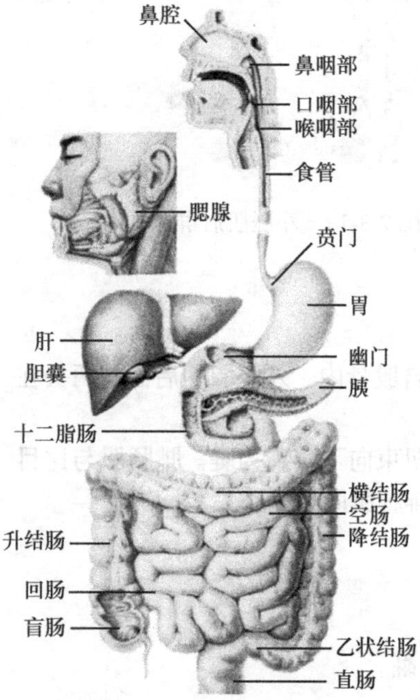

图 2-4-1 消化系统模式

【实验内容】 消化系统包括消化管和消化腺两部分。消化管分为口腔、咽、食管、胃、小肠和大肠。消化腺包括口腔腺、肝和胰等（图 2-4-1）。

1. 口腔 是消化管的起始部分。口腔的前壁和侧壁由上、下唇和颊构成。上、下唇围成口裂。口腔后壁不完整，经咽峡与咽相通。口腔的分部在张口时，可见以上、下牙弓为界，将口腔分成口腔前庭、固有口腔两部分。口腔前庭为位于牙弓与唇、颊之间的呈蹄铁形的裂隙。固有口腔为位于牙弓与咽峡之间的间隙，是口腔的主体部分。上壁为硬腭和软腭；下壁即口腔底，由黏膜、骨骼肌和舌构成。口腔的内容物包括腭、牙和舌等。

（1）腭：其前 2/3 为硬腭，后 1/3 为软腭。软腭后部斜向后下，称腭帆。腭帆后缘游离，其中部有向下的突起，称腭垂或悬雍垂。由腭帆向两侧各有两条弓状皱襞，前方的为腭舌弓，向下连至舌根；后方的为腭咽弓，向下连至咽侧壁。两弓间的三角形凹陷区称扁桃体窝，容纳腭扁桃体。未被扁桃体充满的空间称扁桃体上窝（图 2-4-2）。

咽峡由腭帆游离（后）缘、腭垂、腭舌弓、腭咽弓及舌根围成。有些学者认为腭咽弓不参与咽峡的形成。

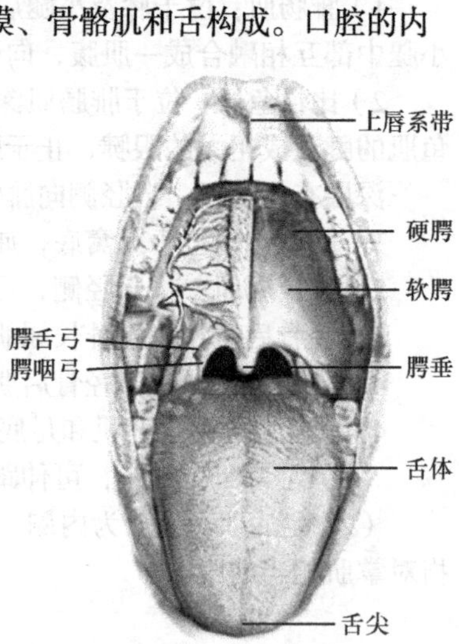

图 2-4-2 口腔及咽峡

（2）牙

1）数量：恒牙 32 个，乳牙 20 个。

2）一般形态：观察上、下牙弓。牙冠：暴露于口腔内的部分；牙根：嵌于牙槽骨内的部分；牙颈：位于冠、根交界处，有牙龈被覆。

3）分类及主要形态特征：观察离体标本，见表 2-4-1。

4）构造：观察牙的纵切面。牙（本）质为牙的主体，釉质位于牙冠处的牙（本）质表面，牙骨质位于牙根及牙颈的牙本质表面。牙髓充填于牙冠腔和牙根管内，为含有丰富血管和神经的结缔组织。牙冠腔和牙根管统称牙腔。

5）牙周组织：由牙周膜、牙槽骨和牙龈构成，对牙有保护、固定和支持作用。

表 2-4-1 牙的形态比较

名称	牙冠形态	牙根数量
切牙	扁平	1 个根
尖牙	锥形	1 个根
前磨牙	方圆形，2～3 个结节	1 个根
磨牙	方形，4～5 个结节	上颌 3 个根，下颌 2 个根

（3）舌：位于固有口腔底，主要由骨骼肌构成。

1）形态：其上面即舌背，借界沟分为舌体和舌根两部分，舌体前端为舌尖。舌下面可见舌系带、舌下阜和舌下襞。

2）舌黏膜：舌背的黏膜上有许多小突起，称为舌乳头。舌乳头有丝状乳头、菌状乳头、叶状乳头和轮廓乳头 4 种，其形态、数量、大小及分布有很大差异。舌根的黏膜内有许多淋巴组织形成的小结节，称舌扁桃体。

3）舌肌：为骨骼肌，可分为舌内肌和舌外肌。舌内肌（舌固有肌）起、止于舌，收缩时使舌变形。在舌的切面上可观察其断端（纵肌、横肌、垂直肌）。舌外肌起于舌周围各骨，止于舌，收缩时使舌位置移动（舌骨舌肌使舌向后下方，茎突舌肌使舌向后上方，颏舌肌单侧收缩使舌尖伸向对侧，双侧收缩使舌伸向前下）。

2. 咽 咽位于颅底与第 6 颈椎体下缘水平之间。向前借鼻后孔、咽峡、喉口分别与鼻腔、口腔和喉腔相通；向下与食管相续；向两侧借咽鼓管与中耳鼓室相通。观察头颈部正中矢状切面标本。

（1）分部：按照咽前方的毗邻，将咽分为 3 部分（图 2-4-3）。

1）鼻咽（部）：位于颅底与腭帆后缘水平之间，向前经鼻后孔通鼻腔，向两侧借咽鼓管通鼓室。

2）口咽（部）：位于腭帆后缘与会厌上缘水平之间，经咽峡与口腔相通。

3）喉咽（部）：位于会厌上缘与第 6 颈椎体下缘水平之间，其前壁上部有喉口通喉腔。

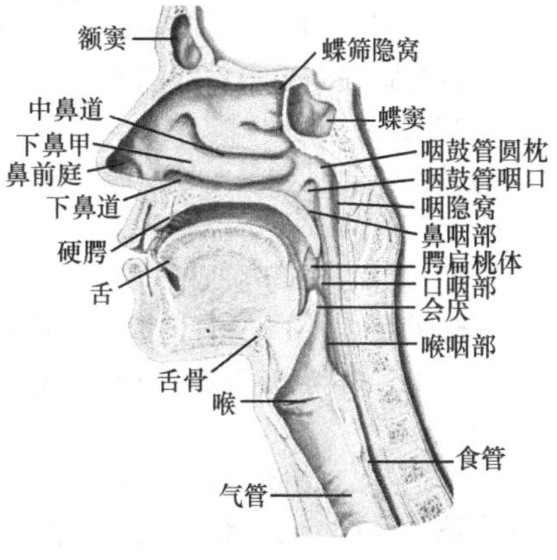

图 2-4-3 头颈部正中矢状切面

（2）内面结构：在矢状切面和咽后壁剖开的标本上观察。

1）咽鼓管咽口为位于鼻咽部侧壁上的三角形孔，大约与下鼻甲后端平齐，其后上方有明显的隆起，称咽鼓管圆枕。咽鼓管咽口周围有咽鼓管扁桃体。

2）咽隐窝为咽鼓管圆枕后方与咽后壁间的隐窝，是鼻咽癌的多发部位。

3）腭扁桃体位于口咽部侧壁的扁桃体窝内。

4）咽扁桃体位于咽后壁内，并与咽鼓管扁桃体、腭扁桃体及舌扁桃体共同构成咽淋巴环。

5）会厌正中襞为舌根与会厌相连的黏膜皱襞，其两侧为会厌谷，是异物易停留处。

6）梨状隐窝为位于喉口两侧的隐窝，是异物容易滞留的部位。

（3）咽壁的构造（咽肌部分）：咽肌是骨骼肌，由斜行的咽缩肌和纵行的咽提肌相互交织而成。咽缩肌分上、中、下3部分，并自上而下呈迭瓦状排列。咽提肌包括茎突咽肌、腭咽肌和咽鼓管咽肌，收缩时上提咽和喉，协助吞咽和封闭喉口。

3. 食管 在头颈胸整体标本上，可见其位于第6颈椎体下缘水平与第11胸椎体下缘水平之间。其上端与咽相接，下端与胃延续，前方借心包与左心房相邻，后方有胸主动脉、奇静脉、胸导管伴行。

（1）形态：食管是消化管中最狭窄的器官，长约25cm，静止状态时前后扁平。

（2）分部：食管全长可分为颈部、胸部和腹部。其中胸部最长、腹部最短。

（3）生理狭窄：食管有3处生理狭窄。第1个狭窄在食管的起始处，距上颌中切牙约15cm；第2个狭窄在左主支气管跨越食管左前方处，距上颌中切牙约25cm；第3个狭窄在穿膈的食管裂孔处，距上颌中切牙约40cm。

4. 胃 是消化管中内腔最膨大的器官，在活体上，它的形状与大小随其内容物的多少及邻近器官的形态而发生相应的变化。在腹前外侧壁被切除的标本上，可见其大部分位于左季肋区（部），小部分位于腹上区（部）。其毗邻前壁自右向左为肝左叶、腹前壁和膈；后壁为胰、横结肠、左肾和左肾上腺；胃底邻脾和膈。

（1）形态：有入口和出口，入口为贲门，位于第11胸椎体左侧，出口为幽门，位于第1腰椎体右侧。另有前、后面，大、小弯。胃小弯处可见角切迹。胃大弯起始处为贲门切迹；近幽门处不明显的浅沟为中间沟。

（2）分部：经贲门平面和以角切迹为准，可将胃分成4部，贲门附近的贲门部；贲门切迹以上的部分为胃底（胃穹）；自胃底向下至角切迹的部分称为胃体；近幽门的部分称幽门部。幽门部以中间沟为界分为左侧幽门窦和右侧幽门管。临床上称幽门窦为胃窦（图2-4-4）。

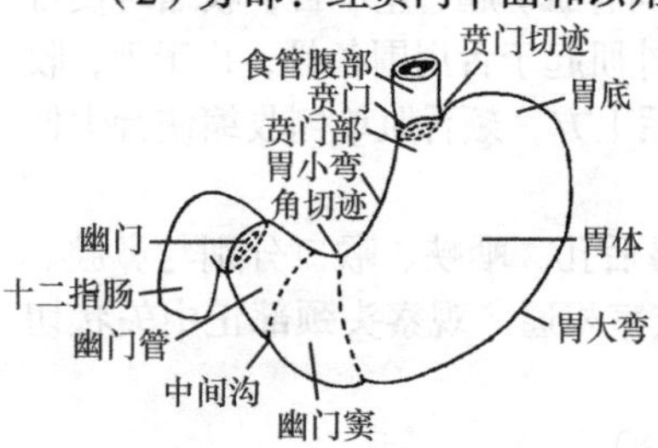

图2-4-4 胃的形态模式

（3）胃壁的构造（由内向外）

1）黏膜与黏膜下层：活体上呈橙色，空虚时形成长短不一的皱襞。其中近胃小弯处有4～5条纵形黏膜皱襞，皱襞间的纵沟称胃道。贲门与幽门处黏膜皱襞呈放射状。覆盖幽门括约肌的黏膜形成环状襞，称幽门瓣。其他部位的皱襞不规则。胃黏膜表面呈小丘状的隆起称胃区，其表面有许多小凹陷为胃腺的开口，称胃小凹。

2）肌层：由内斜、中环、外纵三层平滑肌构成，环层肌在幽门处增厚，形成幽门括约肌。

3）浆膜：属于脏腹膜。

5. 小肠 小肠是消化管中最长的器官，可分为十二指肠、空肠和回肠，成人小肠全长5～7m。

（1）十二指肠：切开腹前外侧壁，并将浅层脏器翻开，可见位于腹上区偏向右侧近腹后壁处的十二指肠（图2-4-5）。

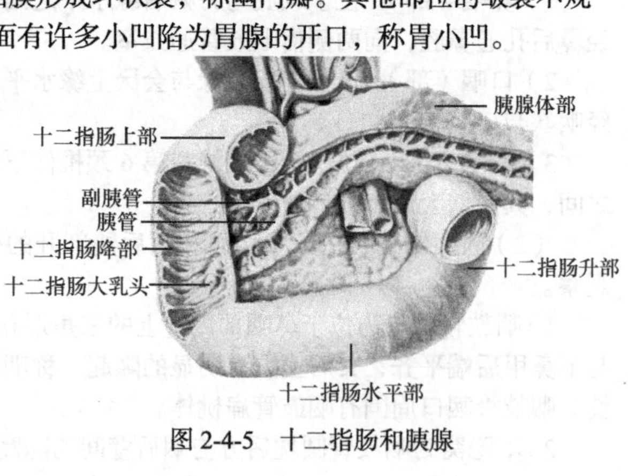

图2-4-5 十二指肠和胰腺

1）全长 20～25cm，包绕胰头呈蹄铁形。

2）分部及各部特点见表 2-4-2。

表 2-4-2　十二指肠各部位置及解剖特点

名称	位置	解剖特点
上部	幽门至肝门下，第 1 腰椎体右侧	近幽门处为球部，黏膜光滑无环形皱襞，是溃疡好发部
降部	第 1～3 腰椎体右侧	后内侧壁上有十二指肠纵襞，其下部有十二指肠大乳头
水平部	横过第 3 腰椎体前方	肠系膜上动、静脉从其前方跨过
升部	从水平部至第 2 腰椎体左侧	参与形成十二指肠空肠曲

其中上部与降部相交处为十二指肠上曲，降部与水平部相交处为十二指肠下曲，十二指肠与空肠转折处形成十二指肠空肠曲。

3）特殊结构：十二指肠空肠曲的上后壁借十二指肠悬肌固定于腹后壁的右膈脚上。十二指肠悬韧带（即 Treitz 韧带）由十二指肠悬肌及其下段表面的腹膜皱襞共同构成，手术中借此韧带确定空肠的起始端。

（2）空肠和回肠：空、回肠借肠系膜连于腹后壁，故统称系膜小肠。二者形态基本相似。空、回肠的主要区别见表 2-4-3。

表 2-4-3　空、回肠的区别

名称	位置	肠壁厚度及腔	颜色	环形皱襞	淋巴滤泡	系膜动脉弓
空肠	腹腔左上腹	较厚腔大	淡红	高而密集	孤立淋巴滤泡	1～3 级
回肠	腹腔右下腹	较薄腔小	苍白	低而稀疏	孤立和集合淋巴滤泡	3～5 级

有 2%的人于距回肠末端 0.3～1m 处有 Meckel 憩室。为胚胎期卵黄囊管遗留所成，发炎时似阑尾炎。

6. 大肠　大肠全长约 1.5m，可分为盲肠、阑尾、结肠、直肠和肛管 5 部分。大肠的主要特征（直肠、肛管和阑尾除外）有结肠带、结肠袋和肠脂垂（图 2-4-6）。结肠带由肠壁纵肌增厚形成，有 3 条平行排列。结肠袋是由肠管形成的为许多横行浅沟所隔成的囊状凸起。肠脂垂是由结肠带附近的浆膜下脂肪组织外包腹膜形成的多个小突起。

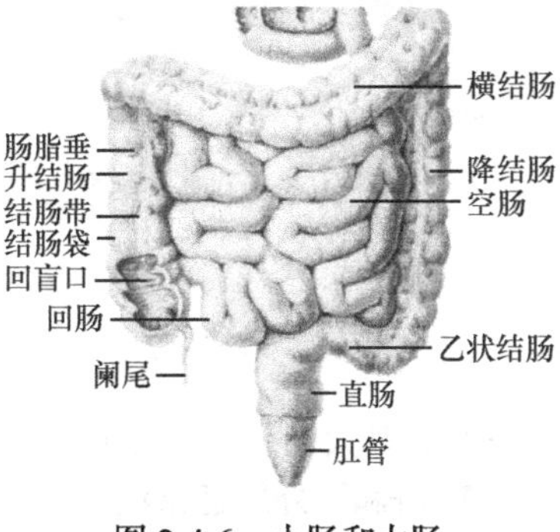

图 2-4-6　小肠和大肠

（1）盲肠：位于右髂窝。盲肠（离体盲肠所见）长 6～8cm，呈囊袋状，其内侧壁有回肠末端的开口，称回盲口。回盲口处有两片半月形的黏膜皱襞，称回盲瓣。回盲口的下方有阑尾开口，称阑尾口。

（2）阑尾：为一长 6～8cm 的盲管。其近侧端（根部）位于盲肠 3 条结肠带的汇集处，体表投影多在麦氏（Mc Burney）点处（右髂前上棘与脐连线的中、外 1/3 交界处），有时以 Lanz 点（两髂前上棘连线的右、中 1/3 交点处）表示，此外在急性炎症时可有局限性压痛。其远侧端（尖端）游离，多数为回肠后位和盲肠后位。

（3）结肠：呈方框状包绕于系膜小肠周围，具有典型的大肠特征。分为升结肠、横结肠、降结肠和乙状结肠。

升结肠与横结肠以及横结肠与降结肠的移行处分别称为结肠右曲（肝曲）和结肠左曲（脾曲）。

（4）直肠和肛管

1）直肠：亦称直肠盆部。在盆腔正中矢状切面的标本上，可见直肠位于小骨盆腔内，从第3骶椎至盆膈平面。全长10～14cm。在矢状切面上，上部可见凸向后的直肠骶曲，其下方尚有凸向前的直肠会阴曲。直肠壁上有3个直肠横襞(Houston瓣)，中间一个大而恒定的横襞距肛门约7cm，位于直肠右壁，可作为直肠镜检的定位标志。直肠下段肠腔膨大称直肠壶腹。直肠穿过盆膈与肛管相续。

2）肛管：亦称直肠肛门部，长3～4cm，下端终于肛门。肛管的内面可见下列诸结构：肛柱为肛管上段纵行的黏膜皱襞，有6～10条。肛瓣为相邻肛柱下端间的半月形皱襞。肛窦为每一个肛瓣与其相邻的2个肛柱下端之间的袋状凹陷。肛直肠线为各肛柱上端的连线，分隔直肠与肛管。肛瓣与肛柱下端共同连成齿状线。肛梳（痔环）为齿状线下方约1cm宽的光滑环形区。白线为位于肛梳下缘可触知的环形浅沟，为肛门内、外括约肌的分界处。肛管下端的开口称肛门。

3）肛门括约肌：有肛门内、外括约肌。肛门内括约肌由肠壁环行肌下端增厚形成，属平滑肌；肛门外括约肌是会阴肌的一部分，属骨骼肌，受意识支配，分皮下部、浅部和深部。由肛门内括约肌，肠壁的纵行肌，肛门外括约肌的浅、深部以及肛提肌的耻骨直肠肌共同构成肛门直肠环。

二、消 化 腺

【实验目的】

1. 掌握口腔腺（腮腺、下颌下腺和舌下腺）的位置、形态和腺管的开口部位。

2. 掌握肝的形态结构、位置和毗邻；了解肝的分叶。

3. 掌握胆囊的位置、形态结构及胆囊底的体表投影；掌握输胆管道的组成、胆总管与胰管的汇合及开口部位；掌握胆汁的排出径路；掌握胰的形态、位置。

【实验材料】 口腔腺标本；肝、胆囊、胰与十二指肠相连续的标本；消化器官模型。

【实验内容】

1. 唾液腺 位于口腔周围，通过不同长度的导管向口腔内排泄唾液，故又称口腔腺（图2-4-7）。

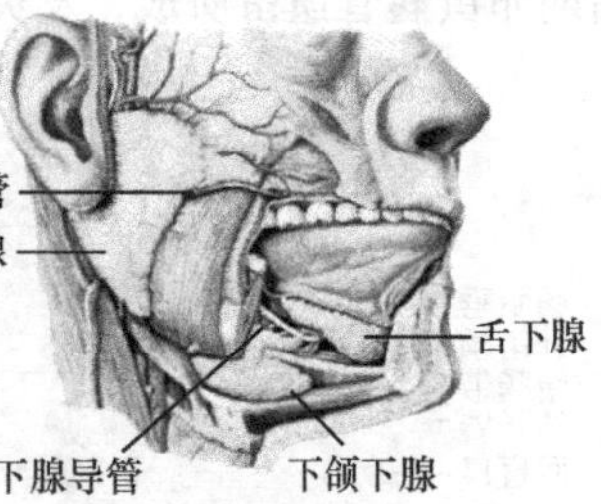

图2-4-7 唾液腺

（1）腮腺：分浅、深两部分。其浅部呈不规则三角形，位于头面部两侧深筋膜的深面，外耳道下方，胸锁乳突肌前缘与咬肌后缘间。腺体大，腮腺管在颧弓下一横指处前行，横越咬肌表面，穿入颊肌并开口于平对上颌第2磨牙牙冠的颊黏膜上的腮腺管乳头。深部在下颌支的深面。

（2）下颌下腺：位于下颌体与二腹肌之间，其腺管开口于舌下阜。

（3）舌下腺：位于舌下襞的深方，腺体较小，腺管分大、小两种，其大管开口于舌下阜，小管开口于舌下襞。

2. 肝和肝外胆道系统

（1）肝：质软而脆，活体上呈棕红色，是人体最大的腺体。

1）位置：肝大部分位于右季肋区和腹上区，小部分位于左季肋区。其上界与膈的高度一致。在直立平静呼吸状态下，肝上界从右至左大约在右锁骨中线上平第5肋，在前正中线上平剑胸结合，在左锁骨中线上在该线与第5肋间隙相交处。肝下界右侧与右肋弓下缘一致，左侧则经剑突下3cm处向左上方，至左锁骨中线第5肋间。成人右肋弓下一般不应触及肝。三岁以下小儿可于肋弓下触及，但不能超过3cm。

2）形态：肝右端圆钝，左端窄薄，呈楔形。在离体肝上观察膈、脏两面和前、后、左、右四缘。

A. 膈面（上面）：隆凸对向膈，可见镰状韧带和冠状韧带的附着线。无腹膜覆盖部分称肝裸区。

B. 脏面（下面）：凹陷，可见一些邻近脏器的压迹和“H”形的浅沟。左纵沟前段容纳肝圆韧带，后段容纳静脉韧带；右纵沟前段称胆囊窝，容纳胆囊，后段为腔静脉沟，有下腔静脉通过；横沟即肝门，有肝门静脉左、右支，肝固有动脉左、右支，肝左、右管和神经及淋巴管通过。这些出入肝门的结构总称肝蒂（图 2-4-8）。

C. 四缘：前缘锐，前缘偏左侧有肝圆韧带切迹，偏右侧有胆囊切迹；后缘及右缘钝；左缘薄锐。

3）分叶：肝的上面（膈面）借肝镰状韧带分为左叶和右叶；肝的下面（脏面）以“H”形沟分为左叶、方叶、尾状叶和右叶。

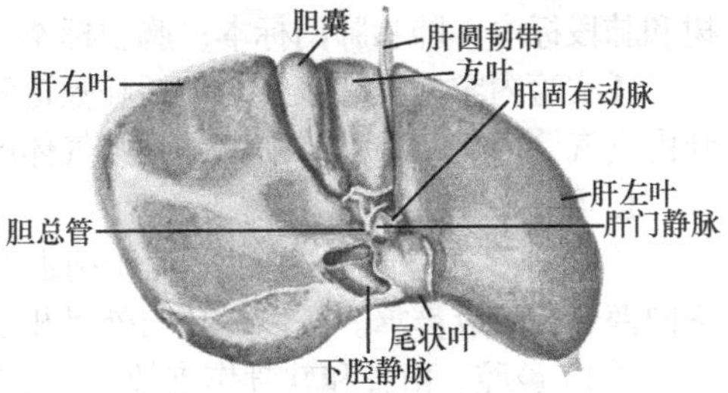

图 2-4-8　肝（脏面）

（2）肝外胆道

1）胆囊　位于胆囊窝内，具有浓缩和储存胆汁的作用。呈梨形，分为底、体、颈、管四部。底为突向前下方的盲端，其体表投影点位于右锁骨中线与右肋弓交点处。体为胆囊的主体部分。颈是体以直角向左下弯转的窄细部分，由颈移行为胆囊管。颈、管的黏膜有螺旋襞（图 2-4-9）。

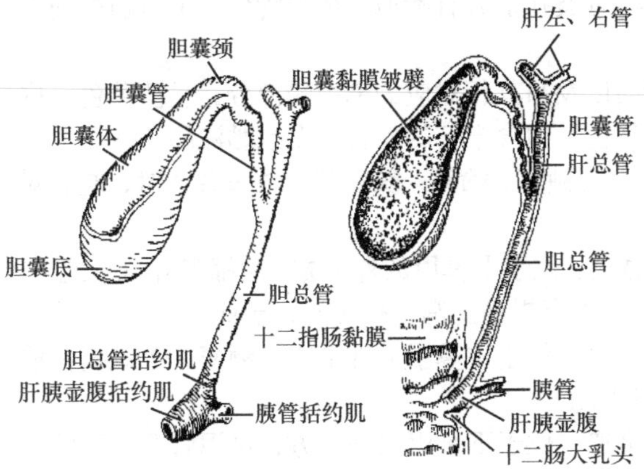

图 2-4-9　肝外胆道

2）胆道：由从肝门出肝的肝左、右管合成肝总管，肝总管与胆囊管合成胆总管。在十二指肠降部的后内侧壁内，有胆总管与主胰管汇合形成并略膨大的肝胰壶腹（Vater 壶腹），开口于十二指肠大乳头。肝胰壶腹周围有肝胰壶腹括约肌，胆总管及胰管末段分别有胆总管括约肌和胰管括约肌。

3）胆囊三角：是由肝总管、胆囊管和肝下面围成的三角形区域，胆囊动脉常经此至胆囊。

3. 胰　是体内第 2 大腺体，具有内分泌和外分泌的双重功能。内分泌功能部分为胰腺内的胰岛。胰重 80～120g，呈灰红色、三棱柱状，扁而长，平第 1～2 腰椎水平，横过腹后壁。

胰分为头、颈、体、尾四部：①胰头为右端的膨大部，被十二指肠包绕，其向左下突出的部分称为钩突。②胰颈为胰头左侧的缩窄部。③胰体为胰中间的大部分。④胰尾为胰体左侧细窄部分，伸向左上方，抵达脾门。

胰实质内的胰管自胰尾向胰头走行，最后与胆总管汇合，形成膨大的肝胰壶腹，开口于十二指肠大乳头。有时在胰管上方有一副胰管，开口于十二指肠小乳头。

实验五　呼 吸 系 统

【实验目的】

1. 掌握呼吸系统的组成；了解外鼻的形态结构；掌握鼻腔的分部及各部的形态结构；掌握鼻旁窦的位置、开口。

2. 掌握喉的位置、主要体表标志；掌握喉软骨的名称和彼此的位置关系；了解喉软骨的连结、喉肌的作用；掌握喉腔的形态结构。

3. 掌握气管的位置、形态结构特点；掌握左、右主支气管形态学上的区别及其临床意义。

4. 掌握肺的形态、位置和分叶；了解肺段的概念。

5. 掌握胸膜和胸膜腔的概念、壁胸膜的分部及胸膜隐窝的位置。

6. 掌握纵隔的位置、分部，了解其组成器官。

【实验材料】 头部正中矢状切面标本；喉正中矢状切面、环甲膜标本和喉肌标本；支气管树和肺段标本；肺和肺门标本；胸膜标本；纵隔标本。

【实验内容】 呼吸系统包括呼吸道和肺。呼吸道包括鼻、咽、喉、气管和支气管；肺包括肺内支气管分支和肺泡。前者是呼吸气体的通道，后者是气体交换的场所。

1. 鼻

（1）外鼻：位于面部中央。介于两眶之间的部分为鼻根，下延成鼻背，下端最突出部称鼻尖，它向两侧扩展成鼻翼。鼻以鼻孔与外界相通。外鼻由骨和软骨作为支架，表面覆以皮肤。

（2）鼻腔：由骨和软骨作支架，内面被覆皮肤和黏膜，被鼻中隔分为左、右 2 个鼻腔。每侧鼻腔向前经鼻孔与外界相通，向后经鼻后孔通咽，并以鼻阈为界，分为鼻前庭和固有鼻腔。鼻前庭为鼻腔前下部的扩大部，位于鼻尖和鼻翼内面，上方以鼻阈的弧形隆起与固有鼻腔分界。鼻前庭内衬皮肤，含有汗腺和皮脂腺，并有坚硬的鼻毛，借以滤过净化空气。固有鼻腔分为顶、底、内侧壁及外侧壁。鼻腔内侧壁是鼻中隔，它由筛骨垂直板、犁骨和鼻中隔软骨覆以黏膜而成。鼻腔外侧壁结构复杂，由上、中、下鼻甲及上、中、下鼻道构成。在上鼻甲的后上方有蝶筛隐窝。切除中鼻甲，可见半月裂孔，其前端有筛漏斗。半月裂孔上方有筛泡。鼻泪管位于下鼻道的前上方。

鼻腔黏膜分为两部分：嗅区位于上鼻甲内侧面以及与其相对应的鼻中隔部分，呈淡黄色，内含嗅细胞；呼吸区为除嗅区以外的部分，黏膜呈红色，内含丰富的血管及多数黏液腺。

（3）鼻旁窦：由骨性鼻旁窦内衬覆黏膜而成，有额窦、筛窦、蝶窦和上颌窦共 4 对，左右对称，开口于鼻腔（图 2-5-1）。

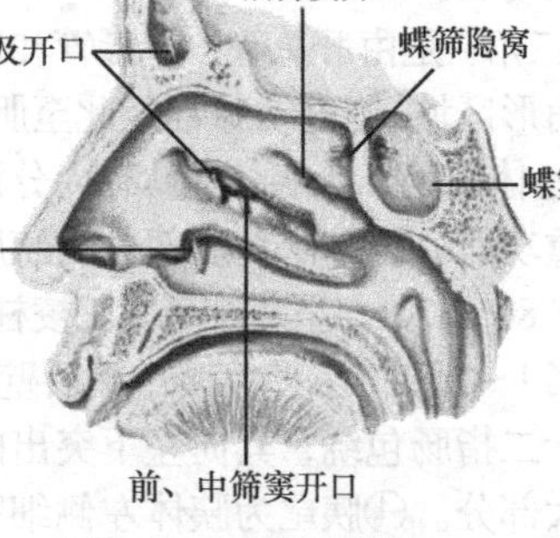

图 2-5-1 鼻腔外侧壁

1）上鼻道：位于上鼻甲的外下方，后筛窦开口于此。在上鼻甲的后上方有蝶筛隐窝，蝶窦开口于此。

2）中鼻道：位于中鼻甲的外上方，额窦，上颌窦，前、中筛窦开口于此。

3）下鼻道：位于下鼻甲的外下方，鼻泪管开口于此。

2. 喉 喉是构造较复杂的管状器官，不仅是空气出入肺的管道，也是发音器官，由软骨、关节、韧带、喉肌及喉黏膜、神经和血管构成，居颈前中部，喉咽部前方。向上借喉口与喉咽部相通，向下接续气管。一般上界平对第 4、5 颈椎体之间，下界平对第 6 颈椎体的下缘。

（1）喉的软骨：喉软骨构成喉的支架。共有 5 块，不成对的有甲状软骨、环状软骨、会厌软骨；成对的有杓状软骨。

1）甲状软骨：由两片对称的四边形软骨板连接而成，构成喉前壁和侧壁的大部。两板前缘以直角相连形成前角，前角上端向前突出称喉结。由后缘向上、向下各有一突起，分别称上角和下角。下角与环状软骨相关节。

2）环状软骨：在甲状软骨下方，是喉部唯一完整的环状软骨。前面大部较窄，称环状软骨弓；后部高而宽，称环状软骨板。板的上缘有关节面，与杓状软骨底相关节。弓与板交界处的外侧面上有关节面，与甲状软骨下角相关节。

3）会厌软骨：形如树叶，上阔下窄，上端游离，位于舌根和舌骨的后上方，下端借韧带附着于甲状软骨前角的后面。

4）杓状软骨：位于环状软骨板上方，左右各一，构成喉后壁的上部。杓状软骨近似三棱锥体形，分为一尖、一底、两突和三个面。尖向上，底朝下，与环状软骨板相关节。底向前方的突起称声带突，有声韧带附着，向外侧较钝的突起称肌突，是一些喉肌的附着处。

（2）喉软骨的连结：包括喉软骨彼此间的关节、纤维膜和韧带，以及喉软骨与舌骨或气管软骨间的纤维膜和韧带。

1）环杓关节：由杓状软骨底和环状软骨板上缘的关节面构成。其关节囊松弛。环杓关节的运动形式有两种：一方面可作微弱的向前、向后、向内及向外等方向的滑动；另一方面杓状软骨通过此关节可沿垂直轴做旋转运动，使声门裂开大或缩小。

2）环甲关节：由甲状软骨下角的关节面与环状软骨弓和板交界处外侧面上的关节面构成。甲状软骨通过此关节可在冠状轴上作前倾和复位的运动，使甲状软骨前角与杓状软骨声带突之间的距离增大或缩小，从而使声襞紧张或松弛。

3）弹性圆锥：又称环甲膜。是张于环状软骨弓上缘、甲状软骨前角后面和杓状软骨声带突之间的膜状结构。此膜上缘游离，附着于甲状软骨前角后面和杓状软骨声带突之间，称声韧带。

4）方形膜：位于会厌软骨侧缘、甲状软骨前角内面和杓状软骨之间的略呈斜方形的弹性纤维膜。此膜下缘游离而增厚，称前庭韧带。方形膜上缘游离，构成杓状会厌襞的基础。

5）甲状舌骨膜：是连于甲状软骨上缘与舌骨之间的薄膜。

6）环状软骨气管韧带：连于环状软骨下缘与第1气管软骨之间的薄膜。

（3）喉肌：均为横纹肌，分为内、外两群。外群有环甲肌；内群有环杓后肌、环杓侧肌、甲杓肌、杓横肌和杓斜肌等。主要作用是运动环甲关节和环杓关节，分别使声襞紧张或松弛和使声门裂开大或缩小。

（4）喉腔：是由喉软骨作支架围成的筒状腔隙。腔壁覆以黏膜，向上借喉口通喉咽部，向下与气管相通（图 2-5-2）。

1）喉口：是喉腔的上口，由会厌上缘、杓状会厌襞和杓间切迹围成。杓状会厌襞外侧的陷窝称梨状隐窝。

2）前庭襞和声襞：喉腔中部的侧壁上，有上、下两对呈矢状位的黏膜皱襞突入腔内。上襞称前庭襞（室襞）。下襞称声襞，又称声带，是由声韧带、声带肌及其表面的黏膜构成。前庭襞间的裂隙称前庭裂；两侧声襞及杓状软骨基部之间的裂隙称声门裂，此裂前 3/5 为膜间部，后 2/5 为软骨间部。

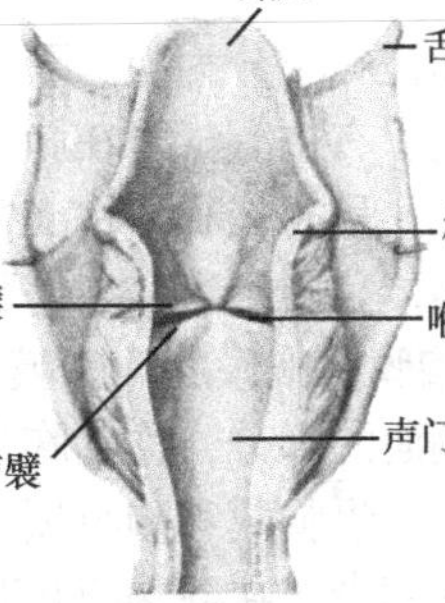

图 2-5-2　喉腔（后面观）

3）喉前庭、喉中间腔和声门下腔：喉口至前庭裂平面之间的部分是喉前庭。前庭裂平面至声门裂平面之间的部分，称喉中间腔。声门裂平面至环状软骨下缘平面之间的部分是声门下腔。喉中间腔向两侧方突出至前庭襞与声襞之间的梭形隐窝，称喉室。

3. 气管和主支气管

（1）气管：为介于喉与主支气管之间的呼吸道，由 14～18 个“C”形气管软骨借肌和环状韧带连接而成。气管分杈处称为气管杈，其内面形成向上凸的纵嵴，称气管隆嵴。根据气管的行程和位置，可分为颈、胸两部。

（2）主支气管：由气管分出后，斜向外下进入肺门。右主支气管短、粗，平均长度男性为 2.1cm，女性为 1.9cm，走向较陡直，约在平第 5 胸椎体高度处经肺门入右肺。左主支气管细、长，平均长度男性为 4.8cm，女性为 4.5cm，走向倾斜，约在平第 6 胸椎高度处经肺门入左肺。

4. 肺　肺位于胸腔内，纵隔两侧。肺一般呈圆锥形，具有一尖、一底、肋面、纵隔面和前、后、下三缘。肺尖向上稍圆钝，伸入颈根。肺底凹陷与膈的凸面相对应，故又称膈面。肺的前缘及下缘薄而锐。左肺的前缘下半有一切迹，称左肺心切迹，下方有一突起，称左肺小舌。后缘厚而钝。肋面即外侧面，朝向外侧，与肋及肋间隙相贴。纵隔面即内侧面稍凹，中间有椭圆形凹陷，称肺门，是主支气管、肺动脉、肺静脉以及支气管动脉、支气管静脉、淋巴管和神经进出肺的地方。这些结构由结缔组织包绕在一起称为肺根。左、右肺根内诸结构的排列由前向后依次为上肺静脉、肺动脉和主支气管。左肺根内自上而下依次为左肺动脉、左主支气管及左下肺静脉；右肺根内自上而下依次为右主支气管、右肺动脉及右下肺静脉（图 2-5-3）。

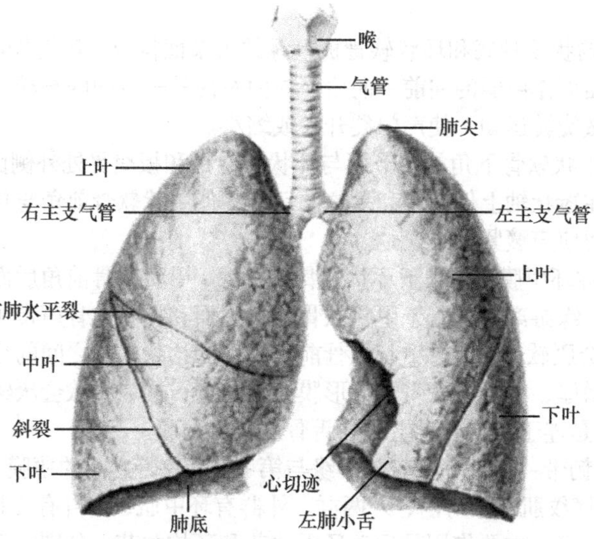

图 2-5-3　肺

左肺被斜裂分为上、下两叶，右肺被斜裂和水平裂分为上、中、下三叶。肺内支气管和支气管肺段左、右主支气管在肺门处分出肺叶支气管，肺叶支气管入肺叶后再分为肺段支气管，此后反复分支，呈树枝状，称支气管树。每一肺段支气管的分支以及它所属的肺组织，构成支气管肺段，其整体呈圆锥形，尖向肺门，底在肺表面。各肺段之间以薄层结缔组织隔开。

5. 胸膜及胸膜腔　胸膜为浆膜。被覆于肺表面的部分，称脏胸膜；被覆于胸壁内面、膈上面和纵隔侧面的部分，称壁胸膜。脏、壁两胸膜间封闭的潜在性间隙称胸膜腔。壁胸膜分肋胸膜、膈胸膜、纵隔胸膜和胸膜顶。在肺根下方，纵隔胸膜移行至肺，形成一个呈冠状位的双层胸膜皱襞，称肺韧带。在壁胸膜相互移行处，胸膜腔可留有一定的间隙，此处称为胸膜隐窝，较明显者有肋膈隐窝和肋纵隔隐窝。

6. 纵隔　纵隔是左、右纵隔胸膜之间的全部器官、结构与结缔组织的总称。其前界为胸骨，后界为脊柱胸部，两侧界为纵隔胸膜，上达胸廓上口，下至膈。一般通过胸骨角和第 4 胸椎体下缘的平面，将纵隔分为上纵隔和下纵隔两部分。下纵隔又以心包为界分成前、中、后 3 个纵隔。上纵隔内主要含有胸腺、头臂静脉、上腔静脉、主动脉弓及其分支、迷走神经、膈神经、食管胸部、气管胸部和胸导管等；前纵隔内含有少量淋巴结等；中纵隔内含有心包、心及与心相连大血管的根部；后纵隔内含有胸主动脉、奇静脉和半奇静脉、迷走神经、食管胸部及胸导管等。

（大连大学　曲　鹏，内蒙古医科大学　王海燕）

实验六　泌 尿 系 统

【实验目的】

1. 掌握泌尿系统的组成。

2. 掌握肾的形态、位置、主要毗邻和肉眼所见的构造；掌握肾的被膜及固定装置。

3. 掌握输尿管的形态、位置及其盆部的主要毗邻；掌握输尿管的狭窄部位。

4. 掌握膀胱的形态位置和主要毗邻；掌握膀胱与腹膜的关系及其临床意义；掌握膀胱三角的位置及其临床意义。

5. 掌握女性尿道的形态、位置和开口部位。

【实验材料】　泌尿系统整体标本；肾冠状切面标本；游离的膀胱标本；两性骨盆腔正中矢状切面标本。

【实验内容】　泌尿系统包括肾、输尿管、膀胱和尿道。肾是造尿器官，输尿管是输尿器官，膀胱是储尿器官，尿道是排尿器官。

1. 肾

（1）肾的外形：肾形似蚕豆。分为前面和后面、外侧缘和内侧缘、上端和下端。内侧缘中部凹陷，称肾门，是肾的血管、淋巴管、神经及肾盂出入的部位。这些出入肾门的结构由结缔组织包裹在一起，合成肾蒂。肾蒂内各结构的排列关系，由前向后依次为肾静脉、肾动脉、肾盂，从上而下依次为肾动脉、肾静脉和肾盂。肾门向肾内续于一个较大的腔隙，称肾窦，窦内含有肾动脉和肾静脉的主要分属支、肾盏和肾盂，以及神经、淋巴管和脂肪组织等（图 2-6-1）。

（2）肾的位置：肾位于腹膜后间隙后上部的脊柱两侧，是腹膜外位器官。两肾的上端靠近，而下端稍远离；外侧缘稍向后偏，而内侧缘稍向前偏。肾门约平第 1 腰椎体。右肾稍低于左肾。左肾的上端约平第 11 胸椎体下缘，下端约平第 2～3 腰椎间盘，而右肾的上端约平第 12 胸椎体上缘，下端约平第 3 腰椎体上缘。肾的后面贴附于膈的腰部、腰方肌和腹横肌。其内侧缘接近腰大肌的外侧缘。

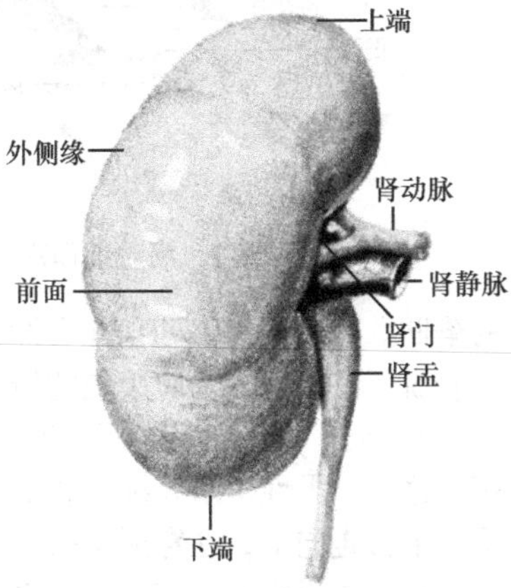

图 2-6-1　肾前面

（3）肾的被膜：肾由三层结缔组织所形成的被膜包裹。内层为纤维囊，由致密结缔组织构成，紧贴肾表面；中层为脂肪囊，位于纤维囊外面，也称肾床；外层为肾筋膜，在脂肪囊外面，由腹膜外筋膜所构成，肾筋膜深面发出许多结缔组织小梁穿过脂肪囊连于纤维囊，固定肾。肾筋膜分为前、后两层，包被肾和肾上腺。在肾的外侧缘和肾上腺上方两层融合，在肾的内侧和下方两层互相分离。

（4）肾的构造：在肾的冠状切面标本上观察其构造。肾外层是皮质，主要由肾小体和肾小管构成；内层是髓质，由许多肾小管组成。肾皮质深入肾髓质肾锥体之间的部分为肾柱。髓质由 15～20 个肾锥体构成。肾锥体呈圆锥形，底向皮质，尖伸向肾窦称肾乳头。肾乳头上有 10～30 个小孔称乳头孔。肾乳头被肾小盏包绕，几个肾小盏合成 2～3 个肾大盏，肾大盏再集合成肾盂（图 2-6-2）。

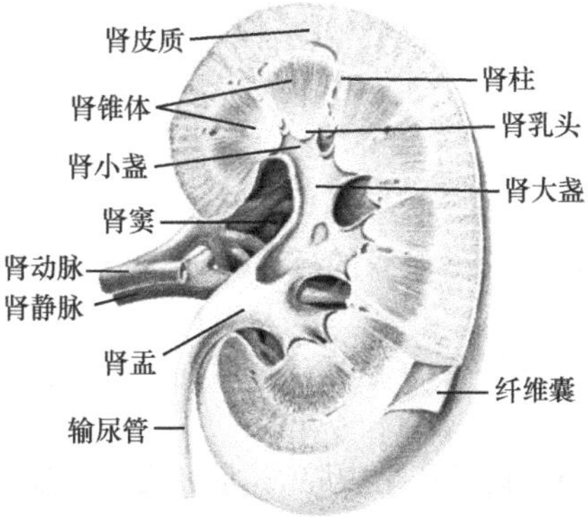

图 2-6-2　肾的剖面结构

2. 输尿管　输尿管是一对细长的扁管状器官，属腹膜外位器官。按走行位置可分为腹部、盆部和壁内部三部。自肾盂与输尿管移行部至跨越髂血管处的一段为腹部；自髂血管处至膀胱壁的一段为盆部；自入膀胱壁至输尿管口的一段为壁内部。输尿管在肾盂与输尿管移行处，在越过小骨盆上口与髂血管交叉处，在输尿管壁内部形成 3 个狭窄。

3. 膀胱

（1）膀胱的形态：空虚的膀胱近似锥体形，可分为体、底、尖和颈四部分。朝向前上方的尖顶部称膀胱尖；中部大部为膀胱体；后面呈三角形，称为膀胱底；下部与前列腺（男性）或尿生殖膈（女性）邻接部为膀胱颈。

（2）膀胱的位置：空虚的膀胱全部位于小骨盆腔内，在耻骨联合之后，其底朝向直肠盆部。男性精囊、输精管的末端与膀胱底相贴。女性膀胱的位置较低，其底朝向子宫和阴道。膀胱颈在男性紧邻前列腺；在女性则邻近尿生殖膈。

（3）膀胱内面结构：膀胱内面的黏膜形成许多皱襞。在两输尿管口与尿道内口之间的三角形区称膀胱三角，此处由于无黏膜下组织，黏膜与肌层紧密相连，故无论膀胱充盈或空虚时，均无黏膜皱襞。两输尿管口之间的横黏膜皱襞称输尿管间襞，是膀胱镜检时寻找输尿管口的标志（图 2-6-3）。

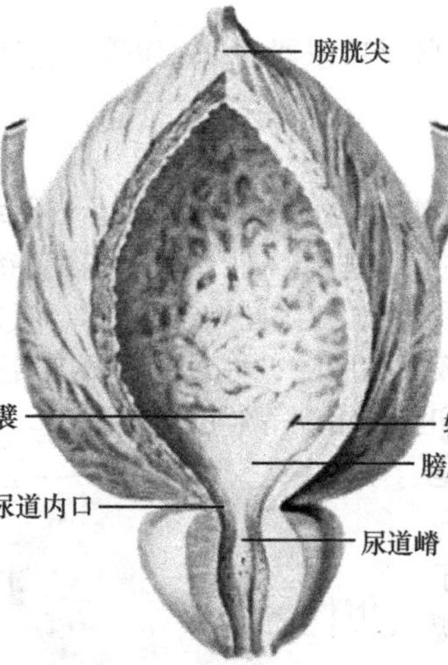

图 2-6-3 膀胱前面观

（4）膀胱与腹膜的关系：在固定的尸体上观察膀胱，在耻骨联合后方可见稍稍隆起的膀胱。骨盆腔侧壁的腹膜向膀胱反折，从其底和两侧缘铺向其上面而至腹前外侧壁，在活体当膀胱充满尿液时，腹膜覆盖它的面积增大，膀胱侧面和体的上面均为腹膜所遮盖，此时膀胱的前下壁直接与腹前壁相贴。膀胱为腹膜间位器官。

观察由腹膜在盆腔内各脏器之间反折所形成的陷凹：直肠膀胱陷凹，在男性，由膀胱底下降的腹膜反折至直肠前面而形成的陷凹。膀胱子宫陷凹，在女性，由膀胱上面的腹膜反折至子宫前面而形成的陷凹。直肠子宫陷凹，在女性，由子宫颈及阴道穹后部反折至直肠前面形成的陷凹。其深度大于膀胱子宫陷凹，为腹膜腔的最低处。

4. 尿道 起于膀胱的尿道内口。男性尿道长，构造较复杂，除有排尿功能外，还兼有排精作用，这将在男性生殖系统内观察。女性尿道短而直，长约 5cm，直径约 6mm，起自尿道内口，经阴道前方走向下，在穿尿生殖膈处，周围有尿道阴道括约肌环绕，止于阴道前庭的尿道外口。

尿道阴道隔是尿道与阴道之间的结缔组织隔。

尿道旁腺为位于尿道下段黏膜下层的一些腺体，其导管开口于尿道外口附近。

（大连大学 曲 鹏，吉林大学基础医学院 刘海岩）

实验七 生 殖 系 统

一、男性生殖器

【实验目的】

1. 掌握男性生殖系的分部及各部所包括的器官。

2. 掌握睾丸、附睾的形态和位置；了解睾丸和附睾的结构；掌握输精管的行程、分部和特点，射精管的合成和开口；掌握精索的组成、位置及被膜。

3. 掌握精囊腺的形态、位置；掌握前列腺的形态位置及主要毗邻；了解尿道球腺的位置及腺管的开口。

4. 了解阴囊的形态、构造；了解睾丸的被膜（掌握睾丸固有鞘膜和鞘膜腔）；掌握阴茎的分部及其构成；掌握阴茎包皮和包皮系带。

5. 掌握男性尿道的分部。各部的形态、结构特点；掌握男性尿道的 3 个狭窄、2 个弯曲。

【实验材料】 男性盆部正中矢状切标本；男性生殖器（睾丸、附睾、输精管及输精管壶腹、前列腺、精囊）游离标本；睾丸矢状切标本；阴茎纵切和横切标本；显示阴囊层次标本；阴茎三条海绵体分离标本。

【实验内容】 男性生殖器包括内生殖器和外生殖器。内生殖器包括生殖腺（睾丸）、输送管道（附睾、输精管、射精管、尿道）和附属腺体（精囊、尿道球腺、前列腺）等；外生殖器包括阴囊和阴茎等。

1. 内生殖器

（1）生殖腺：即睾丸，可分为内、外面，上、下端，前、后缘，表面包有睾丸白膜，在睾丸矢状切面的标本上可观察如下内部结构（图 2-7-1）：

1）睾丸纵隔：由白膜在睾丸后缘增厚，并突入睾丸内而形成。

2）睾丸小隔：由睾丸纵隔发出，将睾丸分成许多睾丸小叶。

3）精曲小管：是睾丸小叶内的盘曲的小管，其上皮能产生精子。精曲小管向纵隔方向移行并汇成精直小管。

4）睾丸网：由精直小管在睾丸纵隔内相互吻合而成。

5）睾丸输出小管：是睾丸网通向附睾头的小管。

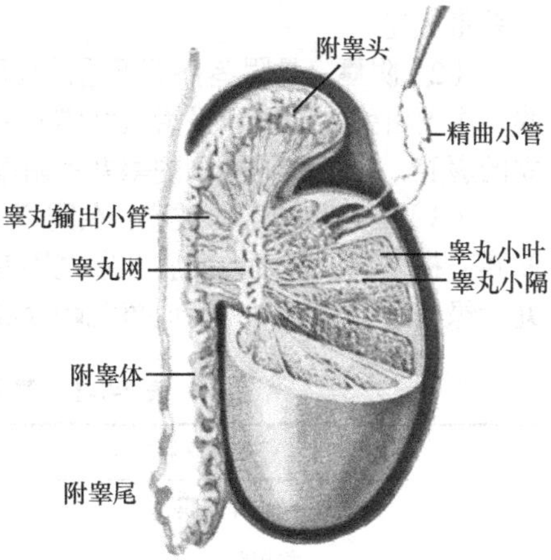

图 2-7-1 睾丸及附睾

（2）输送管道：包括附睾、输精管和射精管等。

1）附睾：贴附于睾丸后缘，分头、体、尾三部。尾部弯向后上移行连输精管。体、尾内有盘曲的附睾管。

2）输精管和射精管：输精管起于附睾尾，全长约 50cm，壁厚腔小，触之有坚实感。按行程分为睾丸部、精索部、腹股沟部和盆部。精索部在阴囊根部皮下易于触及和暴露，是输精管结扎时常选择的部位。盆部沿骨盆腔侧壁下行，越输尿管之前上至膀胱底的后面，且膨大成为输精管壶腹。壶腹末端变细，与居于其外侧的精囊（腺）排泄管合成射精管，穿前列腺开口于尿道前列腺部。

（3）附属腺体：包括前列腺、精囊和尿道球腺。

1）前列腺：形如栗子，上端为前列腺底，紧连于膀胱颈下面，下端为前列腺尖，抵尿生殖膈。底与尖之间为前列腺体，尿道穿行其中，其排泄管即开口于该部尿道壁。此腺后面正中可见纵行的前列腺沟，是前列腺触诊的重要标志（图 2-7-2）。

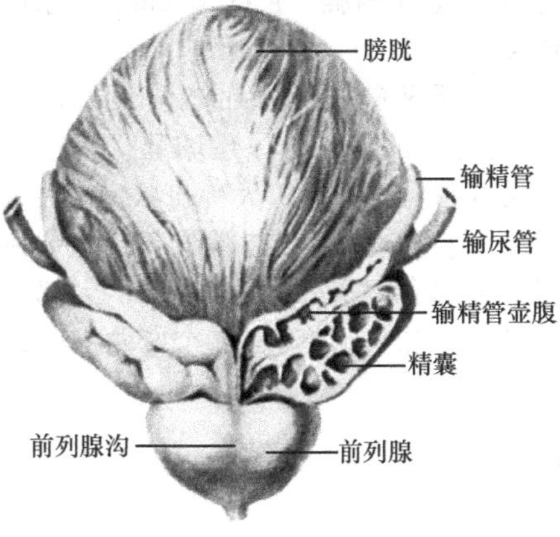

图 2-7-2 前列腺、精囊及输尿管

前列腺分为 5 个叶。中叶位于尿道与射精管之间；中叶的前方和两侧分别为前叶和侧叶；中叶和侧叶之后为后叶。

2）精囊（又称精囊腺）：位于膀胱底的后面，输精管壶腹外下方，形似囊袋。其排泄管与输精管壶腹末端合成射精管。分泌物参与构成精液。

3）尿道球腺：埋于会阴深横肌内、豌豆形，其排泄管开口于尿道球部。

（4）精索：为圆柱形索状结构，自腹股沟管深环延伸至睾丸上端。精索内含有输精管、睾丸动脉、蔓状静脉丛、神经、淋巴管和腹膜鞘突的残余等，其外包有 3 层被膜。

2. 外生殖器

（1）阴茎：分头、体、根三部。头部顶端有尿道外口。阴茎由 2 个阴茎海绵体和 1 个尿道海绵体，外包被膜及皮肤构成。

1）阴茎海绵体：并列于阴茎背侧。前端并拢，后端分开附着于坐、耻骨下支，称阴茎脚。阴茎海绵体被白膜包裹。

2）尿道海绵体：位于 2 条阴茎海绵体的腹侧。前端膨大称阴茎头，后端稍膨大为尿道球，外亦被白膜包裹。尿道纵贯其全长。阴茎海绵体和尿道海绵体共同被阴茎筋膜包被。阴茎皮肤薄而富伸展性，并在阴茎头之前褶转形成阴茎包皮。在阴茎头腹侧中线上，包皮与尿道外口之间借包皮系带相连。

（2）阴囊：是阴茎根部下垂的皮肤囊袋。其皮色较深，布满皱褶和稀疏阴毛。皮肤深面有肉膜，主要由弹性纤维和平滑肌纤维构成。在正中线肉膜形成阴囊隔，将阴囊分隔成左、右 2 个独立的囊腔，分别容纳同侧的睾丸和附睾。

（3）睾丸和精索的被膜：在阴囊肉膜的深面，被覆于精索和睾丸外面的被膜依次为：精索外筋膜、提睾肌、精索内筋膜和睾丸固有鞘膜（表 2-7-1）。睾丸固有鞘膜分脏、壁两层，二者在睾丸后缘处返折移行，并构成睾丸鞘膜腔。上述各层被膜皆系相应腹壁结构下延而成。

表 2-7-1　睾丸和精索被膜与相应腹壁层次的关系

睾丸与精索被膜	腹壁层次
精索外筋膜	腹外斜肌腱膜
提睾肌	腹内斜肌、腹横肌
精索内筋膜	腹横筋膜
睾丸鞘膜（脏、壁层）	腹膜

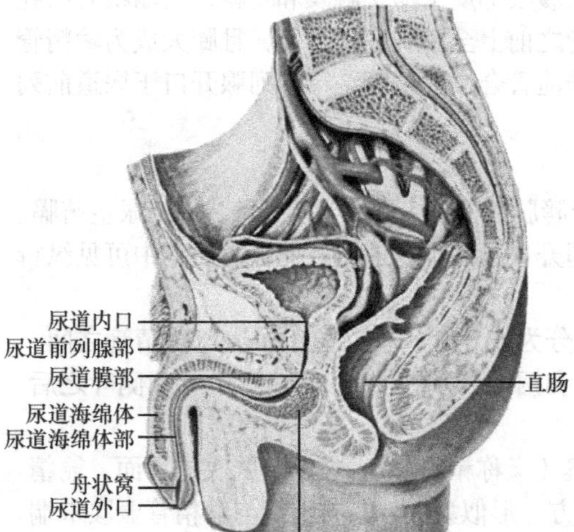

图 2-7-3　男性盆腔正中矢状切面

（4）男性尿道：全长 16～22cm，可分为前列腺部、膜部和海绵体部（图 2-7-3）。

1）前列腺部：自尿道内口向下贯穿前列腺，长约 2.5cm。观察该部尿道，可见在后壁正中线上有呈纵行的隆起称尿道嵴，嵴中部的梭形膨大称精阜。精阜上有射精管开口，两侧有多数肉眼不易看到的前列腺排泄管开口。

2）膜部：穿经尿生殖膈，长约 1.5cm。有尿道膜部括约肌环绕。

3）海绵体：部纵贯尿道海绵体全长，长约 15cm。行于尿道球内的一段称尿道球部，尿道球腺开口于此。尿道在阴茎头内扩大称舟状窝。阴茎头顶端有尿道外口。尿道全程有 3 个狭窄，分别在尿道内口、尿道膜部和尿道外口处；3 个扩大部在前列腺部、尿道球部和舟状窝处；2 个弯曲即耻骨下弯和耻骨前弯。

二、女性生殖器

【实验目的】

1. 掌握女性生殖系的分部，各部所包括的器官。

2. 掌握卵巢的形态、位置及固定装置；掌握输卵管的位置、分部。

3. 掌握子宫的形态、分部、位置、主要毗邻和固定装置。

4. 掌握阴道的形态、位置及阴道穹的构成及毗邻，并了解其临床意义；了解前庭大腺的位置和开口；了解外生殖器的形态结构；掌握阴道前庭内阴道口和尿道口的位置。

【实验材料】 女性盆部正中矢状切面标本；女性骨盆腔显示内生殖器的标本；女性生殖器游离标本及模型；女性外生殖器标本；显示前庭球和前庭大腺的标本；女性乳房标本。

【实验内容】 女性生殖器包括内生殖器和外生殖器。内生殖器包括生殖腺（卵巢）、输送管道（输卵管、子宫、阴道）和附属腺（前庭大腺）；外生殖器包括阴阜、大阴唇、小阴唇、阴蒂等。

1. 内生殖器

（1）生殖腺：即卵巢，呈扁卵圆形，可分为内、外面，前、后缘，上、下端，位于卵巢窝内。其主要的固定装置有：

1）卵巢悬韧带：又称骨盆漏斗韧带，是连接卵巢上端与小骨盆上口边缘的腹膜皱襞，其中含有卵巢动、静脉。

2）卵巢固有韧带：是连接卵巢下端与子宫角的纤维索。包于子宫阔韧带两层腹膜之间。

3）卵巢系膜：是将卵巢前缘连到子宫阔韧带后层上的双层腹膜皱襞（图 2-7-4）。

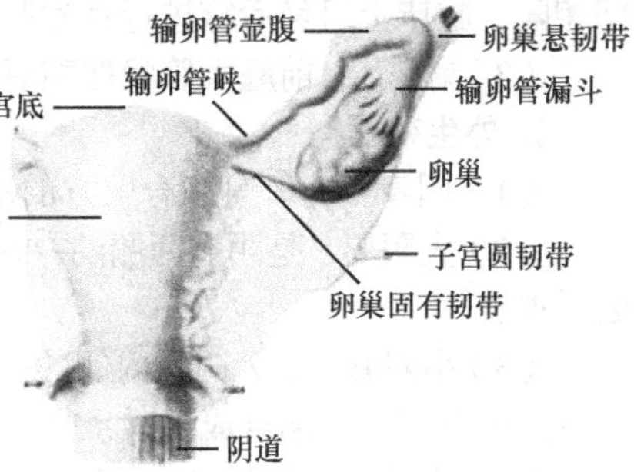

图 2-7-4　卵巢及固定装置

（2）输送管道

1）输卵管：位于子宫底两侧，子宫阔韧带游离缘内。由外向内分为漏斗、壶腹、峡和子宫部四部。输卵管漏斗的末端有输卵管腹腔口通于腹膜腔，口周缘有输卵管伞。输卵管壶腹膨大，是精、卵相遇受精之处。输卵管峡较细，是输卵管结扎的最适宜部位。输卵管子宫部穿子宫壁，借输卵管子宫口与子宫腔相通（图 2-7-5）。

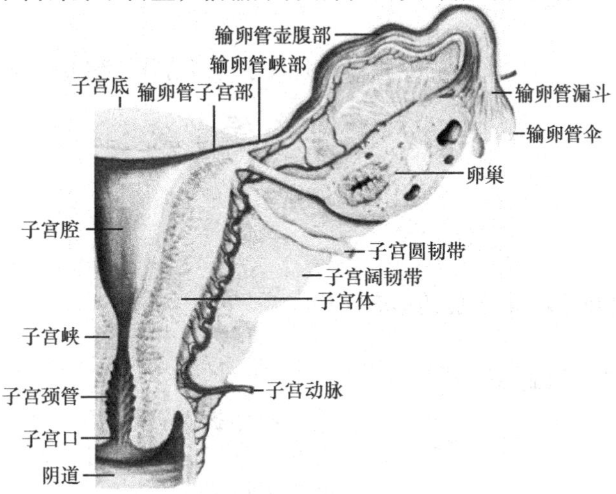

图 2-7-5　输卵管、子宫矢状切面

2）子宫：位于骨盆腔内，介于膀胱和直肠之间，下端接阴道。子宫呈前、后略扁的倒置梨形，可分为底、体、颈三部。子宫底为输卵管子宫口以上隆起部分。下部狭窄为子宫颈，其下 1/3 凸入阴道内称子宫颈阴道部，上 2/3 称子宫颈阴道上部。底与颈之间为子宫体；子宫颈阴道上部与子宫体相接处较狭窄的部分称子宫峡。子宫的内腔分为子宫腔和子宫颈管两部。子宫腔位于子宫体内，为三角形扁隙，上外侧角通两侧输卵管，下角通子宫颈管。子宫颈管在子宫颈内，为一梭形腔隙，上口为子宫颈管内口，通子宫腔；下口为子宫颈管外口，即子宫口，通阴道，未产妇为圆形，经产妇呈横裂状，口的前、后缘分别称前唇和后唇。子宫壁可分 3 层，内层为黏膜，即子宫内膜，中层为肌层，外层为浆膜。

成年女性，正常子宫呈轻度前倾、前屈位，其固定装置主要有：①子宫阔韧带呈冠状位，由子宫侧缘与骨盆腔侧壁及盆底间的双层腹膜皱襞构成，上缘游离，内藏输卵管。此带可限制子宫向侧方移位。②子宫圆韧带是连于子宫前面的上外侧与大阴唇皮下的纤维索，系维持子宫前倾的主要装置。③子宫主韧带位于子宫颈两侧与骨盆腔侧壁之间，由阔韧带下部两层腹膜之间的平滑肌纤维和结缔组织构成，有限制子宫颈向侧方移位及下垂的作用。④骶子宫韧带起自子宫颈上部后面，绕过直肠，附于骶骨前面，其主要作用为维持子宫的前屈。

3）阴道：位于小骨盆腔下部中央，前邻膀胱、尿道，后贴直肠和肛管。其上端较宽，包绕子宫颈阴道部，形成环形的阴道穹。前穹及侧穹较浅，后穹最深，仅以阴道壁和腹膜与直肠子宫陷凹相隔，临床上可经后穹进行骨盆腔穿刺。阴道下端以阴道口通阴道前庭。

（3）附属腺：前庭大腺状如豌豆，位于阴道口两侧前庭球的后方，其排泄管开口于阴道前庭。

2. 外生殖器

（1）阴阜：为耻骨联合前方的皮肤隆起，生有阴毛。

（2）大阴唇：是阴裂两侧的一对纵行的皮肤皱襞，其前、后端相连，分别称阴唇前连合和阴唇后连合。

（3）小阴唇：是大阴唇内侧的一对较薄的皮肤皱襞，其前端分成 2 个小皱襞分别形成阴蒂包皮及阴蒂系带，后端合成阴唇系带。

（4）阴蒂：由阴蒂海绵体构成，其前端游离称阴蒂头，位于阴道前庭的前端，被阴蒂包皮覆盖；后端借阴蒂脚固定于耻、坐骨支。

（5）阴道前庭：是两侧小阴唇之间的菱形间隙，前部有尿道外口，后部有阴道口。阴道口处有处女膜。

（6）前庭球：相当于男性的尿道海绵体，位于阴道口和尿道口的两侧。

（锦州医科大学　温有锋，湖北医药学院　张正洪）

实验八　心血管系统

一、心

【实验目的】

1. 掌握心的位置和外形，心各腔的形态结构。

2. 了解心的构造。

3. 掌握心传导系统的组成。

4. 掌握左右冠状动脉的起始、行径、较大的分支和分布；心大、心中、心小静脉的行径、冠状窦的位置和开口。

5. 掌握心包及其临床意义。

【实验材料】　离体心和冠状血管标本；切开心（显示各心腔的内部结构）标本；切去心房的标本（显示心结缔组织支架和瓣膜）；牛心或羊心（显示心传导系）；示教标本（显示心的位置和心包）。

【实验内容】

1. 心的位置　用显示心的位置和心包的示教标本可观察到心位于中纵隔内、膈之上、两侧纵隔胸膜之间，约 2/3 在正中线左侧，1/3 在右侧（图 2-8-1）。心包的前方大部分被肺和胸膜遮盖，未被

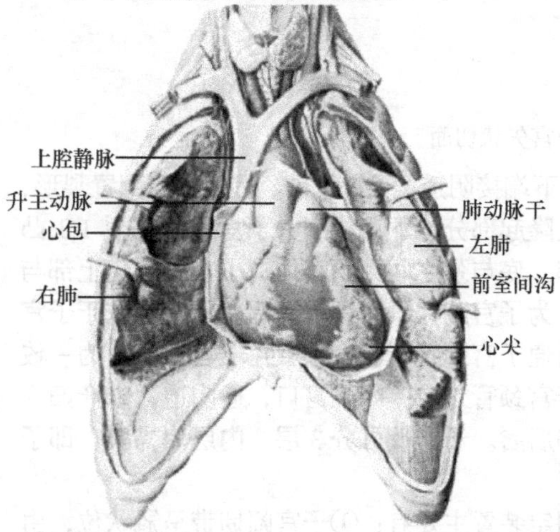

图 2-8-1　心的位置和外形

遮盖的为心包裸区，注意观察心包裸区的位置。

2. 心的外形　心呈圆锥状，心底朝向右后上方。心尖朝向左前下方，故心的长轴是倾斜的。在心的表面，可见房、室之间有环行的冠状沟，其前方被肺动脉干和升主动脉所中断。冠状沟以下的部分为心室，左、右心室间在胸肋面有前室间沟，在膈面有后室间沟。心分为四腔，即右心房、右心室、左心房与左心室。右心房的后上方和后下方分别有上腔静脉和下腔静脉注入的开口。

心有二面（两面）：胸肋面即前面（图 2-8-2），大部分由右心房和右心室构成；膈面即下面（图 2-8-3）与膈相贴，大部分由左心室，小部分由右心室构成。

心有三缘（三缘）：右缘垂直，由右心房构成；左缘圆钝，主要由左心室构成；下缘近乎水平，主要由右心室及心尖构成。

在离体心上，注意观察出入心的大血管、心尖、心底、两面、三缘、冠状沟、前室间沟、后室间沟的组成与位置。

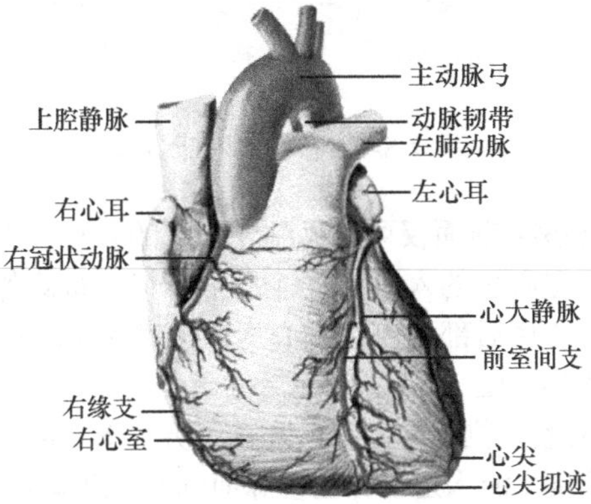

图 2-8-2　心的外形和血管（前面观）

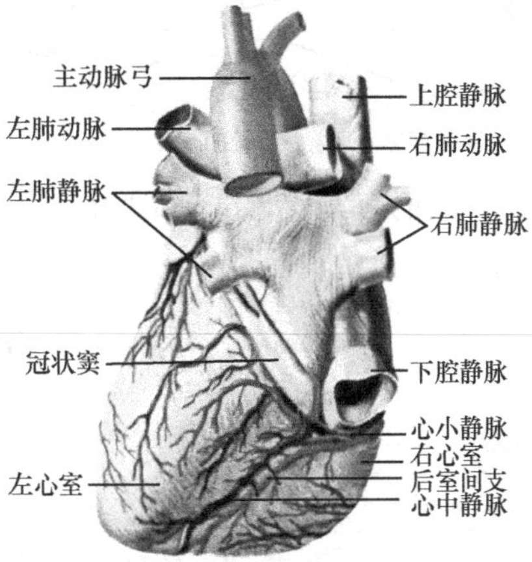

图 2-8-3　心的外形和血管（后下面观）

3. 心的内部结构　结合模型，对照切开的心标本，观察左、右心房和左、右心室的入口与出口，瓣膜、腱索、乳头肌、房间隔及室间隔等的形态、位置和组成。

（1）右心房：位于心的右上部（图 2-8-4）。分为固有心房（前部）和腔静脉窦（后部），二部之间以界沟为界。界沟为位于上、下腔静脉口之间心房表面的一纵形浅沟。界沟内面对应的肌嵴为界嵴。固有心房前壁呈锥形的突起为右心耳。右心房内面从界嵴向前发出平行排列的梳状肌。腔静脉窦的内面光滑，入口有上腔静脉口、下腔静脉口和冠状窦口。上、下腔静脉口分别位于腔静脉窦的上、下方。下腔静脉口的前缘有下腔静脉瓣。冠状窦口位于下腔静脉口与右房室口之间。固有心房出口为右房室口，位于下腔静脉口的左前方。

房间隔位于右心房和左心房之间，构成右心房的后内侧壁，下部有一浅凹，称卵圆窝，是胚胎时期卵圆孔闭锁的遗迹。

（2）右心室：位于心房的左前下方（图 2-8-5）。右心室腔被室上嵴分为窦部（流入道）和漏斗部（流出道）。室上嵴是位于右房室口与肺动脉口之间的右心室壁上的横行肌隆起。

窦部的入口为右房室口，口周缘有三尖瓣环，其上附着 3 个三角形的右房室瓣（三尖瓣），分别称前尖（瓣）、后尖（瓣）和隔侧尖（瓣）。

观察右心室壁的内面，可见有许多纵、横交错的肌性隆起，称肉柱，其中呈圆锥形，突向心室腔内的称乳头肌，有前、后和隔侧 3 个。乳头肌的顶端借腱索，连于右房室瓣。注意腱索附着于瓣尖的心室面和边缘而非附于其心房面。观察前乳头肌，其基部常有一肌束，横过心室腔而连于室间隔，该肌束称隔缘肉柱（节制带）。三尖瓣环、三尖瓣、腱索和乳头肌合称三尖瓣复合体。

漏斗部是窦部向左上方延伸的部分，形如倒置的漏斗，称为动脉圆锥。动脉圆锥上端有肺动脉口，肺动脉干由此起始。

肺动脉口周缘有肺动脉瓣环，其上附有3个半月形的瓣膜，称肺动脉瓣，每个瓣膜游离缘的中央有1个小结节，称半月瓣小结。

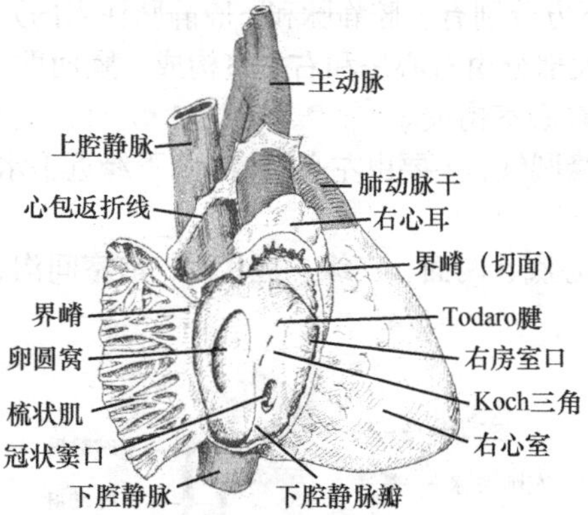

图2-8-4 右心房内部结构

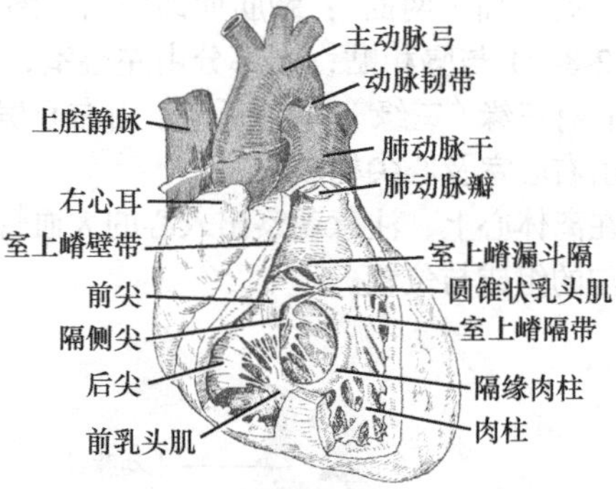

图2-8-5 右心室内部结构

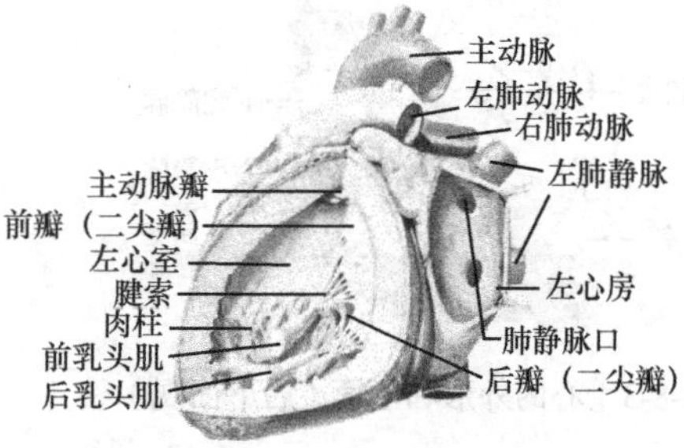

图2-8-6 左心房和左心室

（3）左心房：前面仅可以见到左心房的心耳，其余部分偏于后方。左心房的入口为4个肺静脉口，每侧各有2个，开口于左心房后部两侧。左心房的出口为左房室口，较右房室口稍小（图2-8-6）。

（4）左心室：位于左心房的左前下方（图2-8-6）。左心室腔分为窦部（流入道）和主动脉前庭（流出道），两者之间的界线为二尖瓣的前尖瓣。

窦部入口为左房室口，口周缘有二尖瓣环，其上附着2个三角形的左房室瓣，分为前尖（瓣）和后尖（瓣），其尖与腱索的关系与右房室瓣相同。左房室瓣又称二尖瓣或僧帽瓣。二尖瓣环、二尖瓣、腱索和乳头肌合称二尖瓣复合体。

主动脉前庭的出口称主动脉口，口周缘有主动脉瓣环，其上附有3个半月形的主动脉瓣。瓣膜相对的动脉壁向外侧膨出，瓣膜与动脉壁之间内腔称主动脉窦，可分为左、右、后3个窦。

左心室内部与右心室相似，但乳头肌较为粗大（有前、后两组）。左心室壁的厚度约为右心室壁的3倍。

4. 心壁的构造 心壁由心内膜、心肌和心外膜3层构成。

（1）心内膜：是被覆心腔面的一层光滑的膜。心内膜向心腔折叠成双层，其间夹一层致密结缔组织则形成心的各瓣膜。

（2）心肌：由心肌细胞构成，分心房肌和心室肌，两者互不连续。

（3）心外膜：是被覆心肌表面的一层光滑的膜，为浆膜心包的脏层。

（4）房间隔：在左、右心房间，由两层心内膜之间夹以结缔组织和少量心肌细胞组成。

（5）室间隔：在左、右心室间，大部分由心肌构成，称肌部。其上部有一卵圆形缺乏肌质的部分称室间隔膜部，应注意观察。

5. 心的传导系 由特殊分化的心肌细胞构成。它包括窦房结、结间束、房室结、房室束及其分支。在牛、羊心上可观察到房室结、房室束及其分支（图2-8-7）。

（1）窦房结：在上腔静脉口附近右心房的心外膜下，呈长椭圆形。

（2）房室结：在房间隔下部右侧心内膜下，冠状窦口的前上方，呈扁椭圆形。

（3）结间束：为窦房结与房室结之间的传导束，有前、中和后结间束。

（4）房室束、左束支和右束支：房室束起自房室结，沿室间隔膜部下缘前行，于室间隔肌部上缘分为左、右束支。左、右束支分别沿室间隔左、右侧心内膜下向下走行，至乳头肌根部再分支形成浦肯野（Purkinje）纤维网。浦肯野纤维末端与一般的心肌细胞相连。

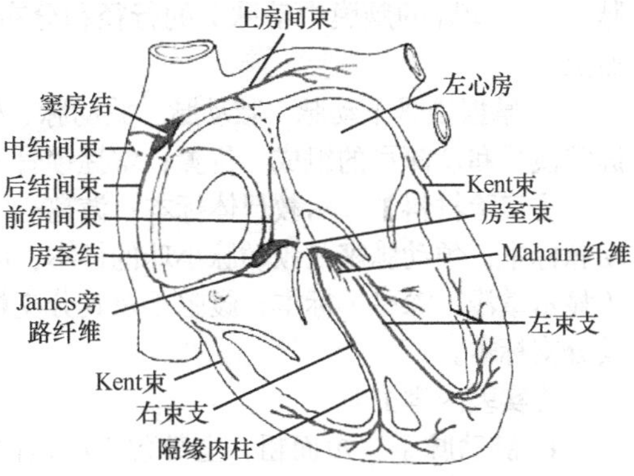

图 2-8-7　心传导系统模式图

6. 心的血管　在离体标本上注意观察左、右冠状动脉的起点、行径及分支（见图 2-8-2、图 2-8-3）。

（1）动脉：营养心的动脉是左、右冠状动脉。

1）左冠状动脉：起自主动脉左窦，其主要分支有：前室间支沿前室间沟下行，分布至左、右心室前壁一部分和室间隔的前 2/3。旋支沿冠状沟绕心左缘至膈面，分布至左心房和左心室。

2）右冠状动脉：起自主动脉右窦，沿冠状沟行向右下，绕心右缘至膈面。其主要分支有：窦房结支分布至窦房结。房室结支分布至房室结。动脉圆锥支起始后向左横过动脉圆锥的前面，与前室间支的分支吻合。后室间支分布至左、右心室后壁及室间隔后 1/3 部。左室后支分布至左心室后壁一部分。右缘支沿心下缘走行，分布至右心室。

（2）静脉：心的静脉由冠状窦、心前静脉和心最小静脉组成。

1）冠状窦：位于冠状沟后部，左房、室之间，借冠状窦口开口于右心房。其主要属支有：心大静脉，行于前室间沟，绕冠状沟终于冠状窦左端。心中静脉，沿后室间沟上行，注入冠状窦右端。心小静脉，位于冠状沟右侧半内，注入冠状窦右端。

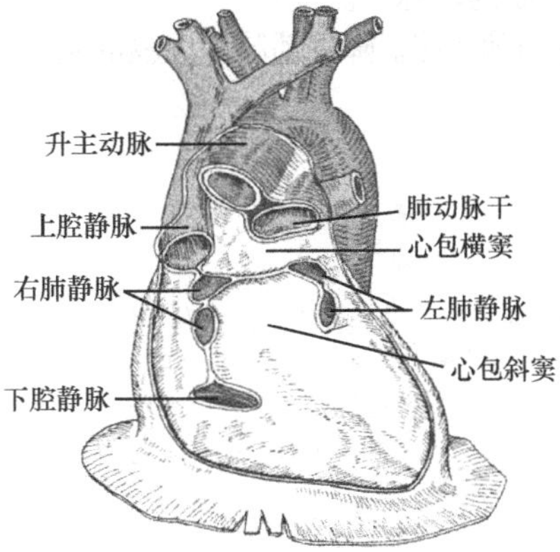

图 2-8-8　心包

2）心前静脉：起于右心室前壁，有 2～3 条，直接开口于右心房。

3）心最小静脉：是心壁内的一些小静脉，直接开口于心的各腔。

7. 心包　为包在心及大血管根部外面的一个锥形囊，分为纤维心包和浆膜心包（图 2-8-8）。纤维心包由致密的纤维结缔组织构成。浆膜心包又分为脏层和壁层，脏层即心外膜，壁层贴附于纤维心包内面，此两层不易分开。脏层包裹着全心及出入心的大血管根部，在此返折而成为壁层。浆膜心包脏层与壁层之间的腔隙称心包腔。在心包腔内注意查看心包横窦（升主动脉和肺动脉干与上腔静脉和左心房前壁之间）及心包斜窦（在左心房后壁、左、右肺静脉、下腔静脉与心包后壁之间）。

二、主动脉弓及其主要分支

【实验目的】

1. 掌握肺动脉和左、右肺动脉的行径；掌握动脉导管（动脉韧带）的位置；了解动脉导管未闭锁的临床意义。

2. 掌握主动脉的起止、行径和分部；掌握升主动脉的分支（左右冠状动脉）和主动脉弓的分支（头臂干、左颈总动脉和左锁骨下动脉）。

3. 掌握左、右颈总动脉、颈外动脉和颈内动脉的位置；了解颈总动脉的体表投影、颈动脉窦、颈动脉小球的位置；掌握颈外动脉的行径及其主要分支（甲状腺上动脉、面动脉、颞浅动脉、上颌动脉的脑膜中动脉）的行径和分布；掌握颈总动脉、面动脉、颞浅动脉的摸脉点和止血点。

4. 掌握锁骨下动脉、腋动脉、肱动脉、桡动脉、尺动脉的起止、行径、主要分支和分布；掌握掌浅弓和掌深弓的组成、位置；掌握锁骨下动脉、肱动脉、桡动脉的摸脉点。

【实验材料】 示教尸体标本；游离心（显示出入心大血管及动脉韧带）标本；头、颈部的动脉标本；颈动脉窦及颈动脉小球的标本；游离上肢（显示上肢动脉及其分支）标本；手的动脉（显示掌浅、深弓）标本；腹腔干及其分支标本；肠系膜上动脉及其分支标本；肠系膜下动脉及其分支标本。

【实验内容】

1. 肺动脉干 短而粗，全部包于心包内。起于右心室，向左上后方行走，在主动脉弓下方约平第4胸椎体处分为左、右肺动脉。注意观察连于左肺动脉起始部与主动脉弓下缘之间的动脉韧带。

2. 主动脉 起于左心室，分为升主动脉、主动脉弓及降主动脉（图2-8-9、图2-8-10）。观察主动脉的起始部位和行程，升主动脉、主动脉弓和降主动脉的分段标志，以及主动脉与上腔静脉、肺动脉干及其分支的位置关系。

（1）升主动脉：起自左心室，位于心包内。在其起始处，3片主动脉瓣与动脉壁之间的腔隙为主动脉窦，左、右冠状动脉分别从左、右窦的动脉壁上发出。

（2）主动脉弓：注意观察其起止及其与出入心底大血管、气管、气管杈、肺动脉干及其分支的位置关系。主动脉弓自右向左发出头臂干、左颈总动脉和左锁骨下动脉。

1）头臂干：于右胸锁关节后方分为右锁骨下动脉和右颈总动脉。

2）左颈总动脉：为垂直上升至颈部左侧的动脉。

3）左锁骨下动脉：为稍向左上方弯曲供应左头颈部及左上肢的动脉干。

（3）降主动脉：接续主动脉弓垂直下行，分为左、右髂总动脉而终。降主动脉又以膈的主动脉裂孔为界，分为胸主动脉和腹主动脉。

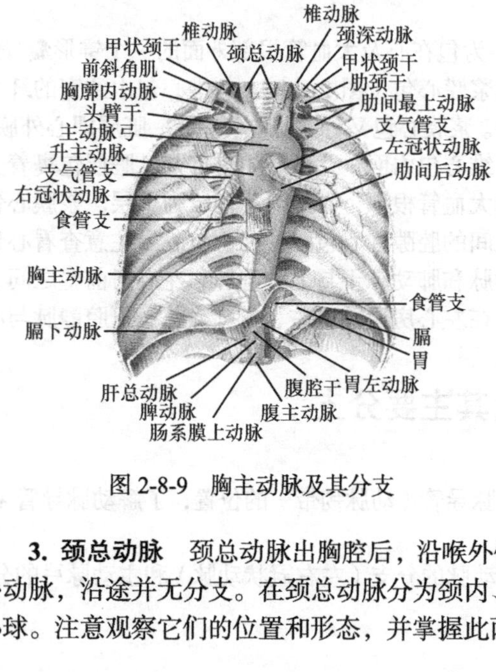

图2-8-9　胸主动脉及其分支

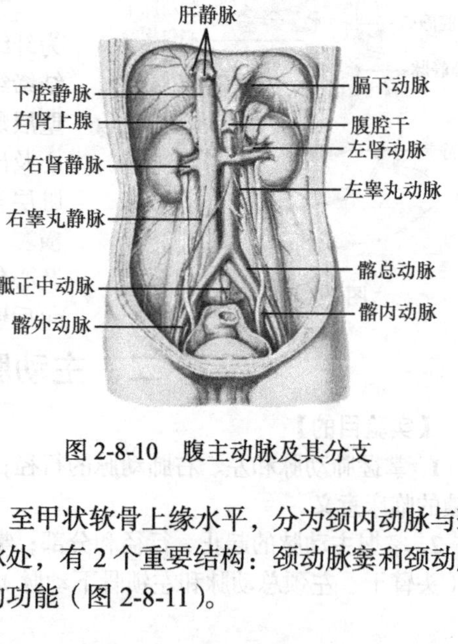

图2-8-10　腹主动脉及其分支

3. 颈总动脉 颈总动脉出胸腔后，沿喉外侧上升，至甲状软骨上缘水平，分为颈内动脉与颈外动脉，沿途并无分支。在颈总动脉分为颈内、外动脉处，有2个重要结构：颈动脉窦和颈动脉小球。注意观察它们的位置和形态，并掌握此两结构的功能（图2-8-11）。

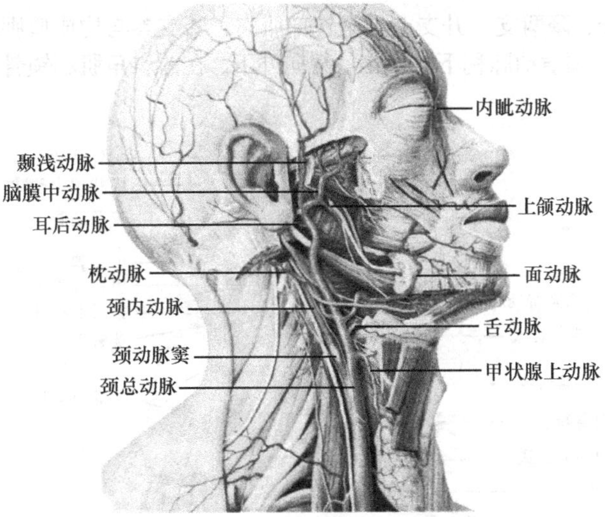

图 2-8-11 颈外动脉及其分支

颈总动脉的分支如下：

（1）颈外动脉：自颈总动脉发出后，先稍行向上前，继上升至下颌颈的后面、腮腺内分为颞浅动脉和上颌动脉两终支。主要有下列分支：

1）甲状腺上动脉：自颈外动脉起始处的前方发出，成弓状弯曲向下，在颈总动脉和喉之间下降至甲状腺侧叶上极。

2）舌动脉：平舌骨大角水平起自颈外动脉的前方，行向前内方入舌。

3）面动脉：在舌动脉发出处的稍上方起始，行向前上方，过下颌下腺的深面，在咬肌止点前缘处绕过下颌体下缘至面部，再经口角、鼻翼外侧至内眦，移行为内眦动脉。面动脉行经面部时发支供应邻近的肌肉和皮肤。

4）枕动脉：与面动脉的起点相对，在乳突根部的内侧后行至枕部。

5）耳后动脉：在二腹肌后腹上缘水平处起始，在乳突之前上升至颅顶及耳郭。

6）颞浅动脉：是颈外动脉两终支之一，经外耳门前方上行，跨过颧弓后端至颞部皮下分为顶支和额支，分布于颞、顶和额的皮肤、筋膜和肌肉。

7）上颌动脉：是颈外动脉的两终支之一，平下颌颈处呈直角向前行经颞下窝、翼腭窝，在下颌颈深面发出脑膜中动脉及下牙槽动脉。

8）咽升动脉：自颈外动脉起始端的内侧壁发出，沿咽侧壁上升达颅底，分支至咽、腭扁桃体等。

（2）颈内动脉：沿咽侧壁垂直上升至颅底，经颈动脉管入颅腔，在颈部无分支。

4. 锁骨下动脉 此动脉经胸廓上口出胸腔后即呈向上凸的弧形。斜越胸膜顶前面向外穿斜角肌间隙，越第 1 肋外缘，移行为腋动脉。锁骨下动脉以前斜角肌为标志分为 1、2、3 段。锁骨下动脉的分支见图 2-8-12。

（1）椎动脉：在前斜角肌内侧垂直上升，穿过上 6 个颈椎横突孔，经枕骨大孔入颅腔。

（2）胸廓内动脉：起自锁骨下动脉第一段的下缘，靠近胸锁关节后方，沿胸骨侧缘外侧约 lcm 处平行下降，经过第 1～6 肋软骨后面，至第 6 肋软骨下缘处分为肌膈动脉和腹壁上动脉两终支。沿途发出上 6 个肋间前支、穿支和心包膈动脉。

（3）甲状颈干：在靠近前斜角肌内侧缘处起始，干甚短，有 3 个分支：

1）甲状腺下动脉：先向上行，继向内侧，至甲状腺侧叶的下极。

2）肩胛背动脉：起自甲状颈干或直接起自锁骨下动脉，横过前斜角肌的浅面，行向外侧至肩胛提肌的前缘，分为升、降两支，升支上升至枕部肌肉，降支参与构成肩胛动脉网。

3）肩胛上动脉：在颈横动脉稍下方发出，行向外下，在前斜角肌和锁骨下动脉之前越肩胛切迹，至冈上、下窝。

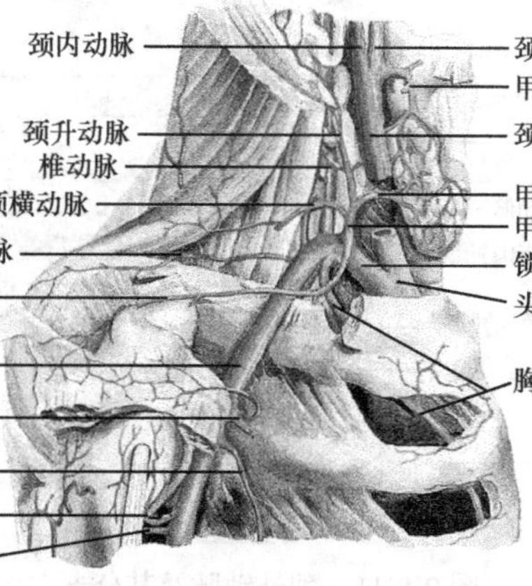

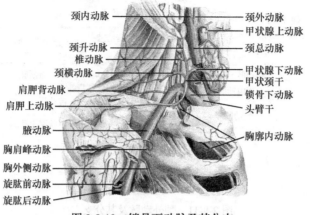

图 2-8-12　锁骨下动脉及其分支

（4）肋颈干：为一短干，起自锁骨下动脉第二段，发出后即分为颈深动脉和肋间最上动脉。

5. 腋动脉　在第 1 肋外缘处续接锁骨下动脉，经腋腔深部至大圆肌下缘处移行为肱动脉（图 2-8-13）。主要分支有：

（1）胸肩峰动脉：在胸小肌上缘处起始，其主要分支为胸肌支、三角肌支和肩峰支。

（2）胸外侧动脉：自腋动脉发出后沿胸小肌下缘下行至前锯肌。

（3）肩胛下动脉：在平对肩胛下肌下缘处以短干起始，稍向下行，立即分为两支。

1）胸背动脉：沿肩胛骨腋缘下行至前锯肌和背阔肌。

2）旋肩胛动脉：穿三边孔向后行至冈下窝，分布于附近肌肉，并与肩胛上动脉吻合。

（4）旋肱后动脉：较粗大，在肩胛下动脉起点的下方发起，绕肱骨外科颈内侧，与腋神经共同穿四边孔后走行，分布于三角肌、肩关节及附近诸肌，并同肩胛上动脉与旋肩胛动脉吻合成肩胛动脉网。

（5）旋肱前动脉：较小，沿肱骨外科颈前面至外侧，与旋肱后动脉吻合。

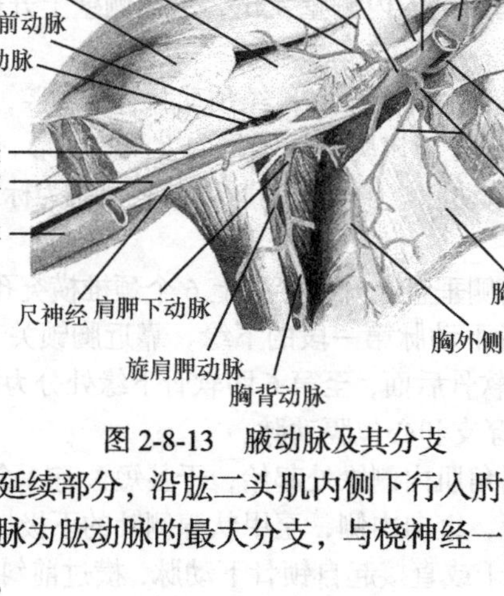

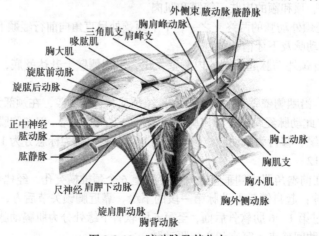

图 2-8-13　腋动脉及其分支

6. 肱动脉　是腋动脉的延续部分，沿肱二头肌内侧下行入肘窝，平对桡骨颈处分为桡动脉与尺动脉（图 2-8-14）。肱深动脉为肱动脉的最大分支，与桡神经一同经桡神经沟下降，分布于肱三头肌，其终支参与肘关节网。

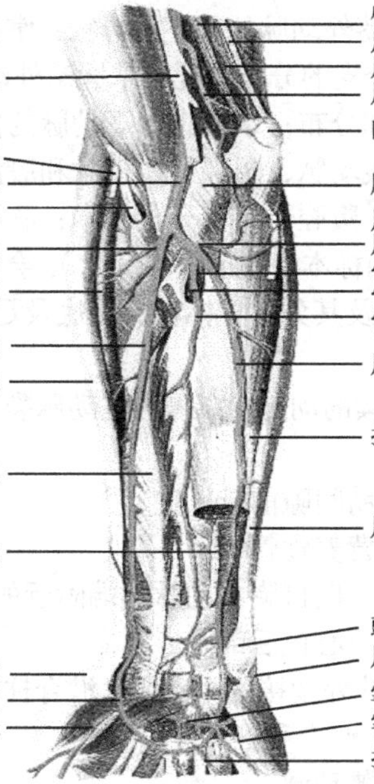

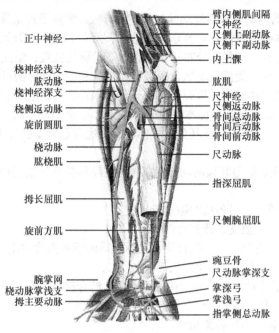

图 2-8-14　前臂的动脉（前面观）

7. 桡动脉　在肘窝处由肱动脉分出后，先在肱桡肌与旋前圆肌之间，继经肱桡肌腱与桡侧腕屈肌腱之间下行，之后绕桡骨茎突，经过至拇指的 3 个肌腱的深面至手臂，穿第 1 掌骨间隙入手掌，与尺动脉的掌深支吻合形成掌深弓。桡动脉的分支如下。

（1）掌浅支：一般在桡动脉弯向手背之前发出，与尺动脉的末端吻合形成掌浅弓。

（2）拇主要动脉：在桡动脉入手掌深部处发出，分为三支，布于拇指的两侧缘和示指的桡侧缘。

8. 尺动脉　在肘窝内由肱动脉发出后，斜向下内，伴尺神经下行，经豌豆骨外侧，屈肌支持带浅面达手掌。尺动脉末端与桡动脉的掌浅支吻合，形成掌浅弓。尺动脉的分支如下。

（1）掌深支：在豌豆骨的远侧由尺动脉发出，在手掌深部与桡动脉末端吻合形成掌深弓。

（2）骨间总动脉：由尺动脉上端发出，立即分为两终支。

1）骨间前动脉：沿前臂骨间膜掌侧下行，分支至屈肌；下端穿骨间膜到背侧，参加腕背网。

2）骨间后动脉：经骨间膜上部的裂孔穿到前臂的背侧，行于伸肌深、浅两层之间，分支至伸肌，并参加腕背网。

观察手掌的两个动脉弓：①掌浅弓：由尺动脉末端与桡动脉的掌浅支吻合而成。由弓上发出 4 条分支，其中 3 条分支称指掌侧总动脉，行向远侧分别分布于第 2～5 指掌面相对缘，另一支供应小指尺侧缘。②掌深弓：由桡动脉的末端和尺动脉的掌深支吻合而成。由掌深弓发出 3 条掌心动脉，至掌指关节附近，分别与指掌侧总动脉末端吻合。

三、胸主动脉、腹主动脉及其分支

【实验目的】

1. 掌握胸主动脉的起止、行径及主要分支、肋间后动脉的行径、分支；了解支气管动脉、食管动脉的行径。

2. 掌握腹主动脉的起止、行径及主要分支；掌握腹腔干、肠系膜上、下动脉的位置及其各分支的行径和分布；掌握肾动脉、睾丸动脉或卵巢动脉的行径和分布。

3. 掌握髂总动脉、髂内动脉和髂外动脉的起止、行径；掌握子宫动脉的行径、分布及其与输尿管的位置关系；了解髂内动脉各分支的分布概况；掌握髂外动脉、股动脉、腘动脉、胫前动脉、胫后动脉、足背动脉的起止、行径和分布；掌握腹壁下动脉的位置；掌握股动脉和足背动脉的活体触摸点；了解腹壁浅动脉、旋髂浅动脉、阴部外浅动脉和股深动脉的行径和分布。

【实验材料】 示教尸体标本；腹腔干及其分支标本；肠系膜上动脉及其分支标本；肠系膜下动脉及其分支标本；盆部矢状切面标本（显示盆部动脉）；会阴部示教标本（显示阴部内动脉及其分支）；游离下肢（显示下肢动脉及其分支）标本；足底及足背动脉标本。

【实验内容】

1. 胸主动脉 是与主动脉弓相续的动脉。穿膈的主动脉裂孔后续为腹主动脉，其分支有脏支和壁支。

（1）肋间后动脉：成对、沿各肋间隙前行（壁支）。

（2）食管支：细小，有数支，营养食管壁。

（3）支气管支：左、右两支，一般自胸主动脉起端附近的前缘发出，营养支气管及肺等。

（4）心包支：有数支，细小，至心包后部。

2. 腹主动脉 于膈的主动脉裂孔处续接胸主动脉。沿脊柱前面左侧下降，至第 4 腰椎体水平分为左、右髂总动脉。腹主动脉发出壁支和脏支。

（1）壁支：主要有膈下动脉和腰动脉。

1）膈下动脉：分布至膈和肾上腺。

2）腰动脉：4 对，主要分布至腰部和腹前外侧壁。

（2）脏支：有成对的和不成对的两种。成对的脏支有肾上腺中动脉、肾动脉和睾丸动脉（或卵巢动脉）。不成对的脏支有腹腔干、肠系膜上动脉和肠系膜下动脉。

1）腹腔干：在主动脉裂孔稍下方由腹主动脉前壁发出。该动脉为一短干，立即分为胃左动脉、肝总动脉和脾动脉（图 2-8-15）。

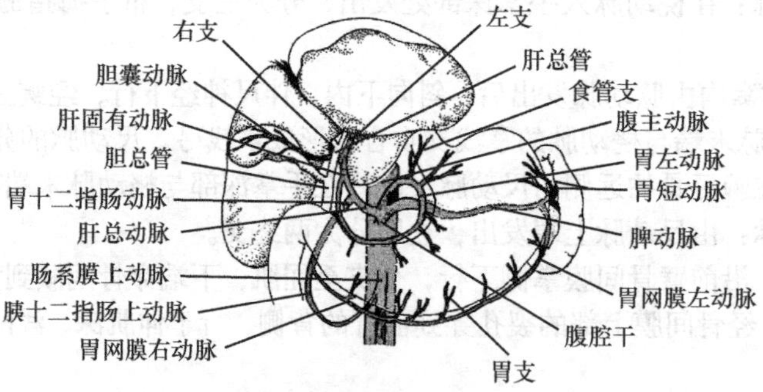

图 2-8-15 腹腔干及其分支

A. 胃左动脉：先向上左行至胃贲门处，继沿胃小弯向右而行。

B. 肝总动脉：于十二指肠上部上方分为肝固有动脉和胃十二指肠动脉。肝固有动脉在肝十二指肠韧带内上升至肝门附近分为左、右二支经肝门入肝（右支常发出胆囊动脉）并分出胃右动脉。胃右动脉沿胃小弯向左行与胃左动脉吻合。胃十二指肠动脉在十二指肠上部之后下降，分出胃网膜右动脉和胰十二指肠上动脉。前者沿胃大弯向左行，分布于胃大弯附近胃的前、后壁和大网膜。

C. 脾动脉：沿胰上缘向左行，沿途发出胰支分布于胰；至脾门时又发出脾支到脾，发出 3～4 支胃短动脉分布于胃底，并发出胃网膜左动脉，沿胃大弯自左向右而行，与胃网膜右动脉吻合，分布于胃大弯附近胃的前、后壁和大网膜。

2）肠系膜上动脉：约平第 1 腰椎高度起于腹主动脉，在胰头后面下降，经十二指肠下部的前面入小肠系膜根内，其分支有空肠动脉、回肠动脉、回结肠动脉、右结肠动脉、中结肠动脉和胰十二指肠下动脉（图 2-8-16）。

A. 空肠动脉与回肠动脉：自肠系膜上动脉左侧壁发出，12～16 支，分布于空肠和回肠。空肠和回肠动脉的分支互相吻合形成丰富的动脉弓。

B. 回结肠动脉：由肠系膜上动脉右侧最下部发出，行向右下至回肠和盲肠交接处，分支供应回肠、盲肠、升结肠及阑尾。至阑尾的一支称阑尾动脉。

C. 右结肠动脉：自肠系膜上动脉的右侧发出，在回结肠动脉的稍上方，向升结肠而行，分支到升结肠。

D. 中结肠动脉：发自肠系膜上动脉，经过横结肠系膜两层之间，分为左、右两支向横结肠而行，分布于横结肠。

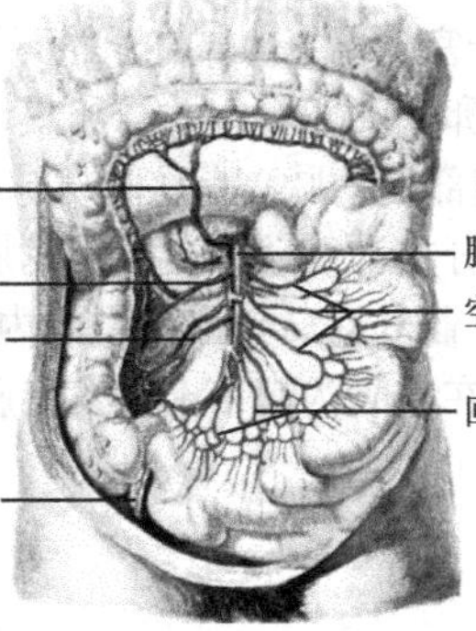

图 2-8-16　肠系膜上动脉及其分支

3）肠系膜下动脉：约平第 3 腰椎高度、在睾丸动脉（卵巢动脉）发出处的下方发自腹主动脉，行向左下（图 2-8-17），分支如下：

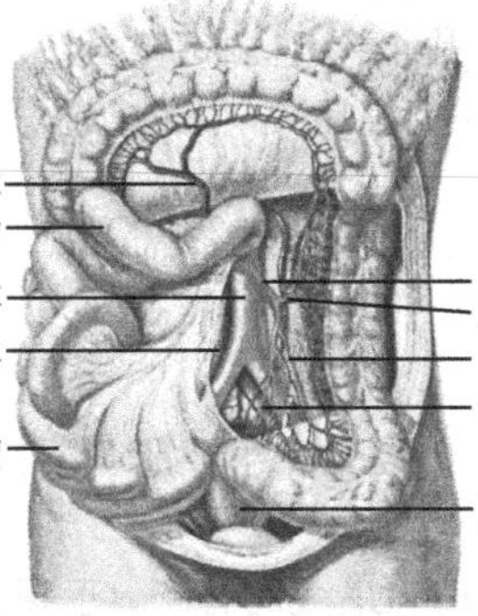

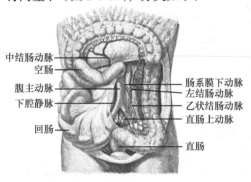

图 2-8-17　肠系膜下动脉及其分支

A. 左结肠动脉：向左行至降结肠。

B. 乙状结肠动脉：有 2～3 支，向左下方入乙状结肠系膜，吻合成弓，分支分布于乙状结肠。

C. 直肠上动脉：为肠系膜下动脉向下的延续，经骶骨之前下行分布于直肠上、中部。

4）肾上腺中动脉：平第 1 腰椎高度起自腹主动脉的侧壁，分布于肾上腺。

5）肾动脉：甚粗大，平第 1、2 腰椎之间的高度发自腹主动脉，左、右各一，横行向外，由肾门进入肾实质内。在未入肾以前发出肾上腺下动脉到肾上腺。此外，还可能有肾副动脉（出现率约 41.8%），它们发自肾动脉、腹主动脉或膈下动脉，不经过肾门而从上端或下端入肾。

6）睾丸动脉：左右各一，在肾动脉发出处的稍下方起自腹主动脉的前壁，行向下外，参与精索的构成，供应睾丸及附睾。女性的称卵巢动脉，供应卵巢和输卵管。

3. 髂总动脉　腹主动脉在第 4 腰椎体处分为左、右髂总动脉，分别沿腰大肌内侧缘行向下外，至骶髂关节前面分为髂内动脉和髂外动脉（图 2-8-18）。

（1）髂内动脉：为一短干，下行入骨盆腔，先分为前、后干，再分出壁支和脏支。

1）壁支：主要有闭孔动脉和臀上、下动脉。

A. 闭孔动脉：与闭孔神经一同沿骨盆腔侧壁向前，经闭膜管出骨盆腔而至股内侧区，分支分布于大腿肌内侧群等。

B. 臀上动脉：为后干的延续，经梨状肌上孔出骨盆腔至臀部，分布于臀部的肌肉。

C. 臀下动脉：为髂内动脉前干的两终支之一，甚粗大，经梨状肌下孔出骨盆腔至臀部。

D. 髂腰动脉：自后干的起始处分出，行向后外，经腰大肌深面至髂窝，分腰支与髂支。

E. 骶外侧动脉：沿骶骨盆面骶前孔的内侧下行，分布于盆底肌，并有分支经骶前孔入骶管。

2）脏支：主要分布于骨盆腔脏器和外生殖器。

A. 脐动脉：由前干分出后，行向下前至膀胱处，其远侧段闭锁成为脐内侧韧带，由近侧段发出数条小支称膀胱上动脉，分布于膀胱上、中部。

B. 膀胱下动脉：在闭孔动脉后下方沿骨盆腔侧壁向下内至膀胱，发支分布于前列腺及膀胱下部。

C. 直肠下动脉：自前干的下端发出，行向内侧分支分布于直肠下部。

D. 子宫动脉：起自前干的下端，先走在子宫阔韧带基部内，后沿子宫侧缘上升而分布于子宫、阴道、输卵管和卵巢，并与卵巢动脉吻合。注意子宫动脉与输尿管的交叉关系。

E. 阴部内动脉：为髂内动脉前干两终支之一，经梨状肌下孔出骨盆腔，再经坐骨小孔入坐骨肛门窝，分支有肛动脉、会阴动脉和阴茎（或阴蒂）动脉。

（2）髂外动脉：沿腰大肌内侧缘下行，经腹股沟韧带中点的深面进入股前部移行为股动脉。髂外动脉在腹股沟韧带上方发出腹壁下动脉，在腹直肌后面上行与腹壁上动脉吻合。

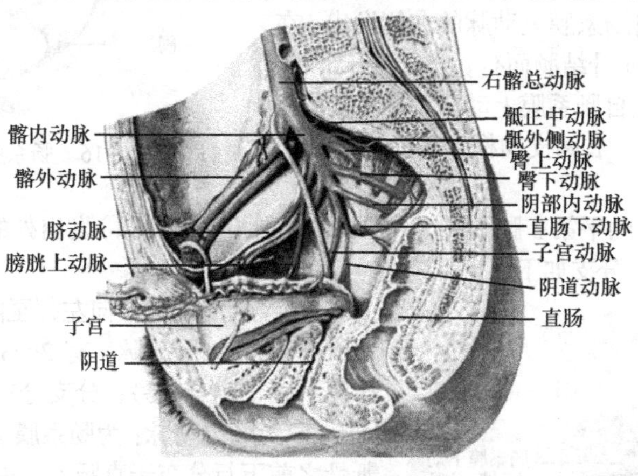

图 2-8-18　盆腔动脉（右侧，女性）

4. 股动脉　于腹股沟韧带中点深面续接髂外动脉，经股三角入收肌管，出收肌管下口（收肌腱裂孔）至腘窝，移行为腘动脉（图 2-8-19）。股动脉的分支如下：

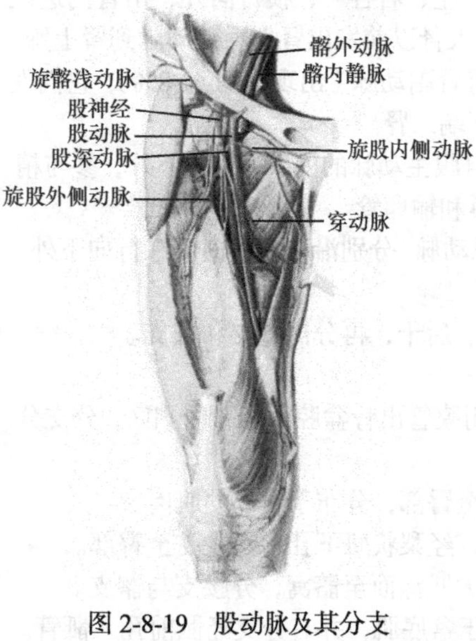

图 2-8-19　股动脉及其分支

（1）股深动脉：是股动脉最大的分支，于腹股沟韧带下方 3～4cm 处发自股动脉的后外壁。股深动脉的分支如下：

1）旋股内侧动脉：发自股深动脉的起始部，向后行至深处，分布于邻近诸肌及髋关节。

2）旋股外侧动脉：较前一动脉稍粗大，起点在旋股内侧动脉稍下方，分支至大腿肌前群和髋关节。

3）穿动脉：一般有 3 条，分别在不同高度穿过大收肌止点处至股后区，分支营养大腿肌后群、内侧群和股骨。

（2）股动脉除发出股深动脉外，自股动脉上端还发出腹壁浅动脉、阴部外动脉和旋髂浅动脉等分支。

5. 腘动脉　为股动脉的直接延续部分，经过腘窝，至腘肌下缘处分为胫前动脉与胫后动脉（图 2-8-20，图 2-8-21）。腘动脉的分支较多，均很细小，在膝关节周围互相吻合，参加形成膝关节网。

6. 胫后动脉　平腘肌下缘发自腘动脉，在小腿肌后群浅、深层之间下降，经内踝后方进入足底，分为足底内侧动脉和足底外侧动脉。

胫后动脉的分支如下：

（1）腓动脉：于腘肌下方 2～3cm 处发自胫后动脉，沿腓骨内侧下降，分支营养附近诸肌及胫、腓骨。

（2）足底内侧动脉：较细，在趾展肌与趾短屈肌之间前行，分布于附近诸肌。

（3）足底外侧动脉：比足底内侧动脉粗大，行向前外方，至第 5 跖骨底处则折转弯向内行，至第 1 跖骨间隙处与足背动脉的足底深动脉吻合，形成足底弓。于弓的凸侧发出数条跖足底总动脉，至跖趾关节处，各支再分为 2 条趾足底固有动脉，分支分布于各趾。

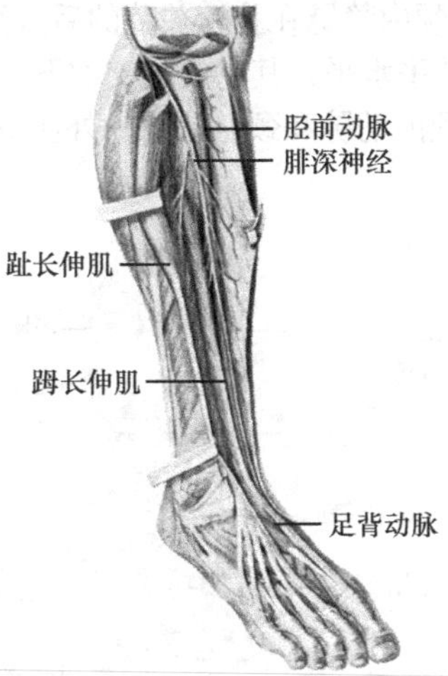

图 2-8-20　小腿的动脉（右侧，前面）

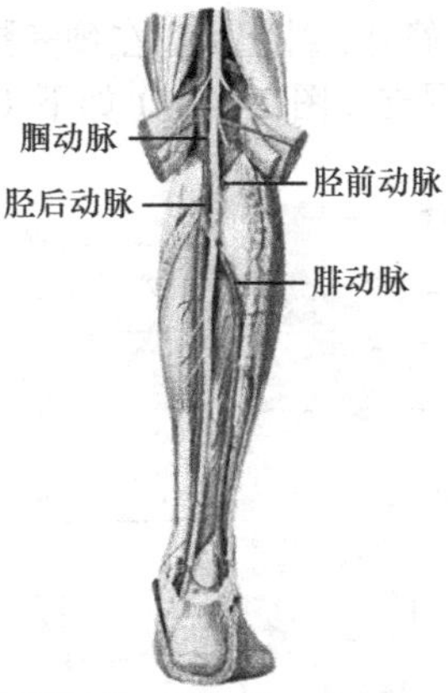

图 2-8-21　小腿的动脉（右侧，后面）

7. 胫前动脉　平对腘肌下缘发自腘动脉，穿小腿骨间膜上部，沿骨间膜前面下降至足背，移行为足背动脉。

足背动脉由踝关节前方两踝之间的中点开始，向前行，至第 1 跖骨间隙的近端，发出跖背动脉和足底深动脉，并发出转向外侧的弓状动脉，由弓状动脉发出 3 条跖背动脉。由跖背动脉发出分支分布于趾背。足底深动脉穿第 1 跖骨间隙入足底与足底外侧动脉连成足底弓。

四、静　　脉

【实验目的】

1. 掌握上腔静脉、头臂静脉的组成、行径和属支；掌握颈内静脉的起止、行径和收受；了解其属支（主要是面静脉、下颌后静脉、甲状腺上、中静脉）及掌握颅内外静脉的交通；掌握锁骨下静脉的起止、行径和收受，颈外静脉的位置及临床意义；掌握头静脉、贵要静脉、肘正中静脉的行径及临床意义；了解上肢的深静脉；了解奇静脉的行径和收受；了解半奇静脉、副半奇静脉的行径和收受。

2. 掌握下腔静脉、髂总静脉、髂外静脉和髂内静脉、股静脉、腘静脉的起止、行径。

3. 掌握肾静脉和睾丸（卵巢）静脉的行径；了解下腔静脉、髂内静脉的收受以及髂外静脉的属支；掌握下肢的浅静脉（足背静脉弓、小隐静脉、大隐静脉及其属支）的行径。

4. 了解下肢的深静脉；了解下肢浅、深静脉的交通支。

5. 掌握肝门静脉的组成、行径及属支；了解肝门静脉系的结构特点及与上、下腔静脉系间的交通部位。

【实验材料】　示教整尸标本（显示全身大静脉主干，上、下肢浅静脉）；静脉瓣标本；头颈部的静脉标本；游离上肢静脉标本；游离下肢静脉标本；下腔静脉及其属支标本；肝门静脉及其属支标本。

【实验内容】

1. 上腔静脉及其属支 上腔静脉为短而粗的静脉干（图 2-8-22），由左、右头臂静脉在右侧第 1 胸肋结合下缘的后方汇合而成，垂直下行至右侧第 3 胸肋关节下缘后方入右心房。此静脉收纳来自头、颈、上肢及胸廓等处的静脉血。

上腔静脉的主要属支有头臂静脉和奇静脉。

（1）头臂静脉：左右各一，各由同侧的锁骨下静脉和颈内静脉在胸锁关节的后方汇合而成。右头壁静脉较短，行程几乎垂直，左头臂静脉较长，行向几乎水平，其主要属支如下：

1）颈内静脉：甚粗大，在颈静脉孔处续于乙状窦，沿颈内动脉和颈总动脉的外侧下行。颈内静脉的颅外属支（图 2-8-23）如下（在制备的标本上观察）：

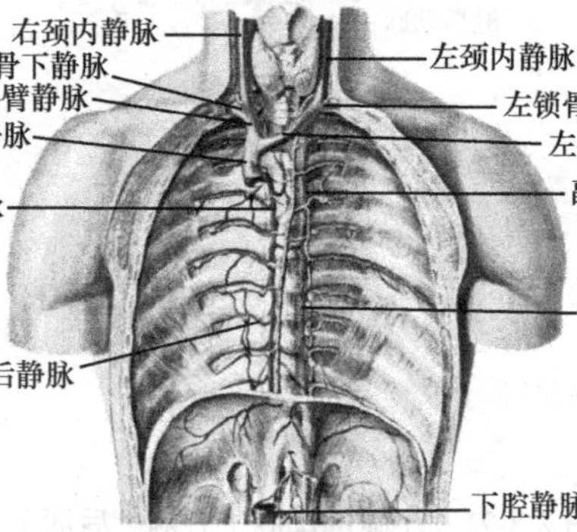

图 2-8-22 上腔静脉及其属支

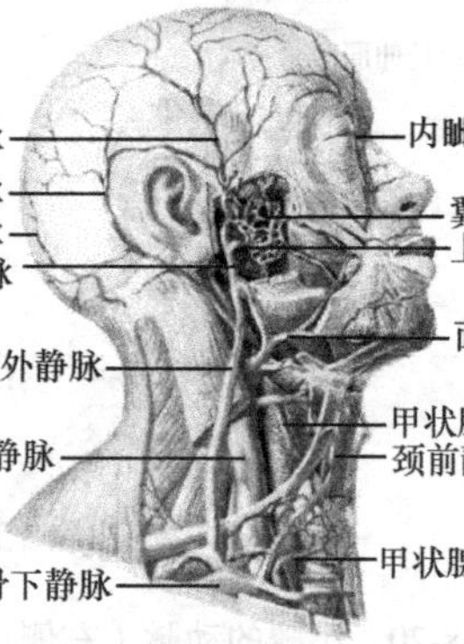

图 2-8-23 头颈部静脉

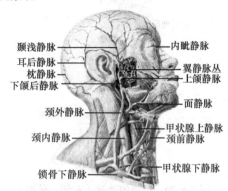

A. 面静脉：起自内眦静脉，伴行于面动脉的后外方，在下颌角下方有下颌后静脉的前支汇入，至舌骨高度注入颈内静脉。内眦静脉通过眼上静脉与颅内海绵窦相交通。

B. 下颌后静脉：由颞浅静脉和上颌静脉汇合而成，穿腮腺下行，分为前、后两支：前支向前下汇入面静脉。后支与枕静脉、耳后静脉合成颈外静脉。

C. 上颌静脉及翼丛：翼丛位于颞下窝内，为环绕翼外肌的静脉丛，它收纳与上颌动脉分支相伴行的各静脉属支。由翼丛的后份发出上颌静脉。

2）锁骨下静脉：由腋静脉在第 1 肋外缘移行而来，主要收纳上肢的静脉血，在颈部的重要属支为颈外静脉。颈外静脉由下颌后静脉的后支与枕静脉、耳后静脉合成，沿胸锁乳突肌浅面斜行向下，注入锁骨下静脉。

3）上肢的静脉：分浅、深静脉。

A. 上肢的深静脉：从手掌至腋腔均与同名动脉伴行，手掌、前臂和臂部的深静脉为两条。

B. 上肢的浅静脉（图 2-8-24）：主要有①贵要静脉：由手背静脉网尺侧开始，沿前臂的尺侧缘和肘窝前内方上行，约在臂部的中点穿深筋膜，注入肱静脉，或者伴随肱静脉上行注入腋静脉。②头静脉：起自手背静脉网桡侧，沿前臂的桡侧缘和肘窝前外方上行，经三角肌胸大肌间沟，汇入腋静脉或锁骨下静脉。③肘正中静脉：位于肘窝浅面，斜行连接头静脉与贵要静脉。有时还接受前臂正中静脉。

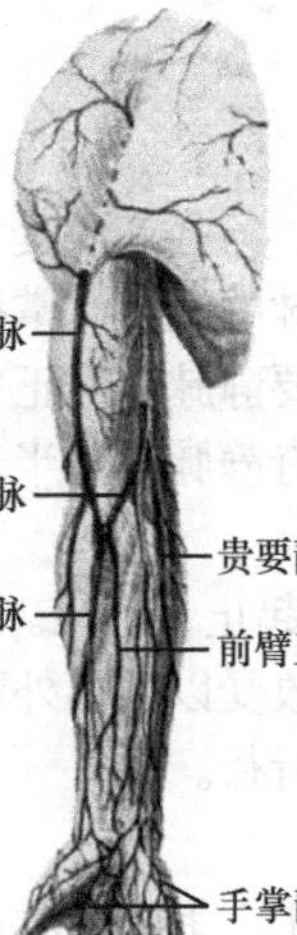

图 2-8-24 上肢浅静脉

（2）奇静脉：续右腰升静脉，沿胸椎体右侧上行，在第 4 胸椎高度，向前跨过右肺根上方注入上腔静脉。奇静脉收纳右肋间后静脉、食管静脉、支气管静脉及半奇静脉。

1）半奇静脉：起自左腰升静脉，沿胸椎体的左侧上行，至第 9 或第 10 胸椎高度转向右侧注入奇静脉。

2）副半奇静脉：其粗细及行程一般变异很大，通常收纳左侧第 4～8 肋间后静脉，注入半奇静脉的末端，但有时注入奇静脉。

2. 下腔静脉及其属支　下腔静脉是人体最大的静脉干（图 2-8-25），由左、右髂总静脉在第 5 腰椎体之右前汇合而成。在腹主动脉的右侧上行，穿过膈的腔静脉孔至胸腔，进入心包，开口于右心房。下腔静脉收纳膈以下身体各处（下肢、骨盆、腹壁以及内脏等）来的静脉血。

下腔静脉的重要属支如下：

（1）肾静脉：短而粗，在肾动脉的前面与其伴行，成直角注入下腔静脉。

（2）睾丸静脉（女性为卵巢静脉）：起自睾丸，经精索和腹股沟管，左侧以直角汇入左肾静脉，右侧以锐角汇入下腔静脉。

（3）肝静脉：甚短，收集肝内由肝固有动脉和肝门静脉输入的血液，有肝左、肝中、肝右静脉 3 支，在肝脏面的腔静脉沟内分别注入下腔静脉。

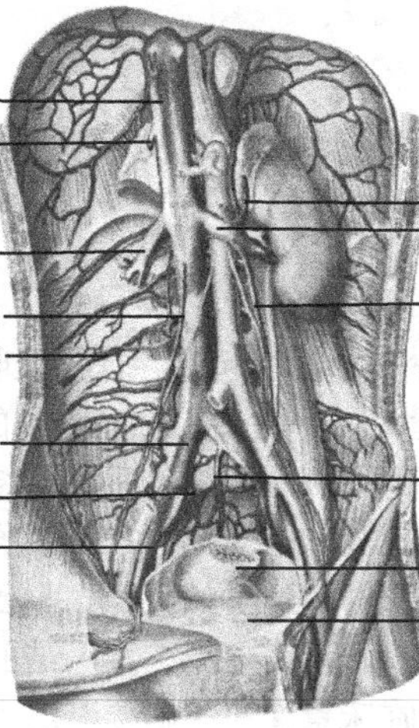

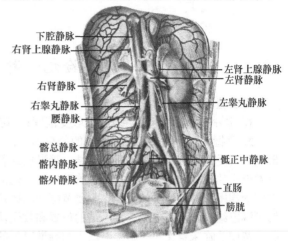

图 2-8-25　下腔静脉及其属支

（4）髂总静脉：由髂内静脉和髂外静脉合成，与同名动脉伴行。

1）髂内静脉：短而粗，在骨盆腔侧壁处恰在同名动脉后方，其属支有脏支和壁支。脏支包括直肠下静脉、阴部内静脉和子宫静脉等。各静脉多起于骨盆腔脏器周围的静脉丛，如直肠静脉丛、膀胱静脉丛及阴部静脉丛等。壁支有臀上静脉、臀下静脉和髂腰静脉。

2）髂外静脉：是下肢股静脉的直接延续部分，沿同名动脉及腰大肌的内侧上行。下肢的静脉分浅、深静脉。

A. 下肢的深静脉：与同名动脉伴行，在小腿以下，每条动脉有 2 条伴行静脉。

B. 下肢的浅静脉：主要有大隐静脉和小隐静脉。①大隐静脉：于足的内侧缘处起自足背静脉弓，经内踝之前，沿小腿的内侧并经过股骨内侧髁的后方上行，在股部向上经隐静脉裂孔汇入股静脉。大隐静脉在隐静脉裂孔处收纳腹壁浅静脉、旋髂浅静脉、阴部外静脉、股内侧浅静脉和股外侧浅静脉 5 条属支。②小隐静脉：于足的外侧缘处起自足背静脉弓，经外踝之后，沿小腿后面上行至腘窝，穿深筋膜汇入腘静脉。

3. 肝门静脉及其属支　肝门静脉（图 2-8-26）收纳腹腔内除肝以外的不成对脏器的静脉血，主要由肠系膜上静脉和脾静脉在胰头后方汇合而成，由此上行，在肝十二指肠韧带内居肝固有动脉与胆总管的后方，至肝门分左、右支入肝。

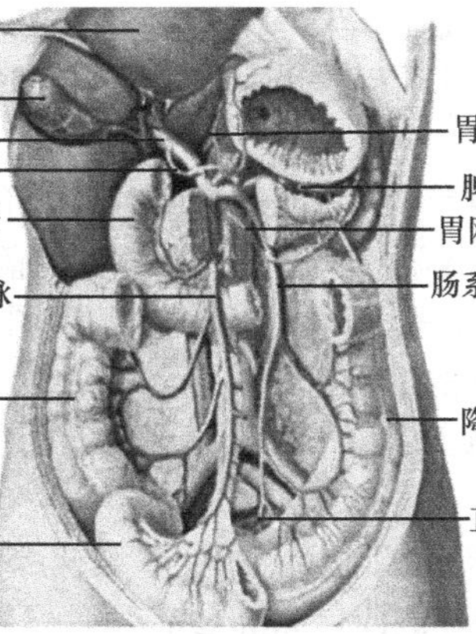

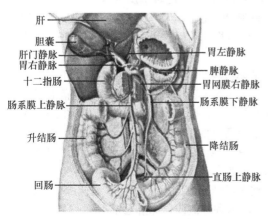

图 2-8-26　肝门静脉及其属支

（1）肠系膜上静脉：其远侧段与同名动脉伴行，但其近侧段与动脉远离，行向上右至胰头后方与脾静脉汇合为肝门静脉。

（2）脾静脉：在胰的后方与同名动脉伴行。

（3）肠系膜下静脉：伴行于同名动脉的左侧。该静脉很少注入肝门静脉，多数注入脾静脉或肠系膜上静脉。

（4）附脐静脉：起于脐周静脉网。为2～3条细小静脉，沿肝圆韧带走行，注入肝门静脉。

（5）胃左静脉：又名胃冠状静脉，与胃左动脉伴行，汇入肝门静脉。

（6）胃右静脉：自左向右注入肝门静脉，并与胃左静脉相吻合。

（7）胆囊静脉：收集胆囊壁的静脉血，注入肝门静脉或其右支。

（大连大学　曲　鹏　陈　琛）

实验九　淋巴系统

【实验目的】

1. 掌握胸导管的起始、行径及收受范围；掌握右淋巴导管的组成、注入和收受范围。

2. 掌握头颈部的主要淋巴结群的分布部位，了解各群淋巴结的输入和输出；了解颈淋巴干的形成和收受范围；掌握锁骨下淋巴结、腋淋巴结各群的分布、收受范围及其临床意义；了解锁骨下淋巴干的形成和收受范围；了解胸壁和胸腔内的各主要淋巴结群（如纵隔淋巴结、肺门和气管支气管周围的淋巴结）的位置、收受范围和临床意义；了解支气管纵隔干的形成和收受范围；了解腰淋巴结、肠系膜上、下淋巴结的位置和收受范围；了解腹腔淋巴结、胃周围淋巴结的分布、收受范围及临床意义；了解腰淋巴干和肠淋巴干的形成和收受范围；了解髂外、髂内淋巴结的分布、收受范围；掌握腹股沟浅、深淋巴结的分布及收受范围。

3. 了解胃、直肠、子宫、乳腺等器官的淋巴流向。

4. 掌握胸腺、脾的位置、形态特点和体表解剖。

【实验材料】 暴露头颈、四肢、胸腹腔各主要淋巴结群的标本；显示胸导管、右淋巴导管及主要淋巴干的标本；脾游离标本；显示胸腺的标本。

【实习内容】

1. 胸导管 长30～40cm，起自乳糜池，穿膈主动脉裂孔入胸腔，循脊柱前方，在胸主动脉、食管与奇静脉之间上行，出胸廓上口达左颈根部，呈弓状弯曲，注入左静脉角。在注入静脉之前，接纳左支气管纵隔干、左锁骨下干和左颈干。胸导管收集头、颈、胸的左侧半，左上肢以及膈以下身体各部的淋巴（图2-9-1）。

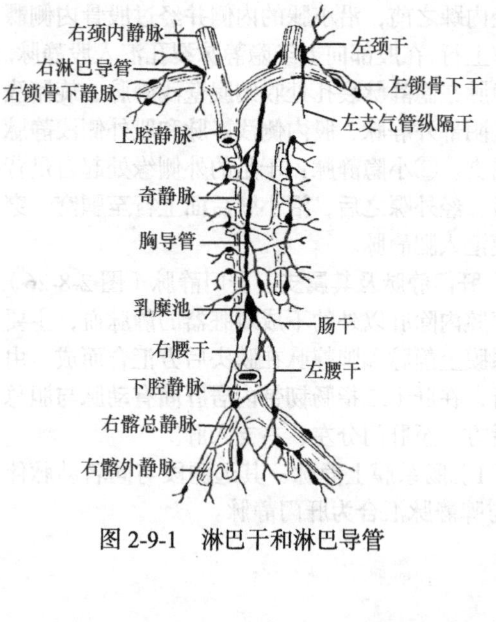

图2-9-1　淋巴干和淋巴导管

2. 乳糜池 是胸导管起始处的囊状膨大部。通常位于第1腰椎体前面，由左、右腰干和肠干汇合而成。

3. 右淋巴导管 长1.5cm，由右锁骨下干、右颈干和右支气管纵隔干汇合而成，注入右静脉角。主要收集右侧头、颈、胸和上肢的淋巴（图2-9-1）。

4. 全身各部的淋巴管和淋巴结（图2-9-2）

（1）头、颈部：颈干，由头、颈部的淋巴管汇合而成。收纳头、颈部的淋巴。

1）枕淋巴结：位于枕部皮下，收纳枕部的淋巴；其输出管注入颈外侧浅、深淋巴结。

2）乳突淋巴结：位于耳郭后方，胸锁乳突肌止端的表面，收纳颅顶后部、耳郭后面的淋巴，其输出管注入颈外侧浅、深淋巴结。

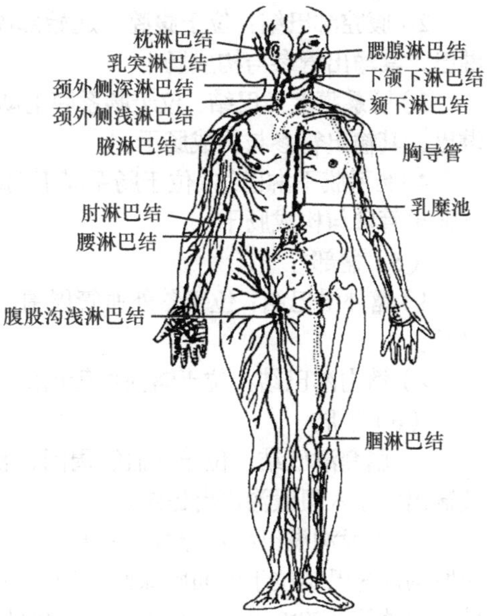

图 2-9-2　全身的淋巴结和淋巴管

3）腮腺淋巴结：位于腮腺表面及其实质内，收纳颅顶前部、耳郭前面、外耳道，鼓膜及腮腺等处的淋巴；其输出管注入颈外侧深淋巴结。

4）下颌下淋巴结：位于下颌下三角内，收纳面部、口腔、腭扁桃体等处的淋巴；其输出管注入颈外侧深淋巴结。

5）颏下淋巴结：位于颏下部，收纳颏部、下唇内侧部和舌尖等处的淋巴，其输出管注入下颌下淋巴结或直接注入颈外侧上深淋巴结。

6）颈外侧浅淋巴结：位于胸锁乳突肌浅面，沿颈外静脉排列，收纳枕、耳后等处的淋巴；其输出管注入颈外侧深淋巴结。

7）颈外侧深淋巴结：沿颈内静脉排列，分上、下两群，分别称颈外侧上、下深淋巴结。下群一部分淋巴结沿锁骨下动脉和臂丛排列，称锁骨上淋巴结。颈外侧深淋巴结直接或间接收纳头、颈部各淋巴结的输出管，其输出管汇合成颈干。

8）颈前淋巴结：位于颈前正中部，在喉、甲状腺和气管颈部前方，收纳上述器官的淋巴管，其输出管注入颈外侧深淋巴结。

（2）上肢：锁骨下干，由上肢及胸壁的淋巴管汇合而成，收纳整个上肢和部分胸壁的淋巴。

1）肘淋巴结：位于内上髁上方，收纳手及前臂尺侧的淋巴；其输出管注入腋淋巴结。

2）腋淋巴结：位于腋窝内，分为外侧、胸肌、肩胛下、中央和尖淋巴结 5 群。收纳上肢、肩背部、胸壁前外侧壁及乳房大部的淋巴，其输出管汇合成锁骨下干。

（3）胸部：支气管纵隔干，主要由气管旁淋巴结和纵隔前淋巴结的输出管汇合而成。胸壁的淋巴管注入胸骨旁淋巴结、肋间淋巴结、腋淋巴结和颈外侧深淋巴结。胸腔脏器的淋巴管分别注入纵隔前、后淋巴结、肺、支气管和气管淋巴结。

1）胸骨旁淋巴结：位于胸骨两旁，沿胸廓内血管排列，主要收纳胸前壁和乳房内侧部的淋巴。

2）肋间淋巴结：排列在肋小头附近，收纳胸后壁的淋巴。

3）纵隔前淋巴结：位于前纵隔内，收纳胸腺、心包、心等处的淋巴，其输出管与气管旁淋巴结的输出管共同汇合成支气管纵隔干。

4）纵隔后淋巴结：位于食管和胸主动脉前方，收纳上述器官的淋巴管，其输出管注入胸导管。

5）肺、支气管和气管的淋巴结：按部位分为 5 群。肺淋巴结沿肺内支气管分支排列，其输出管注入肺门处的支气管肺门淋巴结（肺门淋巴结）。支气管肺门淋巴结的输出管注入气管杈周围的气管支气管上、下淋巴结。气管支气管上、下淋巴结的输出管注入气管旁淋巴结。气管旁淋巴结的输出管汇入支气管纵隔干。

（4）腹部：有腰干和肠干。腰干有左、右两条，每干由本侧腰淋巴结的输出管汇合而成，收纳来自下肢、盆部、脐下部腹壁及腹腔成对脏器的淋巴。肠干由腹腔不成对脏器的淋巴管汇合而成，收纳肠、脾、肝等处的淋巴。

腹壁上部的淋巴管注入腋淋巴结，下部的注入腹股沟浅淋巴结。腹后壁的淋巴管注入腰淋巴结。腹腔成对脏器的淋巴管注入腰淋巴结，不成对脏器的淋巴管先注入各脏器附近的淋巴结，最后再分别注入腹腔淋巴结和肠系膜上、下淋巴结。

1）腰淋巴结：位于腹主动脉和下腔静脉的周围，收纳腹后壁、腹腔成对脏器的淋巴管以及髂总淋巴结的输出管；其输出管汇合成左、右腰干。

2）腹腔淋巴结：位于腹腔干起始部周围，收纳胃、十二指肠上半、胰、脾、肝、胆囊等处的淋巴，其输出管参与构成肠干。

3）肠系膜上淋巴结：位于肠系膜上动脉根部周围，收纳十二指肠下半至结肠左曲之间肠管的淋巴，其输出管参与构成肠干。

4）肠系膜下淋巴结：位于肠系膜下动脉根部周围。收纳结肠左曲至直肠上段之间肠管的淋巴，其输出管参与构成肠干。

（5）盆部

1）髂外淋巴结：位于髂外血管周围，收纳来自骨盆腔壁和下肢的淋巴，其输出管注入髂总淋巴结。

2）髂内淋巴结：位于髂内血管周围，收纳骨盆腔脏器的淋巴，其输出管注入髂总淋巴结。

（6）下肢

1）腘窝淋巴结：位于腘血管周围，收纳足外侧缘、小腿后面的浅淋巴及足和小腿的深淋巴，其输出管注入腹股沟深淋巴结。

2）腹股沟淋巴结：分浅、深两群。腹股沟浅淋巴结沿腹股沟韧带下方和大隐静脉上端排列；腹股沟深淋巴结位于阔筋膜深面股静脉的内侧。它们收纳下肢、脐以下腹壁、臀部、会阴、肛门、外生殖器等处的淋巴，其输出管注入髂外淋巴结。

5. 脾 呈长椭圆形，色暗红、质软脆，位于左季肋区，在第 9～11 肋之间。可分为膈、脏两面，前、后两端和上、下两缘。脏面近中央处的纵行凹陷称脾门，有血管、神经等出入。上缘较锐，有 2～3 个脾切迹，是触摸脾脏的重要标志。脾是重要的淋巴器官，参与身体的免疫反应。脾有破坏衰老的红细胞和产生淋巴细胞的作用，还兼有储血功能。

（大连大学 陈 琛 刘 羽）

实验十 感 觉 器

感觉器是感受器及其辅助装置的总称。感觉器是机体接受内、外环境各种刺激的结构。本章主要叙述视器和前庭蜗器的结构。

一、视 器

【实验目的】

1. 掌握眼球的外形；掌握眼球的组成、眼球壁各部的形态结构特点；掌握眼球折光装置的各种形态结构；掌握房水循环。

2. 了解眼睑、结膜、泪器的位置、形态结构；掌握运动眼球各眼肌的名称和作用；了解眶脂体、眼球筋膜。

3. 了解眼动脉的起始、行径和分布。掌握视网膜中央动脉的起始、行径，了解其分支和分布；了解眼上静脉、眼下静脉的收受、注入及其临床意义；了解眼的神经支配。

【实验材料】 新鲜猪、牛眼球完整离体标本，矢状和冠状面标本；眼球外肌标本；眼动脉标本；眼球模型；泪器标本。

【实验内容】 视器由眼球和眼副器（眼球的辅助装置）两部分组成。

1. 眼球 眼球，近似球形，其前、后面的正中点分别称前极和后极。前、后极的连线为眼轴。平两极连线中点沿眼球表面所做的环形线称中纬线或赤道。由瞳孔的中点至视网膜中央凹的连线，与视线方向一致，称视轴。眼球后端有视神经穿出。眼球包括眼球壁及眼球内容物。对照模型，观察眼球标本，辨认下列结构。

（1）眼球壁的结构

1）纤维膜（外膜）：角膜在前面中央占纤维膜的 1/6，无色透明，曲度大；巩膜在后，占其余的 5/6，白色，不透明，其后端有视神经在后极内侧穿出。在与角膜交界处的巩膜深面，有一环状小管，称巩膜静脉窦。

2）血管膜（中膜）：富有血管和色素，由前向后分为虹膜、睫状体和脉络膜 3 部分。

A. 虹膜：位于中膜最前部，呈环形，中央有孔为瞳孔。虹膜内有两种走向不同的平滑肌，一种环绕于瞳孔周围，称瞳孔括约肌；另一种以瞳孔为中心呈放射状排列，称瞳孔开大肌。

B. 睫状体：贴于角膜与巩膜相接处的内面，为中膜增厚的部分。睫状体内有平滑肌，称睫状肌，其前部有 60～80 条放射状排列的皱襞名睫状突。

C. 脉络膜：为贴附在巩膜内面的部分，富有血管和色素细胞，其内面与视网膜的色素上皮层紧密相贴。

3）眼球内膜：即视网膜，衬在虹膜、睫状体和脉络膜内面，分别称为虹膜部、睫状体部和视部。前面两部不属于神经组织，仅视部具有感光作用。睫状体部和视部交接处呈锯齿状隆起，为锯齿缘。视网膜视部的最外层为色素上皮层，其余部分自外向内为视细胞层（视杆、视锥细胞）、双极细胞层和节细胞层。节细胞的轴突向眼球后极内侧汇聚，穿过中膜、外膜组成视神经。在视神经纤维集合处视网膜上有一圆盘状隆起，即视神经盘（视神经乳头），此处无感光细胞，故称生理盲点。视网膜中央动脉由盘的中央进入视网膜。在视神经盘颞侧约 3.5mm 处有一黄色区，即黄斑（在新鲜人眼标本上才能看到），其中央的凹陷称中央凹，为视网膜感光最敏锐的地方。

（2）眼球的内容物

1）眼房和房水

A. 眼房：是位于角膜、晶状体和睫状体之间的腔隙，被虹膜分为前房和后房，两房间借瞳孔相通。虹膜与角膜相交所成的环形区域称虹膜角膜角，又称前房角。此角的前外侧壁有栅状的小梁网，其空隙称虹膜角膜角隙（Fontana 腔），通巩膜静脉窦。

B. 房水：充满于眼房内，由睫状体产生，经后房、瞳孔到达前房，经虹膜角膜角隙回流入巩膜静脉窦，再经睫前静脉，最后汇入眼静脉。

2）晶状体：为呈双凸透镜状的透明体，恰在瞳孔的后面，贴近虹膜，借许多条纤维构成的睫状小带（晶状体悬器）连于睫状突上。

3）玻璃体：为无色透明无血管的胶状物质，充满于晶状体与视网膜之间，表面被有一层薄膜称玻璃体膜（与玻璃体不易分开）。

2. 眼副器（眼球的辅助装置）

（1）眼睑：位于眼球前面，有上、下睑。它们在内、外侧联合形成眼角，分别称内眦和外眦。眼睑游离缘围成的裂隙称睑裂。眼睑游离缘的前部生有睫毛，后部有睑板腺开口。泪湖是内眦与眼球之间微凹陷的空间。湖底部近内眦处有一肉状隆起为泪阜，泪阜之外侧有一半月形粉红色皱襞，称结膜半月襞。上、下睑缘内侧端各有一乳头状隆起，称泪乳头，乳头顶端的小孔名泪点。

（2）结膜：为覆盖在眼睑内面和巩膜前面的薄膜，透明而富有血管，表面光滑，可分为睑结膜、球结膜和结膜穹 3 部分。上、下睑结膜与球结膜相移行形成的穹隆部分，分别称结膜上穹和结膜下穹。

（3）泪器：由泪腺和泪道构成。

1）泪腺：大部分位于眼眶上外侧壁前部的泪腺窝内。有十余条泪腺排泄管（看不见）开口于结膜上穹的外侧部。

2）泪道：由泪点、泪小管、泪囊和鼻泪管组成。

A. 泪点：为泪乳头顶端的小孔，有上、下两泪点。

B. 泪小管：上、下各 1 条，分别起自上、下泪点，以后它们分别注入泪囊。

C. 泪囊：为黏膜所构成的囊袋，位于眼眶内侧壁的泪囊窝内，泪囊上方为盲端，往下移行为鼻泪管。

D. 鼻泪管：开口于下鼻道。

（4）眼球外肌：为视器的运动装置，包括运动眼球和眼睑的肌肉，均属于随意肌。

1）运动眼球的外在肌：运动眼球的肌共有 6 条，即 4 条直肌和 2 条斜肌。直肌起自视神经管周围的总腱环，各肌向前，以腱分别附于眼球赤道前方的上、下、内、外侧巩膜上，当肌肉收缩时，可使眼球转动。

A. 上直肌：使瞳孔转向上内。

B. 下直肌：使瞳孔转向下内。

C. 内直肌：使瞳孔转向内侧。

D. 外直肌：使瞳孔转向外侧。

E. 上斜肌：起于总腱环，先在内直肌上方前行，然后以细腱穿过眶上方的滑车，转向眼球后外侧部，止于巩膜，使瞳孔转向外下。

F. 下斜肌：使瞳孔转向外上。

2）睑肌：即上睑提肌，是最浅的一条自后向前走的扁平肌，起于视神经管前上方的眶壁上，在上直肌的上方前行，止于上睑。作用为提上睑，开大睑裂。

3. 视器的血管和神经 视器的血液供应主要由颈内动脉的分支眼动脉供应。

（1）视网膜中央动脉：为眼动脉入眶后的分支。在眼球的后方穿入视神经内，前行至视神经盘处分为上、下两支，再分为视网膜颞侧上、下小动脉和视网膜鼻侧上、下小动脉，主要营养视网膜的内层。眼动脉还发出脉络膜动脉（睫后短动脉）及虹膜动脉等分布于相应结构。

（2）静脉：眶内血液通过眼静脉回流眼球内的静脉有视网膜中央静脉及涡静脉，最后汇入眼静脉。

（3）视器的神经：除视神经外，还包括如下神经：

1）滑车神经：支配上斜肌。

2）展神经：支配外直肌。

3）动眼神经：支配除上斜肌、外直肌以外的其他眼球外肌。

4）眼神经：司眼球的一般感觉。

5）副交感神经：支配瞳孔括约肌和睫状肌。

6）交感神经：支配瞳孔开大肌。

二、前庭蜗器

【实验目的】

1. 了解前庭蜗器的分部和各部的功能。

2. 了解外耳的组成；了解耳郭的外形；掌握外耳道的位置、分部、弯曲；掌握鼓膜的形状、位置和分部。

3. 掌握中耳的组成；掌握鼓室的位置、六个壁的毗邻和主要结构，了解它们的临床意义；掌握听小骨的名称、位置和排列；了解听小骨的作用；掌握咽鼓管的位置、分部、开口以及幼儿咽鼓管的特点；掌握乳突小房和乳突窦的位置。

4. 掌握内耳的位置和分部；掌握骨迷路的分部及各部的形态结构；掌握膜迷路的分部及其与骨迷路的位置关系；了解椭圆囊、球囊、膜半规管和蜗管的形态及其功能；了解声波传导的途径。

【实验材料】 冠状面的外耳道标本；听小骨链标本；显露鼓膜、中耳和咽鼓管的标本；显示中耳鼓室六个壁的标本；显示内耳骨迷路的标本；骨迷路及膜迷路的模型。

【实验内容】 前庭蜗器（位听器）包括平衡器（位觉器）和听器。前庭蜗器按部位可分为外耳、中耳和内耳 3 部分。

1. 外耳　外耳包括耳郭、外耳道和鼓膜 3 部分。

（1）耳郭：上方大部由软骨外被皮肤构成，下方小部为含有脂肪组织的皮肤皱襞称耳垂。耳郭的游离缘卷向凹面，此部称耳轮。在耳郭的凹面上与耳轮平行排列的嵴称对耳轮。耳轮与对耳轮间的浅沟为耳舟。在对耳轮前方的深窝称耳甲，其下部的底为外耳门，外耳门的前方有明显的突起为耳屏。与耳屏对应的突起为对耳屏。

（2）外耳道：是外耳门至鼓膜之间的弯曲管道，长 2.1～2.5cm，外耳道各部走向不同，自外向内是：先朝前上，继而稍向后，然后弯向前下。外耳道壁外侧 1/3 以软骨为基架称软骨部，内侧 2/3 则以骨为基架称骨部，两部交界处较为狭窄，为异物易于嵌顿处。

（3）鼓膜：薄而坚韧，呈斗笠状，分隔外耳道与中耳鼓室，位置倾斜，下缘偏内。其凸面朝中耳鼓室，凸面之顶为鼓膜脐，其边缘大部附于颞骨鼓部的鼓沟上，小部（约 1/4）向上与颞骨鳞部直接相连，因此，鼓膜可分为两部：松弛部是鼓膜位于颞骨鳞部与锤骨外侧突附着处之间的部分，呈三角形；紧张部是鼓膜松弛部以外的部分。

2. 中耳　中耳包括鼓室、咽鼓管、乳突小房，以及位于鼓室中的听小骨和肌肉等。

（1）鼓室：位于颞骨岩部内，在鼓膜与内耳外侧壁之间，形状不规则，可分为 6 壁：

1）盖壁（上壁）：是分隔鼓室和颅中窝的一薄骨板。

2）颈静脉壁（下壁）：是分隔鼓室与颈内静脉起始部的骨性板。

3）颈动脉壁（前壁）：即颈动脉管的后壁。此壁上方有咽鼓管半管和鼓膜张肌半管的开口。

4）乳突壁（后壁）：上部有乳突窦的开口，在开口内侧壁上有外半规管凸；下方有一锥隆起，内有镫骨肌起始。

5）鼓膜壁（外侧壁）：大部分为鼓膜构成，其上部则由鼓室上隐窝的外侧壁形成。

6）迷路壁（内侧壁）：为分隔鼓室和内耳的壁。该壁的中部隆起称（鼓）岬。在岬的后上方有一卵圆形孔为前庭窗（卵圆窗），此窗为镫骨底所封闭。岬的后下方有圆形小孔，为蜗窗（圆窗），在活体为第二鼓膜所封闭。在前庭窗的后上方有一弓状隆起为面神经管凸。

（2）听小骨：自外向内为锤骨、砧骨和镫骨。它们以关节相连构成鼓室内、外侧壁之间的听小骨链。

（3）听小骨的肌肉

1）鼓膜张肌：位于鼓膜张肌半管内，此肌起自该管的壁，贯穿鼓室而附于锤骨柄。该肌作用可使鼓膜紧张。

2）镫骨肌：起于中耳后壁的锥隆起，附于镫骨头。它把镫骨底拉向后外方，使镫骨底向前庭相反的方向运动。

（4）咽鼓管：为长而狭窄并稍扁平的管道，可分为外侧 1/3 的骨部和内侧 2/3 的软骨部。两部相接处，为管腔最狭窄部分，称咽鼓管峡。由此向两端管腔逐渐扩大，一端开口于鼓室前壁，另一端以咽鼓管咽口开口于下鼻甲后方的鼻咽部侧壁上。

（5）乳突小房：为颞骨乳突内的许多含气小腔，向前经乳突窦与中耳鼓室相通。

3. 内耳　内耳又称迷路，位于鼓室和内耳道底之间的颞骨岩部内，可分为骨迷路和膜迷路 2 部分。对照模型在标本上观察下列结构。

（1）骨迷路：是颞骨岩部内的骨性隧道，可分为耳蜗、前庭和骨半规管 3 部分，依次由前向后沿颞骨岩部长轴排列。

1）前庭：为形状不规则的腔，介于耳蜗和骨半规管之间。在朝向鼓室的外侧壁上有前庭窗。其后壁上有 5 个小孔，通入骨半规管。前壁上有 1 个孔通入耳蜗的前庭阶。内侧壁中部有一不太明显的嵴称前庭嵴，分隔前庭为 2 个浅窝，前下方的为球囊隐窝，后上方的为椭圆囊隐窝。

2）骨半规管：为 3 个呈“C”字形并互相成直角排列的弯曲小管，分别为前（上）、后和外

（水平）骨半规管：①前骨半规管，与颞骨岩部长轴垂直。②后骨半规管，与颞骨岩部的长轴平行。③外骨半规管，与水平面一致。每个骨半规管均有 2 个骨脚。一为壶腹骨脚，脚上有一膨大部称骨壶腹。另一为单骨脚，前、后半规管的单骨脚合成 1 个总骨脚。因此 3 个骨半规管只借 5 个孔开口于前庭。

3）耳蜗：形似蜗牛壳。在标本（模型）上可见它由蜗螺旋管环绕蜗轴旋转两周半而成。耳蜗底朝向内耳道，顶朝向鼓室。自蜗轴发出的骨螺旋板突入蜗螺管内，其游离缘与蜗管鼓壁相连，将蜗螺旋管分为上、下两半，上半为前庭阶，下半为鼓阶。前庭阶与前庭窗相通，鼓阶与蜗窗相通。前庭阶和鼓阶在蜗顶处借蜗孔彼此相通。

（2）膜迷路：为套在骨迷路内由大体上与骨迷路形状相似的膜性管道和囊组成。骨、膜迷路之间容有外淋巴。外淋巴通过蜗小管流入蛛网膜下隙（腔）。膜迷路为独立的管道，其自身的囊腔和管是彼此相互交通的，其中容有内淋巴。膜迷路亦可分为 3 部分：

1）椭圆囊和球囊：是位于骨迷路前庭内的 2 个膜性囊。球囊位于前庭的球囊隐窝内，呈扁平球状。球囊与其前方的蜗管相通。球囊的前壁上有球囊斑。椭圆囊位于前庭的椭圆囊隐窝内，3 个膜半规管的 5 个孔开口于椭圆囊后壁。椭圆囊的底部和前壁上有椭圆囊斑，此斑和球囊斑均是位觉感受器，能接受直线加速或减速运动的刺激。此外，椭圆囊和球囊各发出一短的导管，两者相连构成较长的内淋巴管，此管穿过颞骨岩部的前庭小管（套在管内），其末端扩大为盲囊称内淋巴囊，囊位于前庭小管外口和覆于其外的硬脑膜之间。

2）膜半规管：为套在骨半规管内的膜性管，也分为前、后和外膜半规管。在骨壶腹处亦膨大称膜壶腹，每个膜壶腹壁上有壶腹嵴，也是位觉感受器。能接受旋转加速或减速运动的刺激。3 个膜半规管的 5 个孔开口于椭圆囊后壁。

3）蜗管：套在耳蜗内，也盘旋两圈半，下端连于球囊，尖端终于蜗顶处为盲端。蜗管的横断面呈三角形，可分为 3 个壁。上壁为蜗管前庭壁（前庭膜），分隔前庭阶与蜗管；外侧壁为蜗管外壁，富有血管；下壁由骨螺旋板和蜗管鼓壁（螺旋膜或基底膜）组成，与鼓阶相隔，其上有螺旋器（Corti 器），为听觉感受器。

（3）内耳道：为前庭蜗神经和面神经及血管通过的管道，自颞骨岩部后面上的内耳门开始，斜向外侧，终于内耳道底。内耳道底为带孔的骨板，其上有小孔，为面神经及前庭蜗神经等通过之处。

（大连大学　曲　鹏　任　欣）

实验十一　中枢神经系统

一、脊　髓

【实验目的】

1. 掌握脊髓的位置，上、下端水平和分节；了解脊髓节段与椎骨的对应关系；掌握脊髓的外形特点（如两个膨大、脊髓圆锥、终丝、马尾、表面的沟、裂等）。

2. 掌握脊髓横切面上灰白质的配布及各部的名称和位置；掌握脊髓灰质的主要核团（前角运动细胞、中间外侧核、胶状质、后角固有核、背核或胸核）的位置和功能性质。

3. 掌握脊髓的主要上行纤维束（薄束、楔束、脊髓丘脑侧前束）的位置、起止、功能性质和损伤后的功能障碍；了解脊髓小脑后束和前束；掌握脊髓主要下行纤维束（皮质脊髓侧、前束，红核脊髓束）的位置、起止、功能意义以及皮质脊髓束损伤后的功能障碍。

【实验材料】　脊髓标本及模型；脊髓横切面照片及标本。

【实验内容】

1. 脊髓的位置与外形　脊髓为前、后略扁的圆柱体，位于椎管内，上平枕骨大孔（在此与延髓相续），下达第 1 腰椎体下缘水平。在剖开硬脊膜的标本上辨认下列结构：

（1）脊髓圆锥：脊髓末端呈倒置圆锥状称脊髓圆锥。

（2）终丝：脊髓圆锥尖端伸出一条细长的丝状结构为终丝，它向下附着于尾骨背面。

（3）颈膨大和腰骶膨大：为脊髓在颈部（C_5～T_1）和腰骶部（L_2～S_3）的膨大部分。

（4）脊髓表面的纵沟：在脊髓前、后面的正中线上分别有前正中裂和后正中沟。在前正中裂的两则有前外侧沟，在后正中沟的两侧有后外侧沟。在后正中沟与后外侧沟之间有后中间沟（存在于胸中段以上的脊髓）。

（5）脊神经：在前、后外侧沟内分别有出入脊髓的神经根丝，它们分别集结成脊神经的前根和后根，二者在椎间孔处汇合成为脊神经。

（6）马尾：由第 2 腰神经以下的脊神经根丝围绕在终丝周围构成。

（7）脊神经节：是后根在与前根合并之前的膨大，内含假单极神经元。

（8）脊髓节段：是与每对脊神经根丝相对应的一段脊髓。由于脊神经有 31 对，故脊髓节段有 31 节，即颈 8 节、胸 12 节、腰 5 节、骶 5 节和尾 1 节。

2. 脊髓的内部结构

（1）灰质：在脊髓的横断切面（图 2-11-1）上可见脊髓中央有呈“H”形灰暗部分，此即脊髓灰质，灰质在颈膨大和腰骶膨大处最为显著。“H”形两侧部向前方的突出部分为前角，向后方的为后角，前、后角之间的部分为中间带。在胸 $_1$～腰 $_3$ 节段，中间带向外突出，构成侧角。连接两侧部的横梁为灰质连合，在连合的中央有一孔为中央管。中央管纵贯脊髓全长，在脊髓圆锥内形成终室。

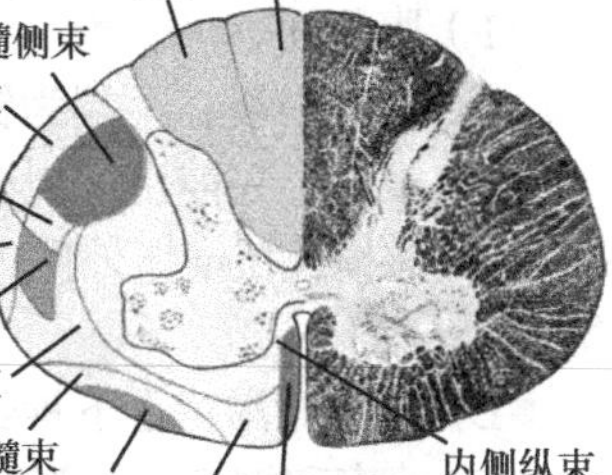

图 2-11-1　脊髓横断

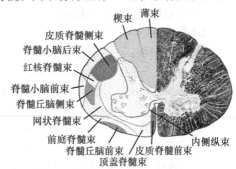

1）前角：内有运动神经元。其轴突形成脊神经前根，构成脊神经躯体运动成分，支配骨骼肌。

2）中间带：在前、后角之间形成侧角，发轴突参与构成前根。脊髓骶 2～4 节段相当于侧角部位，是副交感神经的低级中枢。

A. 中间内侧核：其轴突组成脊髓小脑前束，与深感觉传导有关。

B. 中间外侧核：存在于胸 $_1$～腰 $_3$（或颈 $_8$～腰 $_2$）阶段，是交感神经的低级中枢。

3）后角

A. 后角边缘核：与浅感觉传导有关。

B. 胶状质：主要完成脊髓节段间的联络。

C. 后角固有核：与浅感觉传导有关。

D. 胸（背核）：其轴突组成脊髓小脑后束，与深感觉传导有关。

在前、后角之间的外侧，有由灰、白质混杂交织的结构，称网状结构，在颈髓明显。

（2）白质：位于灰质的外周，主要由上、下走行的神经纤维组成。左、右两侧脊髓白质均被前外侧沟和后外侧沟分为前索、外侧索和后索三部。在灰质连合前方与前正中裂底部之间连接左、右前索的白质为白质前连合。在白质内有感觉（上行）传导束、运动（下行）传导束和固有束等，脊髓的主要传导束。

二、脑　　干

【实验目的】

1. 掌握脑的分部和分界以及脑干的定义；掌握脑干各部的分界，主要的外形结构和Ⅲ～Ⅻ脑神经出入脑干的部位；了解其外形与内部结构的关系；掌握第三、四脑室的位置、主要形态特点（尤其是菱形窝的边界、窝底的沟及主要结构）。

2. 掌握 7 种神经核的性质和分类概况；掌握 6 种脑神经核功能柱所属各核团的位置、纤维联系和功能。

3. 掌握薄束核、楔束核的位置、接受的纤维，发出纤维的交叉部位及上行纤维所组成纤维束名称、位置。

4. 掌握内侧丘系、脊髓丘脑束、外侧丘系的位置、走行及终止；掌握锥体束的位置、起止及功能。

【实验材料】 脑干（背、腹侧面）外形标本及模型；脑矢状切面标本及第四脑室标本；脑干横切面照片和标本；脑干内部核团模型。

【实验内容】 脑干包括延髓、脑桥和中脑 3 部分。

1. 脑干的外形 延髓下端在平枕骨大孔处与脊髓相连，上端在腹侧借延髓脑桥沟与脑桥为界，在背侧则借髓纹与脑桥分界。脑桥与中脑的分界在腹侧为脑桥上缘，在背侧为下丘下缘。中脑腹侧的上界是视束，背侧的上界为上丘上缘。

（1）延髓表面能见的结构

1）腹侧面

A. 前正中裂：下端为锥体交叉。

B. 锥体：在前正中裂两侧，其深部有锥体束通过。

C. 橄榄：在椎体外侧，深部有下橄榄核。在橄榄后方的沟内有舌咽神经、迷走神经和副神经穿出。

D. 前外侧沟：舌下神经由此出脑。

E. 薄束和楔束：由脊髓上延而来。

F. 薄束结节和楔束结节：深面分别有薄束核和楔束核。

G. 小脑下脚（绳状体）：主要由脊髓和延髓进入小脑的纤维构成。

2）背侧面

A. 听结节：位于小脑下脚背外侧面，其深面有蜗神经背核。

B. 菱形窝（下半部）。

（2）脑桥表面能见的结构

1）腹侧面：中央有纵行的基底沟；其外侧为进入小脑的小脑中脚（脑桥臂）。在脑桥腹面与小脑中脚分界处有三叉神经根穿出。脑桥腹面下方的延髓脑桥沟内自内向外有展神经、面神经和前庭蜗神经出入。

2）背侧面：小脑上脚（结合臂）：连接小脑和中脑。菱形窝（上半部）。

（3）第四脑室：是由脑桥、延髓和小脑所围成的腔隙。脑室的底呈菱形，称菱形窝。

1）边界：外上界-小脑上脚；外下界-小脑下脚、薄束结节和楔束结节。

2）表面结构

A. 髓纹：为数条横行纤维，分隔延髓和脑桥背面。

B. 正中沟：窝底正中线上的纵沟。

C. 界沟：为与正中沟平行且在其外侧的浅沟。

D. 内侧隆起：为位于正中沟与界沟之间的隆起。

E. 面神经丘：位于髓纹上方的内侧隆起上，深面有展神经核。

F. 舌下神经三角：位于髓纹以下内侧隆起上。为正中沟两侧的三角区，深面有舌下神经核。

G. 迷走神经三角：在舌下神经三角的外侧，深面有迷走神经背核。

H. 前庭区：位于界沟的外侧，深面有前庭神经核。

I. 蓝斑：为界沟上端外侧的蓝色小区，内有蓝斑核。

第四脑室的顶是由上髓帆、下髓帆和第四脑室脉络膜及丛构成。第四脑室向上可经中脑水管通第三脑室，向下与延髓和脊髓的中央管相通。第四脑室经第四脑室正中孔和外侧孔与蛛网膜下隙相通。

（4）中脑表面能见的结构

1）腹侧面

A. 大脑脚：中脑腹部称大脑脚。

B. 脚间窝：位于左右大脑脚之间，动眼神经大脑脚内侧穿出。

2）背侧面：四叠体。

A. 上丘（成对）：经上丘臂与外侧膝状体相连。

B. 下丘（成对）：以下丘臂与内侧膝状体相连，下丘下方有滑车神经出脑。

2. 脑干的内部结构 脑干的内部由灰质和白质构成。灰质结构包括脑神经核和非脑神经核两大部分。白质主要包括上行（感觉）和下行（运动）的各种传导束。网状结构为灰、白质混杂区（图 2-11-2）。

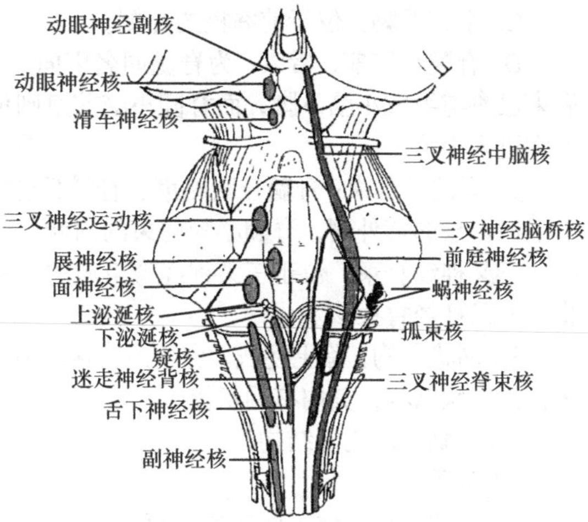

图 2-11-2 脑神经核在脑干背面投影示意

脑干的内部结构，可利用脑干的整体模型和脑干不同水平横切面的照片，先辨认横切面的轮廓与整体模型外形的相应部分，然后对照观察脑干内部结构。

（1）延髓的内部结构

1）灰质

A. 舌下神经核：在舌下神经三角的深面，向下延续到延髓的下端。

B. 迷走神经背核：在迷走神经三角的深面，纵贯延髓的全长。在经橄榄的切面上，它位于舌下神经核的背外侧。由它发出的副交感神经节前纤维组成迷走神经的一般内脏运动成分。

C. 疑核：在下橄榄核的背外侧，其纤维参加舌咽神经、迷走神经和副神经的组成，是它们的特殊内脏运动成分。

D. 副神经核：副神经由颅根和脊髓根组成。其颅根起自疑核尾段，出颅后加入迷走神经，支配咽喉肌。而脊髓根的副神经核，是位于上 6 颈节前角背外侧部至锥体交叉之间的一个细胞柱，其根丝合成一干，组成副神经脊髓根，支配胸锁乳突肌和斜方肌。

E. 孤束核：位于迷走神经背核的腹外侧，在延髓上段横切面上，它是围绕于孤束周围的灰质，是第Ⅶ、Ⅸ、Ⅹ对脑神经中的味觉（特殊内脏）和一般内脏感觉纤维的终止核。

F. 三叉神经脊束核：位于延髓的背外侧部，纵贯延髓的全长，并向上延伸到脑桥下部，它接受由三叉神经传入的感觉冲动，是三叉神经的感觉核。

G. 蜗神经核：分蜗神经腹、背核，在菱形窝的侧角处，分别贴附在小脑下脚的腹外侧和背侧，它接受蜗神经的传入纤维，是前庭蜗神经传导听觉的感觉核。

H. 前庭神经核：是位于菱形窝，前庭区深面的灰质块，在脑桥下部和延髓上段范围，是前庭蜗神经传导平衡觉的感觉核。

I. 下泌涎核：形体很小，散在于网状结构中，为一般内脏运动核，发出的副交感神经节前纤维参加舌咽神经，控制腮腺的分泌。

J. 下橄榄核：在橄榄深面。在延髓上段切面上，可见它是一个皱褶的囊袋状结构。它发出的纤维，越边参加对侧小脑下脚到小脑。

K. 薄束核和楔束核：分别位于薄束结节和楔束结节的深面，薄束和楔束终止于此。

L. 中央灰质：在延髓下段横切面的中央可见中央灰质。中央灰质正中的孔为中央管。中央管下端与脊髓中央管连续，在延髓上段，则扩大为第四脑室。

2）白质

A. 锥体束：是位于前正中裂两侧、延髓锥体深面的粗大神经纤维束。其纤维主要起自大脑皮质中央前回上 2/3 和中央旁小叶前部的锥体细胞（包括贝兹细胞），在下行至延髓下端时，大部分纤维交叉（锥体交叉）至对侧，下降组成皮质脊髓侧束，少部分纤维不交叉，下降组成皮质脊髓前束。

B. 内弓状纤维和内侧丘系：由薄束核和楔束核发出的纤维绕过中央灰质向腹侧行，是为内弓状纤维。它们在正中线上左右交叉，形成内侧丘系交叉，交叉后的纤维在对侧上行至背侧丘脑形成内侧丘系。

C. 小脑下脚：位于前庭核的外侧。

D. 脊髓小脑前、后束：为脊髓同名束向上的延续，位于外侧边缘区。至延髓上段，脊髓小脑后束已参与组成小脑下脚，而脊髓小脑前束则位于小脑下脚的腹侧，上行至脑桥，再折转经小脑上脚进入小脑。

E. 脊髓丘脑束：脊髓丘脑侧束和脊髓丘脑前束上行至延髓后逐渐趋近合并成脊髓丘脑束。位于下橄榄核的背外侧，脊髓小脑前束的内侧。

三叉神经脊束：位于三叉神经脊束核的外侧，是三叉神经感觉纤维由脑桥下降而成，沿途终止于三叉神经脊束核。

3）网状结构：除上述灰、白质所占区域外，在延髓横切面上，可见由灰、白质混杂的其余区域，为网状结构，其内有网状核。

（2）脑桥的内部结构

1）灰质

A. 展神经核：位于面丘的深面，其纤维行向腹侧出脑桥，组成展神经。

B. 面神经核：是位于展神经核腹外侧的一团灰质。由它发出的纤维先行向背内侧，至展神经核内侧时折向上行，绕过展神经核，再走向腹外侧，形成面神经膝。

C. 前庭神经核：位于脑桥下段背侧的前庭区深面。

D. 三叉神经脊束核：为延髓同名核向上延伸于脑桥下段内的部分。位于前庭核的腹侧。

E. 三叉神经脑桥核和三叉神经运动核：位于脑桥上段内。在经三叉神经运动核的横切面上，可见在小脑上脚的腹侧，有较大的三叉神经脑桥核，它接受来自三叉神经传入纤维，与头面部的触觉传递有关。在该核的内侧有三叉神经运动核，它发出的纤维出脑桥参加组成三叉神经的下颌神经，支配咀嚼肌等。

F. 上泌涎核：形体很小，为一般内脏运动核，发出副交感神经节前纤维加入面神经，控制泪腺、下颌下腺和舌下腺等的分泌。

G. 脑桥核：是脑桥基底部内的分散核团。皮质脑桥束终止于此核，由它发出的纤维行向对侧的小脑半球，形成小脑中脚。

2）白质

A. 锥体束和皮质脑桥束：锥体束为脑桥基底部内的巨大纤维束，继续下行至延髓。皮质脑桥束在脑桥内分散而终止于脑桥核。

B. 小脑中脚：是位于脑桥基底部后外侧的两个大的斜行纤维束。

C. 小脑上脚：位于脑桥背部，主要由来自小脑的纤维束构成，上行终止于对侧中脑的红核及背侧丘脑。

D. 内侧丘系：位于脑桥基底部背侧的被盖部内，是中线两侧向上纵行的粗大纤维束，由延髓上延而来。

E. 脊髓丘脑束：由延髓上延而来，位于内侧丘系的外侧端处。

F. 脊髓小脑前束：在脑桥下段切面上，位于面神经核腹外侧，三叉神经脊束核的腹侧；至脑桥上段时，折转进入小脑上脚，经其外侧边缘进入小脑。

G. 三叉神经脊束：在脑桥下段切面上，可见它位于脊束核的外侧。

H. 斜方体和外侧丘系：在内侧丘系同一位置的横行纤维即为斜方体，是由蜗神经核发出的纤维行向对侧形成。交叉后的纤维上行汇合组成外侧丘系。斜方体前缘是脑桥被盖部与基底部的分界线。内侧丘系纤维垂直穿行于斜方体纤维之间。

3）网状结构：是脑桥被盖部，灰、白质混杂形成的结构，其中灰质较集中的部分称脑桥网状核。

（3）中脑的内部结构：在中脑的横切面上清楚可见组成中脑的 3 个部分：中脑水管周围的部分为导水管周围灰质（中央灰质）；导水管周围灰质背侧的部分为中脑顶盖（上、下丘），其腹侧部分为大脑脚。大脑脚又被黑质分为背侧的被盖和腹侧的大脑脚底。

1）灰质

A. 上丘和下丘核：上丘内的灰、白质交替排列。下丘深面的灰质为下丘核。

B. 中央灰质：在平上、下丘的横切面上，靠近背侧的大灰质块为中央灰质。在中央灰质中央部可见中脑水管。

C. 动眼神经核：在上丘水平，位于中央灰质腹侧部，它的纤维组成动眼神经的躯体运动纤维。

D. 动眼神经副核（E-W 核）：位于动眼神经核上端的背内侧，为一般内脏运动核。发出副交感神经节前纤维随动眼神经出脑，最终支配瞳孔括约肌和睫状肌。

E. 滑车神经核：在下丘水平，位于中央灰质腹侧部，发出纤维绕中央灰质至其背侧，左、右交叉后组成滑车神经，在下丘下方出脑。

F. 三叉神经中脑核：位于导水管周围灰质的外缘，从中脑上端向下行至脑桥中断，为一般躯体感觉核，其功能与传到咀嚼肌、面肌和眼球外肌上位本体感觉有关。

G. 红核：在上丘水平，为位于被盖中央部分内的一对圆柱形核团。红核发出的纤维左右交叉后下行组成红核脊髓束。

H. 黑质：是位于左、右大脑脚底背侧的灰质带，与运动有关。

2）白质

A. 大脑脚底：由密集的锥体束和皮质脑桥束组成。

B. 内侧丘系和脊髓丘脑束：是位于黑质背面的神经束，在横切面上呈弧形排列。弧形的背外侧端为脊髓丘脑束，余部为内侧丘系。

C. 外侧丘系：位于内侧丘系和脊髓丘脑束的背外侧。

D. 小脑上脚交叉：（结合臂交叉），在下丘水平，是位于被盖中央部分的交叉纤维。它来自小脑，终于红核及背侧丘脑。

3）网状结构：中脑的其余部分由灰、白质混杂形成网状结构，位于中脑被盖部。

三、小　　脑

【实验目的】

1. 掌握小脑位置、外形、形态学分叶。

2. 掌握小脑核的位置、小脑的纤维联系；了解小脑功能及小脑损伤的临床表现。

【实验材料】　小脑外形标本及模型；小脑脚标本及模型；小脑水平切面。

【实验内容】　小脑位于颅后窝内，可分为前、后两缘和上、下两面。上面与大脑之间隔有小脑幕，其下面朝向脑桥和延髓。小脑前缘通过小脑上、中、下脚与脑干相连，并与菱形窝围成第四脑室。小脑的中间部称小脑蚓，两侧部为小脑半球。小脑半球下面的内侧部分膨隆为小脑扁桃体，它靠近枕骨大孔处。对照模型观察小脑外形，尤其要注意第四脑室的位置（图2-11-3，图2-11-4）。

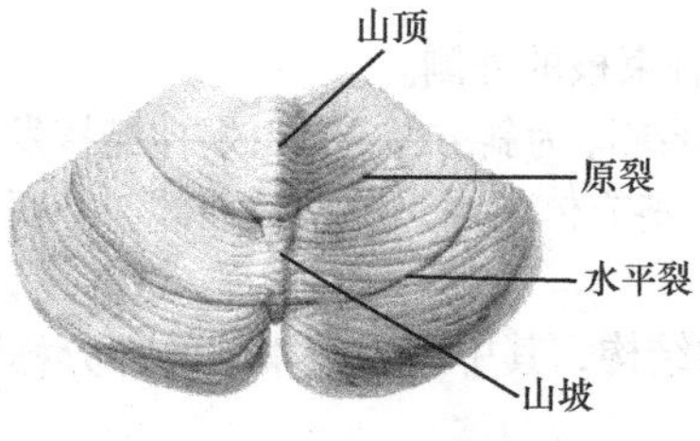

图 2-11-3 小脑外形（上面观）

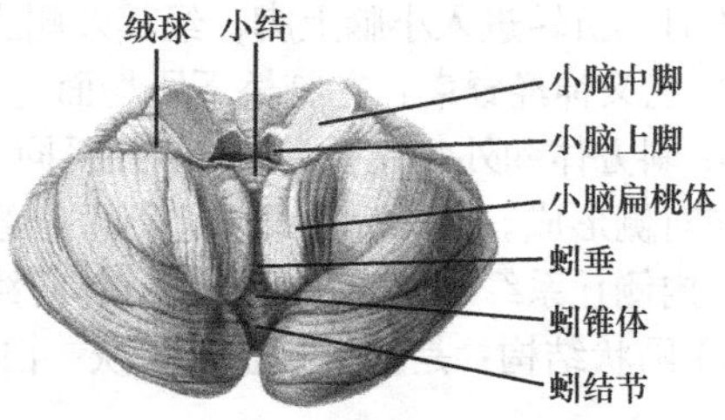

图 2-11-4 小脑外形（前面观）

1. 小脑分叶

2. 小脑的内部结构 在剥制的小脑核团及小脑切面标本上观察。

小脑包括表面的皮质、深部的髓质和小脑核。

（1）小脑皮质：位于小脑表面的灰质。

（2）小脑核：位于小脑内部，埋于小脑髓质内。共 4 对，由内侧向外侧依次为顶核、球状核、栓状核和齿状核（图 2-11-5）。

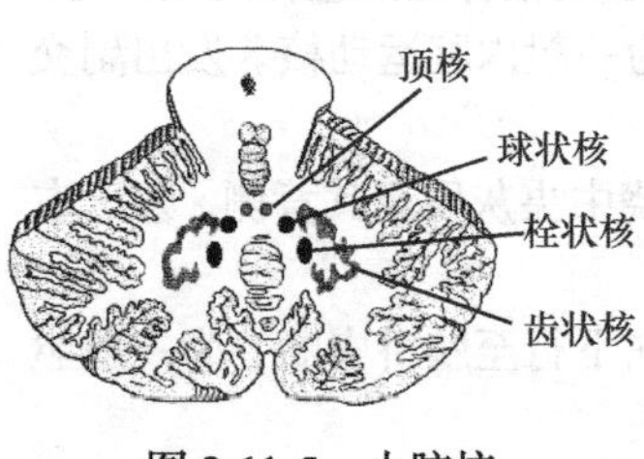

图 2-11-5 小脑核

（3）小脑髓质：主要由小脑的传入和传出纤维组成。这些纤维组成小脑上、中、下三对脚。

A. 小脑上脚（结合臂）：主要由小脑齿状核发出的纤维组成，行向对侧终于红核和背侧丘脑。

B. 小脑中脚（脑桥臂）：由脑桥核发出的横行纤维交叉后组成，进入小脑半球。

C. 小脑下脚（绳状体）：主要由来自脊髓、延髓进入小脑的纤维（脊髓小脑后束、前庭小脑束和橄榄小脑束等）构成。

四、间　脑

【实验目的】

1. 掌握间脑的位置及分部。

2. 掌握背侧丘脑核团的位置、特异性中继核团的主要纤维联系及功能；了解非特异性中继核团和联络性核团。

3. 掌握后丘脑核团的主要纤维联系及功能；了解上丘脑和底丘脑的位置。

4. 掌握下丘脑的位置、分区；了解下丘脑的纤维联系及功能。

【实验材料】 脑正中矢状切面标本；间脑、脑干标本模型；下丘脑内部核团模型；脑室模型；脑室标本。

【实验内容】

1. 间脑的位置与分部 参照间脑模型观察标本，注意辨认间脑的分部及各部的位置。间脑位于中脑与大脑半球之间，分为 5 部分：

（1）背侧丘脑：呈卵圆形，分两端四面。前端称丘脑前结节。后端称丘脑后结节（丘脑枕）。背侧面和内侧面游离，外侧面接内囊，腹侧面接下丘脑和底丘脑。

（2）后丘脑：位于丘脑枕的下外方，包括内侧膝状体和外侧膝状体。

（3）上丘脑：位于背侧丘脑的后上方，包括丘脑髓纹、缰三角、缰连合及松果体。

（4）底丘脑：为中脑被盖与背侧丘脑的过渡区。

（5）下丘脑：为下丘脑沟以下的部分，它参加围成第三脑室的侧壁下部及底壁。从前向后有视交叉、视束、灰结节、漏斗、垂体和乳头体。

2. 间脑的内部结构 用间脑内部结构模型对照观察，以背侧丘脑和下丘脑为主。

（1）背侧丘脑的核团：背侧丘脑的内部有“Y”字形白质，称内髓板，它将背侧丘脑分为中线核群、内侧核群、板内核群、外侧核群和前核群（图 2-11-6）。

1）中线核群：是第三脑室侧壁内的一些灰质小核团。

2）内侧核群：位于中线核群与内髓板之间，有内侧背核等。

3）板内核群：为散在于内髓板内的一些灰质块，有束旁核和中央中核等。

4）外侧核群：位于内髓板与内囊之间。分为背侧核群和腹侧核群。腹侧核群包括腹前核、腹中间（外侧）核和腹后核。腹后核又分为腹后外侧核和腹后内侧核。腹后核为一般躯体感觉传导通路中第 3 级神经元胞体所在处。

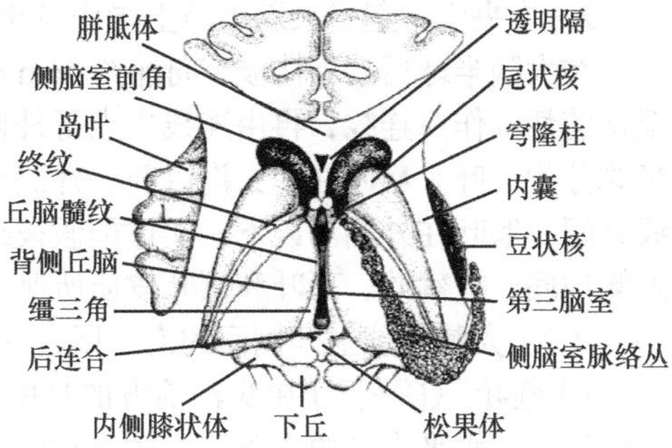

图 2-11-6 间脑

5）前核群：位于内髓板分叉部的前上方。

（2）后丘脑的核团

1）内侧膝状体：位于丘脑枕的外下方，借下丘臂与下丘相连，其核为听觉传导通路的中继核。

2）外侧膝状体：在内侧膝状体的外侧，借上丘臂连上丘，其核为视觉传导通路的中继核。

（3）上丘脑的核团：缰核位于缰三角深面，缰核通过缰核脚间束与脚间核联系。

（4）底丘脑的核团：为底丘脑核，位于黑质的背外侧。

（5）下丘脑的核团：对照图谱，观察模型。

1）视上核：位于视交叉上方的第三脑室侧壁内。

2）室旁核：位于视上核背侧。

视上核发出视上垂体束；室旁核发出室旁垂体束，均至垂体后叶。

3）结节核：位于灰结节深面。

4）乳头体核：位于乳头体深面。穹隆止于此核。

3. 第三脑室 为位于两侧背侧丘脑和下丘脑之间的狭窄腔隙。前方借左、右室间与两侧大脑半球内的侧脑室相通，后方通中脑水管。

五、端　　脑

【实验目的】

1. 掌握大脑半球的主要沟裂、分叶和各叶上的主要沟、回的位置。

2. 掌握大脑皮质的第一躯体运动区和第一躯体感觉区的位置、定位关系和主要功能；掌握大脑皮质的视觉区和听觉区的位置和主要功能，了解它们的纤维投射特点；掌握运动性语言中枢、书写中枢、听觉性语言中枢的部位及其功能，了解它们的临床意义。

3. 掌握侧脑室的位置、形态、分部及其脉络丛。

4. 掌握大脑半球连合系中胼胝体的位置和形态、了解穹隆的起止和位置；掌握内囊的位置、形态、分部和通过内囊的主要纤维束的局部位置及其临床意义。

5. 掌握基底核的位置、组成以及纹状体的组成、各核团的位置关系、纤维联系和功能。

【实验材料】 整脑及脑的正中矢状切面标本；岛叶标本；脑的水平切面标本；去除豆状核示内囊投射纤维标本；侧脑室、背侧丘脑、尾状核、豆状核、内囊相互关系的模型；海马、穹隆及前连合的标本；大脑纤维束剥制标本。

【实验内容】

1. 端脑外形　端脑又称大脑。观察整脑标本，可见呈矢状位的大脑纵裂将大脑分为左、右大脑半球。在脑的正中矢状切面标本上，每个半球均可分为 3 个面，即上外侧面、内侧面和下（底）面。大脑半球表面有许多沟，沟与沟间有隆起的回。

（1）大脑半球的分叶：在一侧大脑半球标本上，观察 3 条主沟将半球分成 5 个叶的情况。

1）外侧沟：起自大脑底面。转向上外侧面，末端伸延至顶叶。

2）中央沟：起自大脑半球上缘中点稍后，行向前下，几达外侧沟。

在大脑半球后端（枕极）向前约 4cm 处，于上外侧面与底面交界处有一枕前切迹。由顶枕沟至枕前切迹作一连线，再由连线中点至外侧沟末端作一连线，此 2 条假设线与 3 条主沟可将大脑半球分为 5 叶。额叶在中央沟以前，外侧沟以上。顶叶在中央沟以后，外侧沟以及上述两条假设线之间。颞叶在外侧沟以下，上述两假设线以前。枕叶在顶枕沟与枕前切迹连线以后。岛叶隐于外侧沟底，被额叶、顶叶和颞叶皮质所遮盖。

（2）大脑半球上外侧面的沟、回

1）额叶：①平行于中央沟前方的是中央前沟，两沟间为中央前回。②额上沟与额下沟为自中央前沟向前水平走向的 2 条沟。额上沟以上为额上回，额上、下沟之间为额中回，额下沟以下为额下回。

2）顶叶：①平行于中央沟后方的是中央后沟，两沟间为中央后回。②自中央后沟向后行的沟为顶内沟。此沟以上的脑回为顶上小叶，沟以下的脑回为顶下小叶。顶下小叶又分为围绕外侧沟末端的缘上回和围绕颞上沟后端的角回。

3）颞叶：①颞上沟平行于外侧沟，两沟间的脑回为颞上回。分开外侧沟，于颞上回背面可见几条横向排列的脑回，称颞横回。②颞下沟在颞上沟下方，且与之平行，两沟间为颞中回；颞下沟以下为颞下回。颞下回下缘与位于半球下面的枕颞外侧回分界。

（3）大脑半球内侧面和下面的沟、回

1）中央沟：是上外侧面中央沟在内侧面的延伸段。

2）胼胝体沟：是环绕胼胝体上缘的沟。

3）扣带沟：是在胼胝体沟上方并与之平行的沟。扣带沟在中央沟的前、后方向半球上缘各发出一沟，位于中央沟前方的沟称中央旁沟，后方的沟称缘支。中央旁沟与缘支之间的脑回称中央旁小叶，其前、后部分别为中央前、后回向半球内侧面的延伸部。扣带沟与胼胝体沟间的脑回称扣带回。

4）顶枕沟：在大脑半球内侧面后部，由后上斜向前下行，与缘支之间的脑回为楔前叶。

5）距状沟：自胼胝体压部下方开始，呈弓形向后行达枕极。距状沟与顶枕沟之间的脑回称楔叶。

6）侧副沟：是在颞叶下面几乎呈水平行走的沟。其内侧的脑回在后部（与距状沟之间）为舌回。前部为海马旁回。海马旁回前端向上后弯曲成钩状，称为钩（海马旁回钩）。

7）边缘叶：扣带回、海马旁回及钩合称边缘叶。

8）海马与齿状回：海马旁回的皮质内卷至侧脑室底部形成海马，它与海马旁回之间的沟称海马沟。海马内侧，呈锯齿状的窄条灰质为齿状回。

9）枕颞沟：是在侧副沟外侧并与之平行的沟。枕颞沟与侧副沟之间的脑回为枕颞内侧回，沟以外的部分为枕颞外侧回。

10）嗅沟：在额叶下面平行于内侧缘的沟。沟外侧的回称眶回。沟内有嗅束通过。嗅束前端膨大为嗅球，向后扩大为嗅三角。在嗅三角后方有一多孔的灰质区称前穿质。嗅束后端分成两束，向外行的称外侧嗅纹，向内行的为内侧嗅纹。

（4）大脑皮质的功能定位

1）运动中枢（第1躯体运动区）：在中央前回和中央旁小叶前部，管理全身骨骼肌的运动。

2）感觉中枢（第1躯体感觉区）：位于中央后回和中央旁小叶后部，接受全身的浅、深感觉信息。

3）视觉中枢（视区）：位于距状沟周围的枕叶皮质。

4）听觉中枢（听区）：位于颞横回。

5）平衡觉中枢（平衡觉区）：位于中央后回下端面部代表区附近。

6）嗅、味觉中枢：嗅觉中枢在海马旁回钩附近。味觉中枢可能位于中央后回下端的岛盖部，即头面部感觉区的下方。

7）内脏调节中枢：位于边缘叶。

8）语言中枢（语言区）（图2-11-7）

A. 运动性语言（说话）中枢：在额下回后1/3处，又称Broca区。

B. 听觉性语言（听讲）中枢：在颞上回后部。

C. 视觉性语言（阅读）中枢：在角回。

D. 书写中枢：在额中回的后部。

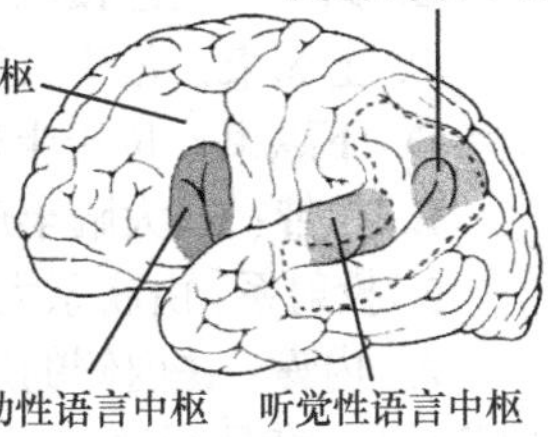

图2-11-7 大脑皮质语言中枢

临床实践证明，善用右手的人，其语言中枢在左半球，即所谓优势半球。善用左手的人，其中少数人的语言中枢在右半球，多数仍在左半球。

（5）大脑正中矢状切面上的其他结构 结合模型对照剥制标本，观察下列结构。

1）胼胝体：在正中矢状切面上呈弓形，其中部称胼胝体干，后端钝圆称胼胝体压部，前端弯向腹侧称胼胝体膝，膝末端向后弯尖细的部分称胼胝体嘴。

2）终板：是由胼胝体嘴延至视交叉的薄片脑组织。

3）前连合：是在终板上端后方的一束横行纤维，此处仅见其横断面。

4）穹隆：是在胼胝体干下方向前弯曲直行至胼胝体嘴处进入下丘脑的纤维，此处仅见其一部分。

5）室间孔：是位于背侧丘脑前端与穹隆柱之间的孔，它沟通第三脑室与侧脑室。

2. 端脑的内部结构

（1）基底核：为大脑半球深部靠近脑底的灰质团块，可通过剥制的基底核标本、模型及大脑水平切面标本对照观察（图2-11-8）。

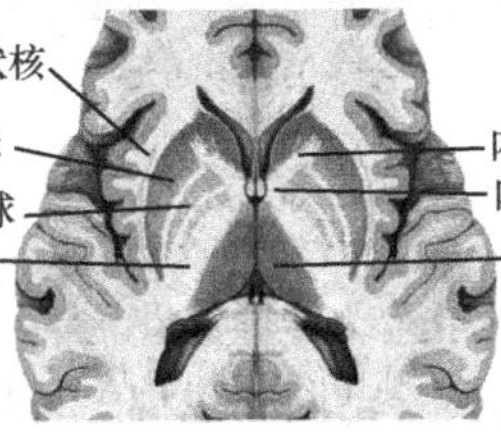

图2-11-8 基底核、背侧丘脑及内囊

1）尾状核：呈马蹄铁形，其前端膨大为头，中央部为体，其余部分缩细弯向前方为尾，尾状核尾末端与杏仁体相连。

2）豆状核：为一双凸透镜形的灰质块，位于岛叶的内侧，尾状核和背侧丘脑的外侧，核的前下方与尾状核头相连。核内被两个髓板分隔成3部分，外侧部称壳，内侧两部分为苍白球（见水平切面标本）。尾状核与豆状核合称纹状体，而尾状核与壳则合称新纹状体，苍白球称旧纹状体。

3）杏仁体：位于海马旁回钩内，连于尾状核尾的末端。

4）屏状核：为介于豆状核与岛叶之间的薄层灰质（见大脑水平切面标本）。

（2）髓质（白质） 大脑半球内部的髓质，包括连合系、联络系和投射系。对照标本观察下列结构。

1）连合系：由连结左、右半球皮质的纤维构成，包括胼胝体、穹隆和穹隆连合、前连合。

A. 胼胝体：由连结左、右半球新皮质的纤维组成。在经胼胝体上方的水平切面上，可见其纤维向两半球前、后、左、右辐射，连系额、顶、枕叶。其后端一部分纤维弯向下，连系两侧颞叶，胼胝体下面构成侧脑室的顶。

B. 穹隆和穹隆连合：在海马、穹隆、前连合标本上可见穹隆呈“X”形，它起自海马内侧的海马伞，呈弓形向上贴于胼胝体下面，左右相接近，其中一部分纤维交叉至对侧构成穹隆连合，连接两侧海马。两侧穹隆纤维在中线相并而行向前，至室间孔附近又分开，形成穹隆柱，最后终于乳头体。

C. 前连合：是连接两半球嗅球和颞叶的纤维束。

2）联络系：是联系本侧大脑半球回与回间或叶与叶间的纤维（见大脑纤维剥制标本）。

A. 弓状纤维：连接相邻的脑回。

B. 钩束：是连接颞、额两叶前部的纤维。

C. 上纵束：位于大脑外侧沟周围，是连接额叶、枕叶和颞叶的纤维束。

D. 下纵束：位于半球下面，是连接枕叶和颞叶的纤维束。

E. 扣带：在大脑半球内侧边缘叶深部，是由嗅三角处延伸到钩的纤维束。

3）投射系：由联系大脑皮质和皮质下中枢的上行和下行纤维组成。内囊是投射系的重要结构。

A. 内囊：在内侧的尾状核、背侧丘脑和外侧的豆状核之间，内囊分为尾状核与豆状核之间的内囊前肢，背侧丘脑与豆状核之间的内囊后肢和前、后肢夹成的钝角称内囊膝（见大脑水平切面）。各部通过的纤维束见传导通路（图 2-11-8）。

B. 外囊：是介于豆状核和屏状核之间的白质带，其中主要通过皮质纹状体纤维。

（3）侧脑室：左、右大脑半球内各有一空腔，称侧脑室，它由 4 部分组成。

1）中央部：在顶叶内，其顶为胼胝体，底为尾状核体和背侧丘脑。

2）前角：由中央部向前伸入额叶内，其顶为胼胝体，底为尾状核头。

3）后角：较短，由中央部向后伸入枕叶白质中。

4）下角：由中央部向下前伸入额叶，其底面有海马和海马伞，顶为尾状核尾、杏仁体和脑的白质组成。

侧脑室脉络丛位于中央部和下角内，经室间孔与第三脑室脉络丛相连（在显示侧脑室的标本及模型上，观察侧脑室各部及其位置）。

六、神经传导通路

【实验目的】

1. 掌握躯干和四肢感觉传导路的组成、各级神经元胞体及纤维束的位置、交叉位置；掌握视觉传导路的组成、各级神经元胞体及纤维束的位置、交叉位置。

2. 掌握运动传导路的组成、各级神经元胞体及纤维束的位置、交叉位置。

【实验材料】 各种传导通路模型；脑干典型断面照片。

【实验内容】 脑和脊髓的传导通路按功能可分为感觉传导通路和运动传导通路。感觉传导通路是将神经冲动自感受器经周围神经、脊髓、脑干传至高位中枢的传导通路，也称上行传导通路。运动传导通路是将冲动自大脑皮质通过脑干、脊髓、周围神经传至效应器的传导通路，也称下行传导通路。

1. 感觉传导通路 在模型上重点观察感觉传导通路的 3 级神经元的位置及纤维交叉的位置。在脑干典型断面的照片上重点观察传导束在不同脑干平面的位置。

（1）浅部感觉传导通路：浅部感觉是指皮肤和黏膜的痛、温觉和触觉。皮肤的触觉分为粗略触觉和精细触觉（两点辨别觉）两种，其中精细触觉的纤维走行在深部感觉传导通路中。

1）躯干、四肢的痛、温觉和粗略触觉传导通路（图 2-11-9）：第 1 级神经元为脊神经节中的假单极神经元，其周围突分布于躯干、四肢的皮肤；传导痛、温觉的中枢突经后根外侧部入脊髓组成背外侧束，在束内上升 1～2 脊髓节后终于后角固有核。后角固有核的神经元（第 2 级神经元）发轴突经白质前连合至对侧外侧索上升，形成脊髓丘脑侧束。传导粗略触觉的中枢支在后根内侧部入脊髓后索内上升 1～2 个节段，亦终于后角固有核，后角固有核的轴突小部分入同侧前索，大部分越过中线至对侧前索上升，形成脊髓丘脑前束。脊髓丘脑前束与脊髓丘脑侧束至延髓中部合并成脊髓丘脑束，终于背侧丘脑的腹后外侧核。背侧丘脑腹后外侧核内神经元（第 3 级神经元）发出的轴突组成丘脑中央辐射（丘脑皮质束），经内囊后肢至大脑中央后回上、中部和中央旁小叶后部的皮质。

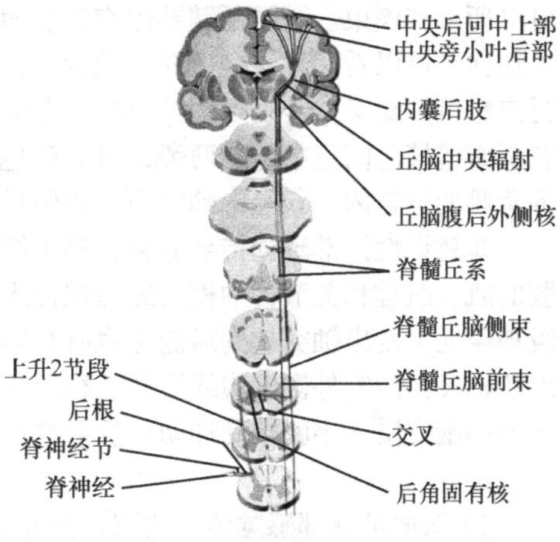

图 2-11-9　躯干和四肢痛温觉、粗略触觉和压觉传导通路

对照图谱观察传导躯干、四肢痛、温觉的纤维在脊髓丘脑侧束中的定位排列，即从腹外侧向背内侧依次为发自骶、腰、胸、颈髓的纤维。

观察脊髓丘脑侧束、前束在脊髓、脑干横切面上的所在位置：①脊髓切面，脊髓丘脑侧束位于脊髓小脑前束内侧，前束位于灰质前角的腹侧。②延髓锥体交叉切面，位于和脊髓相当的位置。③延髓内侧丘系交叉和延髓上段（橄榄中、上部）切面，两束已合并为脊髓丘脑束，位于脊髓小脑前束的内侧，下橄榄核的背外侧。④脑桥（经面丘、三叉神经运动核）和中脑（经上丘、下丘）切面，位于内侧丘系的背外侧。

2）头面部痛、温觉和触觉传导通路：第 1 级神经元在三叉神经（半月）节内，其周围支经三叉神经分布于头面部皮肤、口、鼻腔黏膜和牙齿等；中枢支经三叉神经根入脑桥分为短升支和长降支，短升支上升到三叉神经脑桥核，传导触觉。长降支下降为三叉神经脊束，沿途中止于其内侧的三叉神经脊束核，传导痛、温觉。第 2 级神经元在三叉神经脑桥核和脊束核内，它们的轴突大部分交叉到对侧上升（三叉神经脑桥核发出部分纤维在同侧上升）组成三叉丘系，位于内侧丘系的背侧，上升至背侧丘脑的腹后内侧核。由背侧丘脑的腹后内侧核（第 3 级神经元）的轴突组成丘脑中央辐射（丘脑皮质束），经内囊后肢至中央后回下部的皮质。

（2）深部感觉传导通路：深部感觉又称本体感觉，包括位置觉、运动觉和振动觉。

1）躯干、四肢的深部感觉传导通路：躯体深部感觉传导通路分为上传到大脑皮质的意识性深部感觉传导通路和上传到小脑皮质的非意识性深部感觉传导通路。

意识性深部感觉传导通路（图 2-11-10）：躯干、四肢的精细触觉传导通路与意识性深部感觉传导通路伴行，其感受器为皮肤精细触觉感受器。第 1 级神经元在脊神经节内，其一部分周围支分布于肌、肌腱和关节的深部感受器，传导深部感觉冲动；另一部分周围支分布于皮肤的触觉感受器，传导精细触觉冲动；中枢支均经后根内侧部入脊髓后索上升，形成薄束和楔束，终于薄束核和楔束核（第 2 级神经元）。第 2 级神经元的轴突形成内弓状纤维，向前绕中央灰质腹侧，左右交叉称内侧丘系交叉，交叉后纤维上升形成内侧丘系至背侧丘脑的腹后外侧核。背侧丘脑腹后外侧核（第 3 级神经元）发出的轴突组成丘脑中央辐射（丘脑皮质束），经内囊后肢到中央后回的中、上部、中央旁小叶后部的皮质，深部感觉冲动还可传至中央前回的皮质。

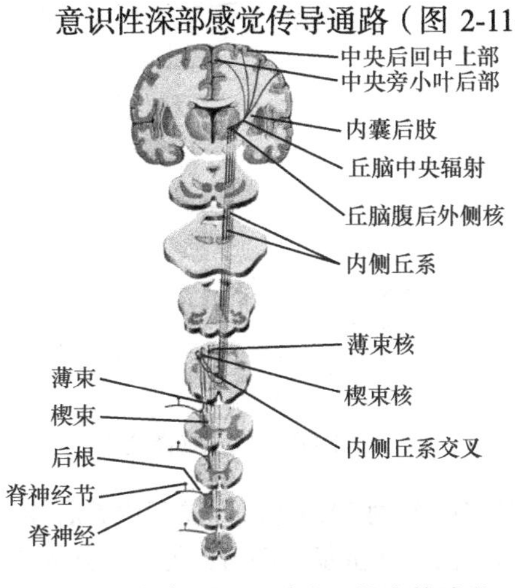

图 2-11-10　躯干和四肢意识性本体感觉传导通路

观察深部感觉传导通路在脊髓和脑干切面上的所在位置：①经脊髓切面，在胸髓第 4 节以上脊髓的后索内

可见薄束和楔束。②经延髓锥体交叉切面，簿、楔束位置和脊髓中的相当。③经延髓内侧丘系交叉切面，可以看到薄、楔束纤维减少，其深方有增大的薄束核和楔束核，以及由二核发出的轴突行向腹侧并交叉，形成内弓状纤维和内侧丘系交叉。④经延髓上段的切面（橄榄中、上部），在左右下橄榄核之间正中缝的两旁，可见深色的内侧丘系。⑤经脑桥切面，内侧丘系横位于脑桥基底部背侧的被盖内。⑥经中脑切面，内侧丘系位于黑质的背侧，略呈牛角形。

非意识性深部感觉传导通路：第1级神经元位于脊神经节内，其周围支主要分布于躯干和下肢的肌、肌腱和关节；中枢支经后根传入脊髓后角并形成突触。后角中间内侧核内神经元（第2级神经元）发出轴突越到对侧（也有在同侧）外侧索边缘前部上行形成脊髓小脑前束；自胸核发出的轴突在同侧外侧索边缘后部上行组成脊髓小脑后束。此二束最后分别行经小脑上脚和下脚终于旧小脑皮质。小脑接受冲动后反射性调节躯干和四肢肌张力并协调其运动，以维持身体的平衡和姿势。

2）头面部深部感觉传导通路：头面部深部感觉传导通路的第1级神经元是三叉神经中脑核，其向上的传导通路目前尚不清楚。

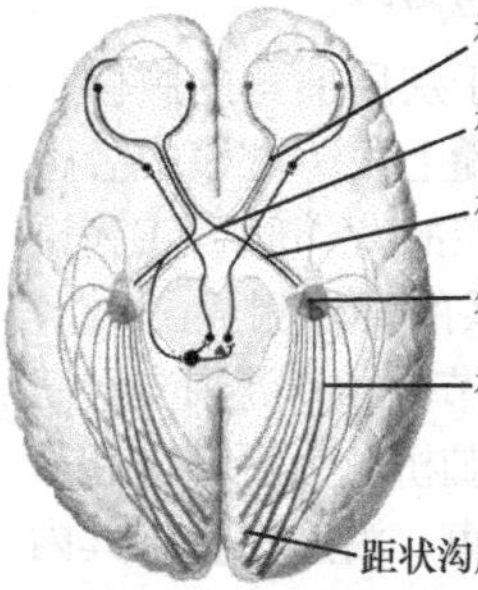

图 2-11-11 视觉传导通路

（3）视觉传导通路（图 2-11-11）：视觉传导通路中的第1级神经元为视网膜的双极细胞，其周围突与视杆细胞、视锥细胞形成突触；中枢突与节细胞形成突触。第2级神经元为节细胞，其轴突组成视神经，入颅腔形成视交叉，其中部分纤维（颞侧）不交叉形成同侧视束，部分纤维（鼻侧）交叉到对侧参与组成对侧视束，最后终止于外侧膝状体、上丘和顶盖前区。由外侧膝状体神经元（第3级神经元）发出轴突组成视辐射，经内囊后肢，终于距状沟两侧的枕叶皮质即视觉中枢。

2. 运动传导通路 注意观察上、下运动神经元的所在位置及上运动神经元发出轴突的交叉部位。

（1）锥体系：由上、下两级运动神经元组成。上运动神经元是位于大脑皮质中央前回和中央旁小叶前部的贝兹细胞及其他锥体细胞，其中一些轴突组成皮质脊髓束，终于脊髓前角；另一些轴突组成皮质核束，终于脑神经运动核。皮质脊髓束和皮质核束合称锥体束。脊髓前角和脑神经运动核内的运动神经元为下运动神经元。

1）皮质脊髓束（图 2-11-12）：上运动神经元是位于中央前回的中、上部和中央旁小叶前部的贝兹细胞和其他锥体细胞，发出的轴突经内囊后肢下降至延髓下端，大部分纤维交叉（锥体交叉）后至对侧脊髓外侧索内下降称皮质脊髓侧束，终止于脊髓前角的运动神经元（下运动神经元）；少部分纤维不交叉，在同侧前索内下降称皮质脊髓前束。皮质脊髓前束的纤维在脊髓内逐节交叉终于对侧脊髓前角运动神经元。由前角运动神经元发出的轴突经脊神经前根、脊神经，而到达躯干和四肢的骨骼肌。

在皮质脊髓束中，有始终不交叉而终于同侧前角运动神经元的纤维，通过前角运动神经元发出的轴突支配躯干肌，所以躯干肌是接受双侧皮质脊髓束支配的。

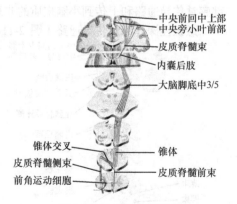

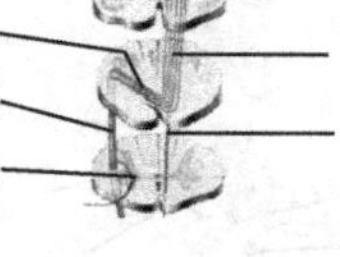

图 2-11-12 皮质脊髓束

观察皮质脊髓束在中枢神经系统不同切面上的所在位置：①经大脑水平切面，位于内囊后肢。②经中脑切面，位于大脑脚底中间 3/5 部分。③经脑桥切面，位于脑桥基底部内，为多数分散的神经束断面。④经延髓上段切面，此束位于前正中裂两旁。⑤经锥体交叉切面，可见在前正中裂处有交叉的纤维以及交叉后下行的纤维，后者位于交叉的背外侧。⑥经脊髓切面，可见皮质脊髓侧束位于外侧索内，皮质脊髓前束位于前正中裂两旁的前索内。

2）皮质核束（皮质脑干束）（图 2-11-13）：上运动神经元是位于中央前回下部的贝兹细胞和其他锥体细胞，发出的轴突经内囊膝下行至脑干，并陆续终止于各脑神经运动核。在模型上注意观察除面神经核下部和舌下神经核只接受对侧来的皮质核束的纤维外，其余脑神经运动核（动眼神经核、滑车神经核、三叉神经运动核、展神经核、面神经核上部、疑核和副神经脊髓核）均接受来自双侧的皮质核束的纤维。各脑神经运动核内的运动神经元为下运动神经元，它们发出轴突参与组成Ⅲ、Ⅳ、Ⅴ、Ⅵ、Ⅶ、Ⅸ、Ⅹ、Ⅺ、Ⅻ对脑神经，支配眼球外肌、咀嚼肌、面肌、腭肌、咽肌、喉肌、胸锁乳突肌、斜方肌和舌肌。

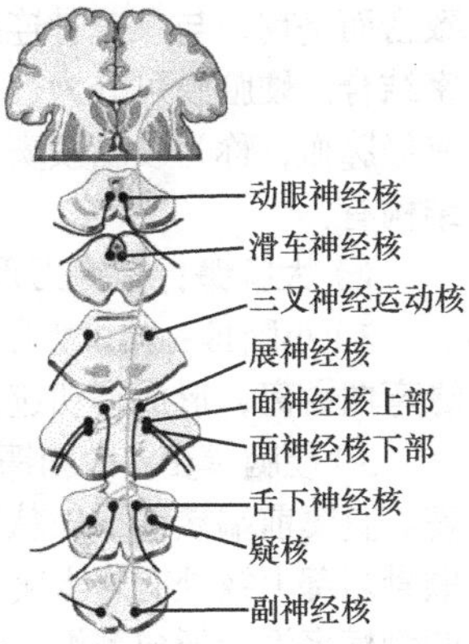

图 2-11-13　皮质核束

观察皮质核束在脑不同切面上的所在位置：①经大脑水平切面，位于内囊膝。②经中脑切面，位于大脑脚底中 3/5 的内侧部。③经脑桥和延髓切面，位于锥体束内，并复习观察各脑神经运动核。

（2）锥体外系：锥体系以外的运动传导通路。

七、脑和脊髓的被膜与血管

【实验目的】

1. 掌握脊髓的 3 层被膜、硬膜外腔和蛛网膜下隙的位置，并了解其临床意义；掌握硬脑膜的组成特点、其形成物的名称和位置，主要硬膜窦的名称、位置和连通；了解颅内、外颅内、外静脉的连通及临床意义；了解软脑膜的概况。

2. 掌握脑的动脉来源、颈内动脉和椎动脉的行程及其主要的分支分布；掌握大脑动脉环的组成、位置和功能意义；了解脑的静脉；了解脊髓的动脉和静脉。

3. 掌握脑脊液的循环路径。

【实验材料】　脊柱横断面示脊髓被膜的标本；脊髓及其被膜的离体标本；硬脑膜及硬脑膜窦的标本；经海绵窦的冠状面标本；头的正中矢状切标本示蛛网膜粒和大脑大静脉；脑底面的动脉标本；大脑半球上外侧面和内侧面的动脉标本；大脑浅静脉标本；脊髓动脉标本。

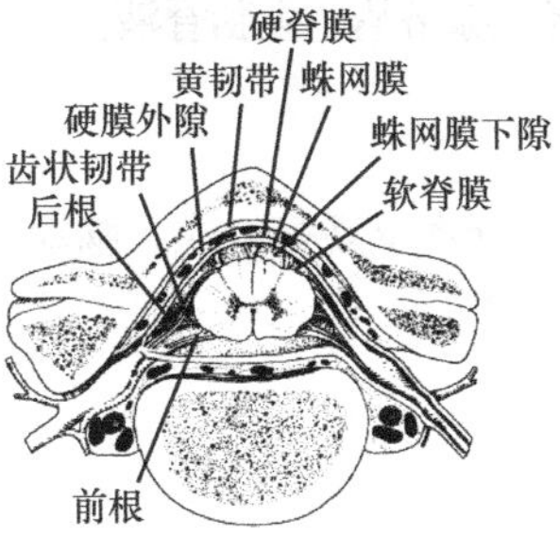

图 2-11-14　脊髓被膜

【实验内容】

1. 脊髓的被膜　在脊髓及其被膜的离体标本及脊柱横断面标本上观察脊髓的 3 层被膜及被膜间的腔隙（图 2-11-14）。

（1）硬脊膜：包被脊髓形成一个封闭的囊，上端附于枕骨大孔边缘，下端至第 2 骶椎下面变细，包绕终丝，附于尾骨。硬脊膜向两侧与脊神经外膜相续。

（2）脊髓蛛网膜：附于硬脊膜内面，薄而透明。

（3）软脊膜：紧贴于脊髓表面。软脊膜在脊髓两侧的脊神经前、后根之间形成呈三角形的齿状韧带，向外附着于硬脊膜。在脊柱横断面的标本上观察脊髓的三层被膜间的腔隙。硬脊膜与椎管骨膜之间为硬膜外隙（腔），隙内有椎内静脉丛、淋巴管和脂肪，并有脊神经根通过。硬脊膜外麻醉即于此隙进行。蛛网膜与软脊膜之间为蛛网膜下隙（腔），活体充满脑脊液。在尸体标本上因脑脊液流失致蛛网膜贴在软脊膜上。蛛网膜下隙亦有脊神经根通过，该隙在脊髓下端与第 2 骶椎水平之间扩大称为终池，内容马尾。

2. 脑的被膜

（1）硬脑膜及其形成物：在硬脑膜和硬脑膜窦标本上，观察硬脑膜及其形成的结构。硬脑膜致密而坚韧，与颅盖骨连接疏松，容易分离，其间有潜在的硬膜外隙。在颅底，硬脑膜与颅骨紧密结合。硬脑膜可分为彼此相贴的两层膜，在某些部位两层分离，形成腔隙，腔面衬有内皮，含有静脉血，称为硬脑膜窦。硬脑膜在有些部位内层折叠成隔膜，伸入脑的裂隙中。硬脑膜形成的结构有：

1）大脑镰：呈镰刀形，伸入大脑纵裂，下缘游离，达胼胝体上方。后部与小脑幕相连。

2）小脑幕：伸入大脑横裂，分隔小脑与大脑半球枕叶，形成颅后窝与小脑的顶盖，其前内侧缘弯曲游离，形成幕切迹，围绕中脑。小脑幕向上稍隆起，在中线处与大脑镰相连。

3）硬脑膜窦：大脑镰上、下缘内分别有上矢状窦和下矢状窦。大脑镰与小脑幕相连处内有直窦。直窦前端接纳下矢状窦和大脑大静脉的静脉血。小脑幕的后外缘内有位于横窦沟内的横窦。颞骨岩部上缘处有岩上窦。颞骨岩部后面下缘处有岩下窦。在枕内隆凸近旁，上矢状窦、直窦与两侧横窦汇合形成窦汇。横窦向下续为乙状窦（在乙状窦沟内）。乙状窦在颈静脉孔处移行为颈内静脉。

在蝶鞍两侧有海绵窦。海绵窦向后经岩上窦通横窦，并借岩下窦汇入颈内静脉。在经海绵窦的冠状切面标本上，可见窦内有颈内动脉和展神经通过。而在窦的外侧壁内自上而下有动眼神经、滑车神经、眼神经和上颌神经通过。

（2）脑蛛网膜和软脑膜：在整脑和头颅正中矢状切面标本上进行观察。脑蛛网膜为一层非薄透明的薄膜。软脑膜紧贴脑表面。脑蛛网膜与硬脑膜和软脑膜之间分别形成硬膜下隙（潜在的）和蛛网膜下隙。因蛛网膜下隙中脑脊液流失，故脑蛛网膜就贴在软脑膜上，但它不似软脑膜紧贴脑表面并伸入沟裂，而是跨越脑沟和相邻的脑部。有些部位蛛网膜下隙扩大形成蛛网膜下池。在头的正中矢状切面上可见位于小脑与延髓之间背侧的小脑延髓池，大脑脚之间的脚间池，视交叉前方的交叉池，脑桥基底部周围的桥池和环绕中脑周围的环池。在上矢状窦两侧蛛网膜形成许多颗粒状突起，伸入上矢状窦内称蛛网膜粒，脑脊液经此渗入上矢状窦。

在正中矢状切面上，在背侧丘脑的背侧可见第三脑室脉络丛，在第四脑室顶处可见第四脑室脉络丛。软脑膜及其表面的血管与脑室室管膜共同构成脉络组织，在某些部位脉络组织中的血管反复分支成丛并突入脑室形成脉络丛。侧脑室脉络丛在大脑内部结构中已观察。脉络丛产生脑脊液。

3. 脑和脊髓的血管

（1）脑的血管

1）脑的动脉：来自颈内动脉和椎动脉。在脑底和一侧大脑半球的动脉标本上观察组成大脑动脉环的动脉及其分支（图 2-11-15）。

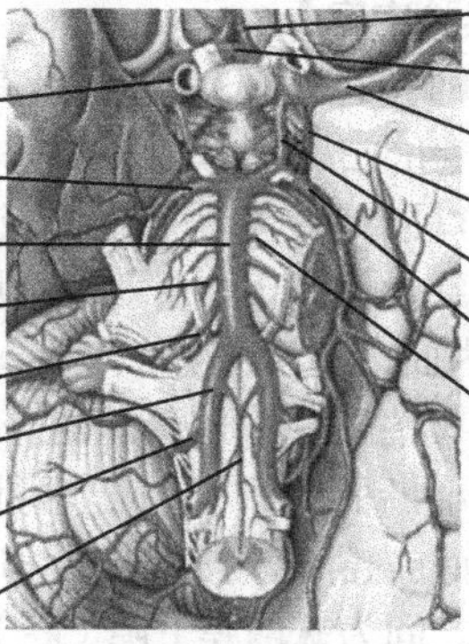

图 2-11-15　脑的动脉

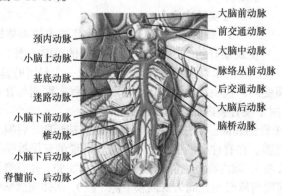

基底动脉：由左、右椎动脉经枕骨大孔入颅腔后在脑桥下缘处合成，在脑桥上缘处又分为左、右大脑后动脉。基底动脉的主要分支有：

A. 小脑下前动脉：发自基底动脉始段，经展神经腹侧向后外行，分布于小脑下面前部。

B. 小脑下后动脉：由椎动脉发出，分布至小脑下面后部和延髓后外侧部。

C. 脑桥动脉：有数支，在脑桥腹面行向外侧，分布于脑桥。

D. 小脑上动脉：发自基底动脉末段，横过动眼神经腹侧向外行，分布于小脑上面。

E. 大脑后动脉：为基底动脉终支，经动眼神经背侧，绕大脑脚向外侧行，至大脑半球内侧面，供应枕叶和颞叶的底面。

颈内动脉：经颈动脉管入颅，穿海绵窦，发出眼动脉后，最后在视交叉外侧分为大脑前、中动脉两终支，其主要分支有（颈内动脉在脑底动脉标本上已被切断）：

A. 大脑前动脉：发出后即进入大脑纵裂中，分布于大脑额叶和顶叶内侧面的皮质。两侧大脑前动脉基部有短小的前交通动脉相连。

B. 大脑中动脉：经大脑外侧沟前端绕至大脑上外侧面，供应大脑半球上外侧面大部。

C. 后交通动脉：向后连接大脑后动脉。

大脑动脉环及其分支：颈内动脉、大脑前动脉、大脑后动脉、前交通动脉及后交通动脉在脑底环绕视交叉、灰结节及乳头体组成大脑动脉环。从大脑动脉环及大脑前、中、后动脉发出许多皮质动脉（支）和中央动脉（支），前者供应大脑皮质和皮质深面的髓质；后者垂直穿入脑实质内，主要供应基底核和内囊等处。

2）脑的静脉

A. 浅静脉：位于大脑半球上外侧面。

B. 大脑上静脉：有数条向上注入上矢状窦。

C. 大脑中静脉：沿大脑外侧沟走，向前下注入海绵窦。

D. 大脑下静脉：为收纳大脑下面静脉血的静脉，有数条，分别注入海绵窦、横窦和岩上窦。

E. 深静脉：主要有大脑大静脉，自胼胝体压部下方向后注入直窦。

（2）脊髓的血管：脊髓的血液供应来自椎动脉发出的脊髓前动脉和脊髓后动脉以及肋间后动脉、腰动脉发出的脊髓支。

脊髓前动脉左右汇合成一干，循前正中裂下行，脊髓后动脉循后外侧沟下行，各动脉互相吻合，营养脊髓各部。

脊髓静脉的配布形式与动脉大致相似，脊髓前、后静脉回流到椎静脉丛。

4. 脑脊液循环 脑脊液主要由脑室的脉络丛产生，经第四脑室的正中孔和外侧孔注入蛛网膜下隙，然后沿蛛网膜下隙流至大脑背面，再经蛛网膜粒渗入上矢状窦（图2-11-16）。

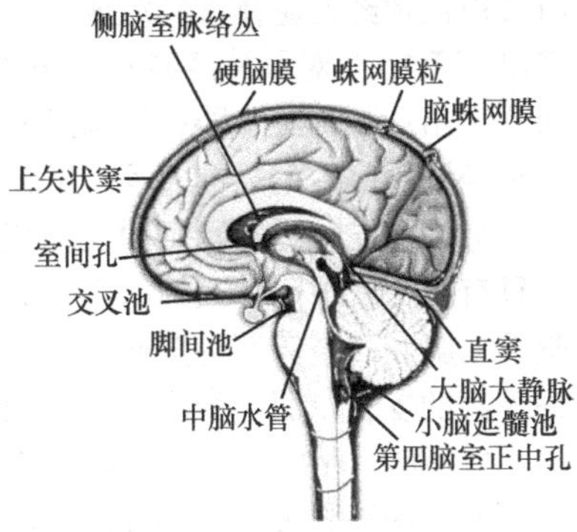

图2-11-16 脑脊液循环

（大连大学 曲 鹏 解 霞）

实验十二 周围神经系统

一、脊 神 经

周围神经系统由神经和神经节构成，包括3部分：①与脊髓相连的脊神经。②与脑相连的脑神经。③与脑和脊髓相连，分布于内脏、心血管及腺体的内脏神经系统。

【实验目的】

1. 掌握脊神经的合成、区分和成分；了解脊神经的走行、分布规律、脊神经后支的分布概况。

2. 掌握颈丛的组成、位置、分布概况和各主要皮支的浅出部位及分布概况；了解颈丛肌支的分布；掌握膈神经的组成、行程和分布。

3. 掌握臂丛的组成和位置；掌握肌皮神经、正中神经、尺神经、桡神经、腋神经的发出、行程和分布情况；了解正中神经、尺神经、桡神经在不同部位损伤后的主要表现以及肌皮神经和腋神经损伤的主要表现；掌握胸长神经、胸背神经的位置和分布。

4. 掌握胸神经前支在胸腹壁的行程、分布概况及其皮支的节段性分布。

5. 掌握腰丛的组成及位置；掌握股神经的行程、位置、主要分支和分布情况，股神经损伤后的主要表现；了解髂腹下神经、髂腹股沟神经、闭孔神经、股外侧皮神经的位置及分布概况。

6. 掌握骶丛的组成及位置；掌握坐骨神经的发出、行程及分布；掌握胫神经的行程、皮支分布区及所支配的肌群，了解其损伤后的主要表现；掌握腓总神经的行程、位置、腓浅神经和腓深神经的皮支分布区及支配的肌群，了解不同部位损伤后的不同表现；掌握阴部神经的行程、主要分支和分布区；了解臀上神经、臀下神经、股后皮神经的位置、分布。

【实验材料】 颈丛以及颈丛所发出的皮神经标本；去掉胸前壁显露膈神经的标本；切断前斜角肌，显露臂丛及其分支的标本；上肢的神经标本；胸神经前支的标本；腰丛及下肢主要神经分支的标本；骶丛及下肢的主要神经分支标本。

【实验内容】 脊神经共31对。其中，颈神经8对，胸神经12对，腰神经5对，骶神经5对和尾神经1对。每一对脊神经均由前根（运动性）和后根（感觉性）在椎间孔处汇合而成。脊神经的纤维包括运动（传出）和感觉（传入）2种成分。每一种成分又分为躯体性和内脏性2部分。运动纤维的细胞体位于脊髓灰质前角、侧角和骶副交感核内，由它们发出的轴突经脊神经前根出脊髓，然后经脊神经分别分布于骨骼肌和内脏、心肌、血管平滑肌及腺体。感觉纤维由脊神经节内假单极神经元发出的轴突组成；其中枢支经脊神经后根进入脊髓，周围支以各种形式的感觉神经末梢分布于皮肤、骨骼肌、腱、关节及内脏。脊神经节是后根在椎间孔处的膨大部，主要由假单极神经元胞体聚集组成。脊神经经椎间孔穿出椎管。其中第1对颈神经自寰椎与枕骨之间穿出；第2～7对颈神经经同一序数颈椎上方的椎间孔穿出；第8对颈神经则经第7颈椎下方的椎间孔穿出；胸神经、腰神经都经同一序数椎骨下方的椎间孔穿出；第1～4对骶神经的前、后支，分别经同一序数的骶前、后孔穿出；第5对骶神经和尾神经经骶管裂孔穿出。脊神经出椎间孔后，立即分为前支、后支、脊膜支和交通支。颈、腰、骶脊神经的前支粗大，多互相吻合形成神经丛（只有第2～11胸神经的前支未成丛）。神经丛有颈丛、臂丛、腰丛和骶丛。由丛再分支分布于颈、躯干、膈和四肢等部的皮肤与肌。脊神经的后支在各椎骨横突之间向后行，分布于项、背、腰、臀等部的皮肤及肌。脊膜支经椎间孔返回椎管分布于脊髓被膜。交通支连脊神经和交感干。

1. 颈丛 由第1～4颈神经的前支和第5颈神经前支的一部分构成，位于中斜角肌和肩胛提肌之前，胸锁乳突肌上部深面，由丛发出皮支和肌支。

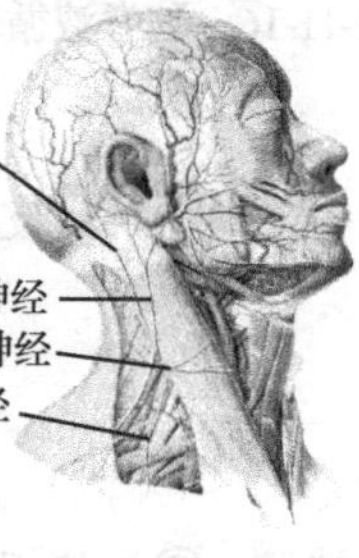

图 2-12-1 颈丛皮支

（1）颈丛的皮支：颈丛的皮支有4支，均在胸锁乳突肌后缘中点附近浅出（图2-12-1）。

1）枕小神经：沿胸锁乳突肌后缘上行，分布于枕部的皮肤。

2）耳大神经：在胸锁乳突肌的浅面，上行至耳郭下方，分布于耳郭及其周围的皮肤。

3）颈横（颈皮）神经：在胸锁乳突肌的浅面横行向前，分布于颈部皮肤。

4）锁骨上神经：有2～3支，分别向前下、后下和外下方走行，分布于颈侧部、胸上部和肩部皮肤。

（2）颈丛的肌支：最重要的肌支是膈神经。

1）膈神经：为混合神经，含有运动和感觉2种纤维。其纤维来自第3～5颈神经前支，先在前斜角肌的浅面下降，再经锁骨下动、静脉之间入胸腔，经肺根前方，在纵隔胸膜和心包之间下行至膈，其运动纤维支配膈，感觉纤维分布于胸膜和心包。一般认为右膈神经的感觉纤维尚分布于肝、胆囊和肝外胆道等。

膈神经损伤的主要症状是同侧膈瘫痪。胆囊炎时可刺激右膈神经末梢，引起右肩部疼痛。当膈神经受刺激时，可产生呃逆。

2）其他分支，支配颈肌深群、肩胛提肌和舌骨下肌等。

2. 臂丛 由第 5～8 颈神经前支和第 1 胸神经前支大部分纤维构成。在前、中斜角肌之间走出，行于锁骨下动脉后上方，继在锁骨后方进入腋窝。组成臂丛的神经先合成上、中、下 3 个干。每个干在锁骨上方又分为前、后两股。由上、中干的前股合成外侧束，下干前股自成内侧束，三干后股汇成后束。三束分别从内、外、后三面包围腋动脉（图 2-12-2）。

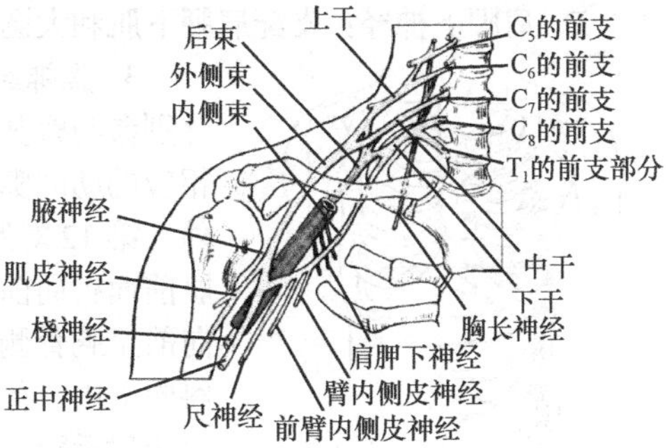

图 2-12-2 臂丛的组成

臂丛在锁骨中点后方比较集中，位置表浅，此点常是做臂丛阻滞麻醉的部位。臂丛的分支可分为锁骨上、下两部。

（1）锁骨上部的分支

1）胸长神经：沿前锯肌表面下降，支配该肌。

2）肩胛背神经：穿中斜角，支配菱形肌和肩胛提肌。

3）肩胛上神经：经肩胛上切迹进入冈上窝，支配冈上肌和冈下肌。

（2）锁骨下部的分支：皆发自臂丛的 3 个束，多为长支，分肌支和皮支，分布于肩、胸、臂、前臂和手的肌肉和皮肤。

1）由外侧束发出的神经

A. 肌皮神经：向外下斜穿喙肱肌，经肱二头肌和肱肌之间向外下，分支支配这 3 块肌。在肘关节附近穿出深筋膜改名为前臂外侧皮神经，分布于前臂外侧的皮肤。

B. 正中神经：以两根分别起自外侧束和内侧束，两根夹持着腋动脉。在臂部，正中神经与肱动脉相伴，于肱二头肌内侧沟下行至肘窝，穿旋前圆肌至前臂，于指浅、深屈肌之间达腕部，经腕管至手掌，位于掌腱膜深面。正中神经在臂部无分支。在前臂和手掌的主要分支有：①肌支，支配除肱桡肌、尺侧腕屈肌和指深屈肌尺侧半之外的所有前臂屈肌；支配除拇收肌之外的鱼际肌和第 1、2 蚓状肌。②皮支，分数支，分布于掌心、鱼际、桡侧三个半指的掌面及其中节和远节背面的皮肤。

C. 胸外侧神经：与胸内侧神经一起支配胸大肌。

2）由内侧束发出的神经

A. 尺神经：自内侧束发出后，沿肱动脉的内侧下降，约平臂中点处渐离肱动脉走向后内方至臂背侧，再经肱骨内上髁之后的尺神经沟至前臂，在尺侧腕屈肌和指深屈肌之间，尺动脉的尺侧下降达腕部。在腕的稍上方发出手背支至手背，分布于手背尺侧半及尺侧两个半指背的皮肤。尺神经主干经豌豆骨的桡侧至手掌。尺神经在前臂发肌支支配尺侧腕屈肌和指深屈肌的尺侧半。在腕部发出深支支配小鱼际肌、拇收肌、骨间肌和第 3、4 蚯状肌，浅支分布于小鱼际、小指和环指尺侧半掌面的皮肤。

B. 前臂内侧皮神经：分布于前臂内侧面的皮肤。

C. 臂内侧皮神经：分布于臂内侧皮肤。

D. 胸内侧神经：支配胸大、小肌。

3）由后束发出的神经

A. 桡神经：是后束发出的粗大神经，在腋动脉后方向下外斜行，沿肱骨桡神经沟下降至臂下端外侧，在肘部分为浅支与深支。浅支行于桡动脉的桡侧，在前臂中、下 1/3 交界处转向背侧，下行至手背，分布于手背桡侧半和桡侧两个半手指近节背面的皮肤。深支穿过旋后肌至前臂背侧，于前臂肌后群浅、深层间下降，分支支配前臂的伸肌群。桡神经在臂部发支支配肱三头肌、肱桡肌，并有皮支分布于臂和前臂背面的皮肤。

B. 腋神经：在腋动脉后方下行，伴旋肱后动脉穿四边孔，绕肱骨外科颈至三角肌深面，肌支支配三角肌和小圆肌。皮支分布于肩部和臂外侧的皮肤。

C. 胸背神经：沿肩胛骨外侧缘伴同名动脉下行，支配背阔肌。

D. 肩胛下神经：支配肩胛下肌和大圆肌。

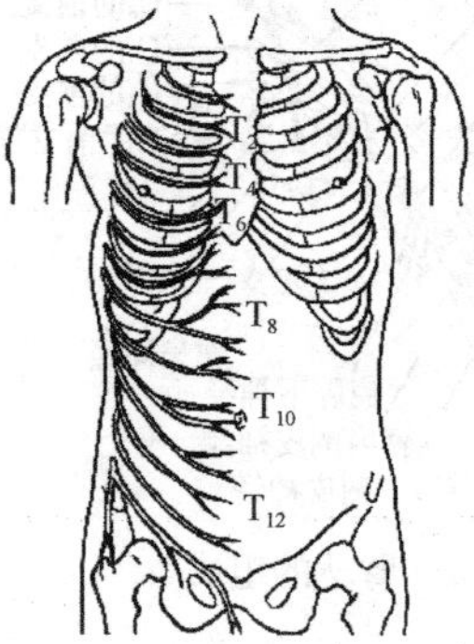

图 2-12-3　胸神经前支的分布

3. 胸神经前支　共 12 对，除第 1 对的大部分和第 12 对的小部分分别参与臂丛和腰丛的组成外，其余皆不成丛。第 1～11 对各自位于相应的肋间隙中，称肋间神经，伴随于肋间后动、静脉的下方行向前外。第 12 对胸神经前支位于第 12 肋下方，故名肋下神经，它沿腰方肌前面行向前外；上 6 对肋间神经在肋间内、外肌之间沿肋沟前行，向前至胸骨侧缘处穿至皮下，称前皮支；下 5 对肋间神经和肋下神经斜向下内，行于腹内斜肌与腹横肌之间，并进入腹直肌鞘，前行至腹白线附近穿至皮下，成为前皮支。肋间神经的肌支支配肋间肌和腹肌的前外侧群，皮支分布于胸、腹壁皮肤，呈节段性分布，并发出分支分布于壁胸膜和壁腹膜（图 2-12-3）。

4. 腰丛　由第 12 胸神经前支的一部分和第 1 至第 3 腰神经的前支，以及第 4 腰神经前支的一部分组成。位于腰大肌的深面，其分支有（图 2-12-4）：

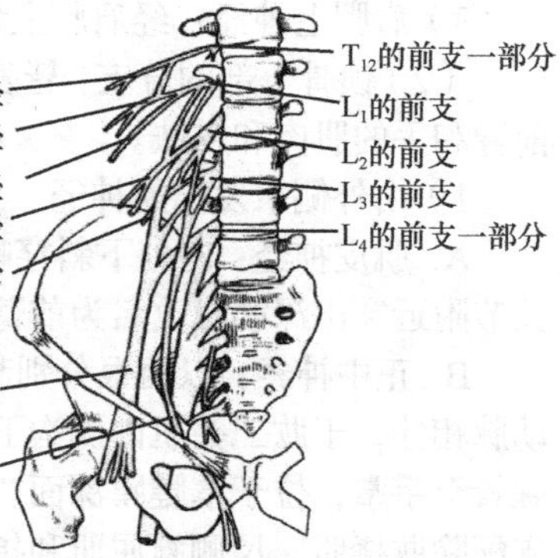

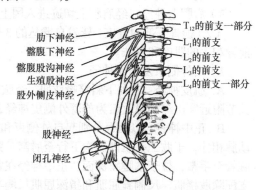

图 2-12-4　腰丛的组成及分支

（1）髂腹下神经：从腰大肌外侧缘的深面走出，在髂嵴上方穿过腹横肌，继穿腹内斜肌在腹外斜肌深面行向内下方，至腹股沟管浅环上方浅出至皮下。其肌支分布于腹肌前外侧群的下部，皮支分布于腹股沟区及腹下区皮肤。

（2）髂腹股沟神经：沿腰方肌和髂肌前面下行，在髂腹下神经下方，走行方向与该神经相似，终支自腹股沟管浅环外出，分布于腹股沟区和阴囊前部（或大阴唇前部）皮肤，肌支支配腹肌前外侧群的下部。

（3）股外侧皮神经：自腰大肌外侧缘浅出，在髂前上棘的内侧通过腹股沟韧带深面分布于大腿外侧部的皮肤。

（4）股神经：初在腰大肌与髂肌之间下行，继在腹股沟韧带深面股动脉外侧进入股三角，立即分为数支。

1）肌支：支配耻骨肌、股四头肌和缝匠肌。

2）皮支：有数条短的前皮支，分布于大腿和膝关节前面皮肤。最长的皮支称隐神经，伴股动脉经股三角入收肌管下行，在膝关节内侧浅出，分布于小腿内侧和足内侧缘的皮肤。

（5）闭孔神经：在腰大肌内侧缘穿出，沿骨盆腔侧壁到闭膜管，通过该管入股，分为前、后支，主要支配大腿肌内侧群，大腿内侧皮肤。

（6）生殖股神经：沿腰大肌前面下行，皮支分布于阴囊（大阴唇）及其附近股部的皮肤。肌支支配提睾肌。

5. 骶丛　由腰骶干（由第 4 腰神经前支的一部分和第 5 腰神经前支构成）和骶、尾神经的前支组成。位于骨盆腔后壁，梨状肌的前面。骶丛略呈三角形，尖朝向坐骨大孔（图 2-12-5）。

（1）骶丛的短神经：为分布于臀部、会阴和外生殖器的神经。

1）臀上神经：由梨状肌上孔出骨盆腔，支配臀中、小肌和阔筋膜张肌。

2）臀下神经：由梨状肌下孔出骨盆腔，支配臀大肌。

3）阴部神经：由梨状肌下孔出骨盆腔，绕坐骨棘经坐骨小孔入坐骨肛门窝，向前分支有：

A. 肛（直肠下）神经：分布于肛门外括约肌及肛区的皮肤。

B. 会阴神经：分布于会阴诸肌和阴囊的皮肤。

C. 阴茎（阴蒂）背神经：走在阴茎（阴蒂）背侧，分布于阴茎（阴蒂）头及阴茎皮肤。做包皮环切术时可阻滞麻醉此神经。

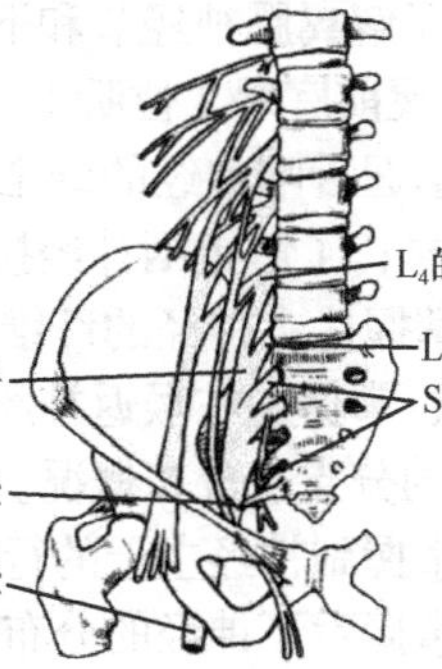

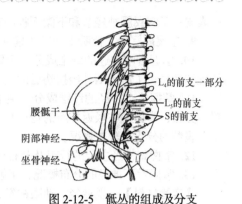

图 2-12-5　骶丛的组成及分支

（2）骶丛的长神经：为分布于股后部、小腿及足的神经。

1）股后皮神经：出梨状肌下孔，至臀大肌下缘浅出，分布于股后和腘窝的皮肤。

2）坐骨神经：由梨状肌下孔出骨盆腔后，位于臀大肌深面，在坐骨结节和大转子之间下降，在大腿后面，经股二头肌长头深面下降达腘窝，通常于该窝上角处分为胫神经和腓总神经。坐骨神经在股后部分出肌支，支配大腿肌后群。

A. 胫神经：续于坐骨神经。在腘窝位于腘静脉浅面，在小腿后面下行于浅、深层肌之间，继而在内踝后方入足底，分为足底内侧神经和足底外侧神经。①足底内侧神经：沿足底内侧沟而行，分布于足底内侧的肌肉和皮肤。②足底外侧神经：斜过足底，在足底外侧行至第 5 跖骨底，分支支配足底外侧的肌肉和皮肤。胫神经在腘窝和小腿发出肌支支配小腿肌后群，发出皮支分布于小腿后区、外侧区和足外侧缘皮肤。

B. 腓总神经：先沿股二头肌内侧缘行向下外，至腓骨颈外侧分为腓深神经和腓浅神经。①腓深神经，在小腿前部与胫前动脉伴行，经胫骨前肌和踇长伸肌之间下行至足背，分支支配小腿肌前群、足背肌，并分布于踇趾和第 2 趾间的皮肤。②腓浅神经，在腓骨长、短肌间下行，分出肌支支配腓骨长、短肌。在小腿中、下 1/3 交界处浅出为皮支，分布于小腿外侧、足背和趾背的皮肤。

二、脑　神　经

【实验目的】

1. 掌握脑神经的连脑部位和进、出颅的部位，各对脑神经性质，纤维成分和分布概况；掌握脑神经节的名称、位置。

2. 掌握嗅神经的功能性质与分布区。

3. 掌握视神经的功能性质和行程。

4. 掌握动眼神经的纤维成分、行程，支配眼外肌的情况及副交感神经纤维的分布与功能；掌握睫状神经节的位置和性质；了解动眼神经损伤后的主要表现。

5. 掌握滑车神经的纤维成分和分布。

6. 掌握三叉神经的纤维成分、三叉神经节的位置、三大主支在头面部皮肤的感觉分布区；掌握眼神经的主要分支（额神经、鼻睫神经、泪腺神经）及其分布概况，上颌神经（续为眶下神经）的主干行程及分布概况，以及下颌神经的主干行程、主要分支（耳颞神经、舌神经、下牙槽神经、颊神经）及其运动、感觉纤维的分布概况。

7. 掌握展神经的行程、分布。

8. 掌握面神经的纤维成分、行程、主要分支（鼓索、表情肌支）的分布概况，了解其损伤后的表现；了解翼腭神经节和下颌下神经节的位置和性质。

9. 掌握前庭蜗（位听）神经（蜗神经、前庭神经）的分布和功能。

10. 掌握舌咽神经的纤维成分、主要分支（舌支、颈动脉窦支）分布概况；了解耳神经节的位置和性质；了解舌咽神经损伤后的主要表现。

11. 掌握迷走神经的纤维成分、主干行程及其各种成分的纤维分布概况；掌握喉上神经的位置、分布；掌握左右喉返神经的行程与分布；了解心支、支气管支、食管支的分布；掌握前、后干在腹腔的分支、分布概况。

12. 掌握副神经主干的行程及分布概况，了解其损伤后的主要表现。

13. 掌握舌下神经的分布概况，了解其损伤后的主要表现。

【实验材料】 视神经、动眼神经、滑车神经、展神经、眼神经及带眼外肌的标本；眶内神经外侧面观（带睫状神经节）的标本；三叉神经标本；面神经标本；舌咽神经（带颈动脉窦支）的标本；迷走神经标本；副神经、舌下神经标本；副交感神经节标本。

【实验内容】 脑神经共 12 对，按其排列顺序，分别为：Ⅰ嗅神经、Ⅱ视神经、Ⅲ动眼神经、Ⅳ滑车神经、Ⅴ三叉神经、Ⅵ展神经、Ⅶ面神经、Ⅷ前庭蜗（位听）神经、Ⅸ舌咽神经、Ⅹ迷走神经、Ⅺ副神经、Ⅻ舌下神经。脑神经的纤维成分较脊神经复杂，含有躯体和内脏的感觉（传入）纤维，以及支配骨骼肌和平滑肌、心肌及腺体的躯体和内脏运动（传出）纤维。此外，还有联系特殊感觉器的感觉纤维，以及支配由鳃弓衍化而来的横纹肌的运动纤维。因此脑神经含有 7 种纤维成分。各脑神经所含的纤维成分多少不同，简单的脑神经只含有 1 种或 2 种纤维，复杂的可含 3～4 种。根据脑神经所含的主要纤维成分和功能，将 12 对脑神经分为 3 类。①感觉神经：包括嗅、视和前庭蜗（位听）神经 3 对；②运动神经：包括动眼、滑车、展、副和舌下神经 5 对；③混合神经：包括三叉、面、舌咽和迷走神经 4 对。

脑神经中的躯体感觉和内脏感觉纤维的胞体绝大多数是假单极神经元。它们在脑外聚集成脑神经节，计有三叉神经节、膝神经节、舌咽神经的上、下（岩）神经节、迷走神经的上（颈静脉）和下（结状）神经节，其性质与脊神经节相同。由双极神经元胞体聚集成节的有前庭神经节和蜗（螺旋）神经节，它们是与听和平衡感觉传入有关的神经节。与第 3、7、9 对脑神经中的一般内脏运动纤维相连属的有位于头部的 4 对副交感神经节，它们是内脏运动性的。内脏运动纤维由中枢发出后，先终止于这些副交感神经节，节内的神经元再发出轴突分布于心肌、平滑肌和腺体。与第 10 对脑神经内脏运动纤维相连属的副交感神经节多位于所支配器官的附近或壁内。

1. 嗅神经 为特殊内脏感觉神经，由上鼻甲和鼻中隔上部黏膜内的嗅细胞中枢突聚集成 20 多条嗅丝，即嗅神经，穿筛孔入颅前窝，终于嗅球，传导嗅觉冲动（图 2-12-6）。

2. 视神经 为特殊躯体感觉神经，传导视觉冲动。视网膜中的节细胞轴突在视网膜后部汇集成视神经盘后穿过巩膜，构成视神经。视神经穿视神经管入颅中窝，连于视交叉（图 2-12-7）。

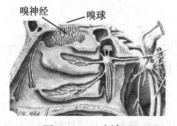

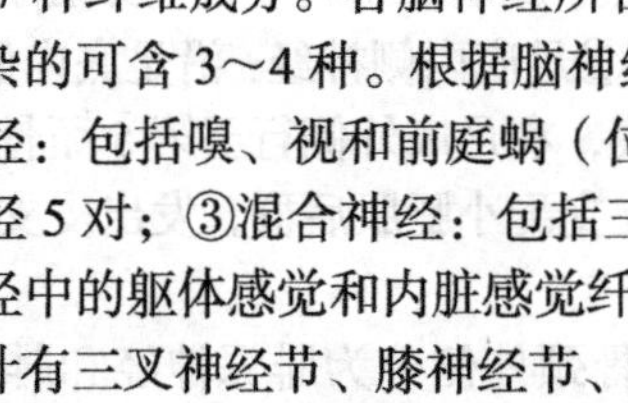

图 2-12-6　嗅神经

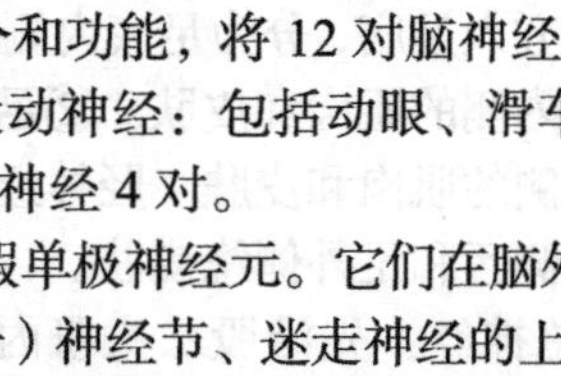

图 2-12-7　视神经

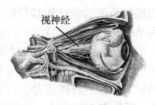

3. 动眼神经 为运动性神经，含躯体运动和一般内脏运动 2 种纤维。动眼神经自大脑脚内侧出脑，前行进入海绵窦外侧壁，经眶上裂入眶，立即分为上、下两支。上支支配上直肌和上睑提肌。下支支配下直肌、内直肌和下斜肌。此外，动眼神经的下斜肌支发一小支进入睫状神经节为睫状节短根，它由副交感节前神经纤维组成。

睫状神经节：是副交感神经节，位于视神经与外直肌之间的后部。副交感节前神经纤维在该节换神经元后，其副交感节后神经纤维经睫状短神经分布于瞳孔括约肌和睫状肌，参与完成瞳孔对光反射和调节反射。

4. 滑车神经　为躯体运动神经，在中脑背侧下丘下方出脑后，绕大脑脚外侧向前，穿过海绵窦的外侧壁，经眶上裂入眶，支配上斜肌（图 2-12-8）。

5. 三叉神经　为混合性神经，含有一般躯体感觉和特殊内脏运动两种纤维，在脑桥腹面与小脑中脚交界处出入脑。三叉神经特殊内脏运动纤维支配咀嚼肌。发出三叉神经一般躯体感觉纤维的神经元胞体在颞骨岩部三叉神经压迹处集聚，形成扁平的三叉神经节，自节发出 3 条大的分支，称眼神经、上颌神经和下颌神经。

（1）眼神经：为一般躯体感觉神经，自节发出后，穿入海绵窦外侧壁，经眶上裂入眶分为 3 支（图 2-12-9）。

1）泪腺神经：分布于泪腺和上睑。

2）额神经：在上睑提肌的上方前行，分为 2 支。一支为眶上神经，经眶上切迹（孔）至额顶部的皮肤；另一支分布于上睑及鼻根等处的皮肤。

3）鼻睫神经：此神经分出多支，分布于眼球、下睑、泪囊、鼻腔黏膜和鼻背皮肤。

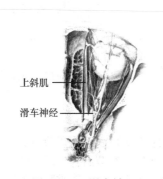

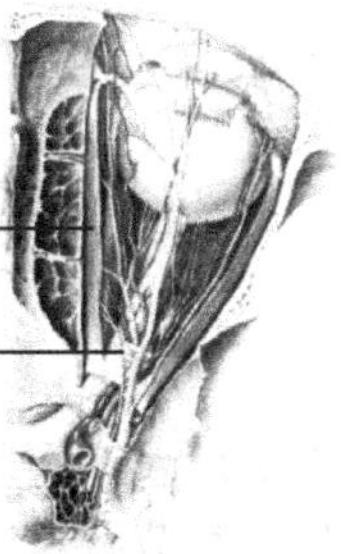

图 2-12-8　滑车神经

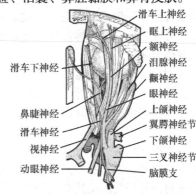

图 2-12-9　眶内的神经（上面）

（2）上颌神经：为一般躯体感觉神经，自节发出后，穿入海绵窦外侧壁，经圆孔入翼腭窝，进眶下裂延续为眶下神经。有以下几个分支，

1）眶下神经：经眶下沟，通过眶下管，出眶下孔至面，分布于下睑、鼻翼和上唇皮肤。

2）颧神经：分布于颧、颞部皮肤。

3）翼腭神经：穿翼腭窝中的翼腭神经节。分支分布于鼻、腭和咽的黏膜。

4）上牙槽神经：分前、中、后 3 支，上牙槽后支穿入上颌体后面，与发自眶下神经的上牙槽前、中支在上颌牙槽突的小管内形成上牙丛，自丛分支分布于上颌窦、上颌牙齿及牙龈。

（3）下颌神经：为混合性神经，自节发出后，由卵圆孔出颅达颞下窝。一般躯体感觉纤维分布于下颌的牙及牙龈、口腔底、舌体的黏膜以及口裂以下的皮肤。特殊内脏运动纤维支配咀嚼肌、鼓膜张肌、下颌舌骨肌、二腹肌前腹等。下颌神经的分支有：

1）耳颞神经：在卵圆孔的稍下方，以两根绕脑膜中动脉的内、外侧合成一干，在颞下颌关节后方折转向上，穿腮腺实质上行，分布于耳郭前面、颞部皮肤和腮腺。至腮腺小支，含有来自舌咽神经并在耳神经节内换神经元的副交感节后神经纤维，管理腮腺分泌。

2）颊神经：分布于颊黏膜和从颊部至口角的皮肤。

3）舌神经：在下颌支内侧下降，呈弓状越下颌下腺上方向前至舌尖。分布于口腔底及舌前

2/3 的黏膜，司一般感觉。

4）下牙槽神经：为混合性神经，在舌神经后方下行，其内的一般躯体感觉纤维，经下颌孔入下颌管，在管内分成多数小支组成下牙丛，分布于下颌牙及牙龈，其终支由颏孔穿出分布于额部的皮肤为颏神经；特殊内脏运动纤维（下颌舌骨肌神经）支配下颌舌骨肌和二腹肌前腹。

5）咀嚼肌神经：为特殊内脏运动神经，分数支支配所有咀嚼肌。

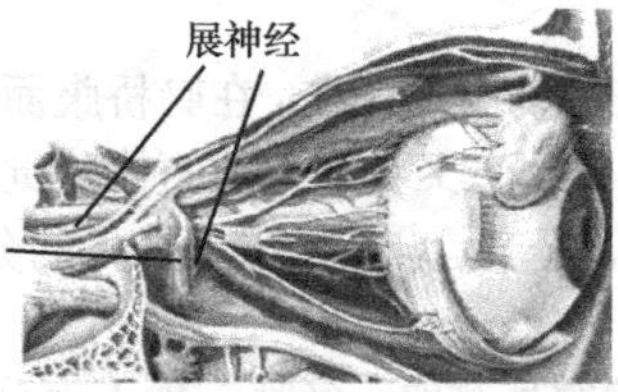

图 2-12-10　展神经

6. 展神经　为躯体运动神经，从延髓脑桥沟内侧部出脑，向外上方行至颞骨岩部尖端处进入海绵窦内，出窦后，经眶上裂入眶，支配外直肌（图 2-12-10）。

7. 面神经　为混合性神经。面神经经过内耳门和内耳道底进入面神经管，再由茎乳孔出颅，穿过腮腺到达面部。在面神经管始部有膨大的膝神经节。面神经从腮腺前缘分出颞支、颧支、颊支、下颌缘支和颈支（特殊内脏运动纤维），支配面肌和颈阔肌（图 2-12-11）。其他分支有：

（1）鼓索：是面神经在面神经管内的分支，穿岩鼓裂出鼓室，至颞下窝，向前下并入舌神经。鼓索含有 2 种纤维：味觉（特殊内脏感觉）纤维随舌神经分布于舌前 2/3 的味蕾；副交感节前神经（一般内脏运动）纤维进入下颌下神经节，在节内换神经元后，其节后神经纤维分布至下颌下腺和舌下腺，支配腺体分泌。

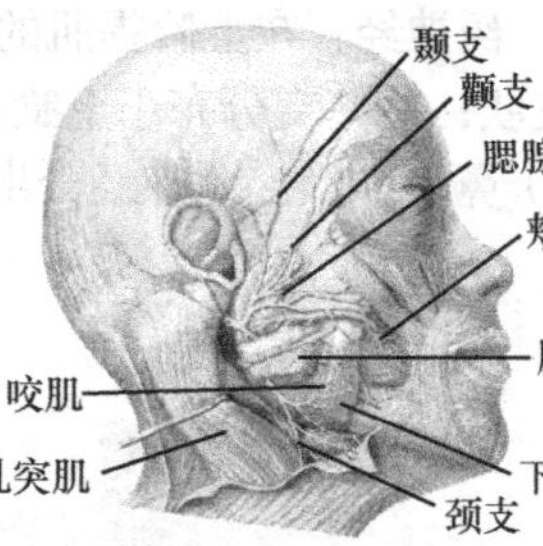

图 2-12-11　面神经在面部的分支

（2）岩大神经：在面神经管自膝神经节处分出，经岩大神经管裂孔前行，加入翼管神经至翼腭神经节，所含副交感神经节前（一般内脏运动）纤维，在节内换神经元之后，其节后神经纤维分布于泪腺和口、鼻、腭部的黏膜腺等。

（3）镫骨肌神经：支配镫骨肌。

与面神经联系的副交感神经节有：①翼腭神经节（蝶腭神经节），位于翼腭窝内，上颌神经的下方，有来自面神经的副交感节前神经纤维，在节内换神经元后，其节后神经纤维的一部分随颧神经和泪腺神经分布于泪腺，控制泪腺的分泌；另一部分分布于口、鼻、腭黏膜的腺体。②下颌下神经节，位于舌神经和下颌下腺之间，节后神经纤维分布于舌下腺和下颌下腺，管理腺体分泌。

8. 前庭蜗（位听）神经　为特殊躯体感觉神经包括前庭神经和蜗神经，它们出内耳门进入颅后窝，于延髓脑桥沟外侧入脑。前庭神经传导平衡觉冲动，神经元胞体位于内耳道底的前庭神经节内，其周围突分布于内耳的球囊斑、椭圆囊斑和壶腹嵴中的毛细胞；中枢突聚集成前庭神经。

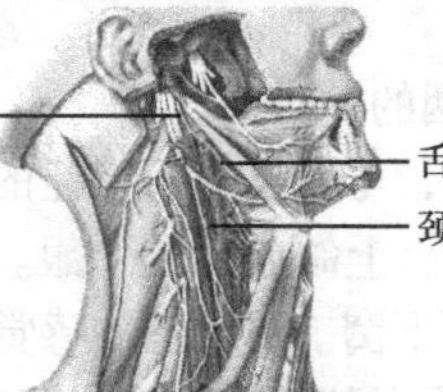

图 2-12-12　舌咽神经

蜗神经传导听觉，其双极神经元的胞体在蜗轴内聚集成蜗神经节（蜗螺旋神经节），其周围突分布至螺旋器上的毛细胞；中枢突在内耳道聚集成蜗神经。

9. 舌咽神经　为混合性神经，主要含一般和特殊内脏感觉纤维和运动纤维。与迷走神经及副神经经颈静脉孔出颅，在此孔内该神经有一稍膨大的上神经节，稍下方还有下神经节。舌咽神经干在颈内动、静脉间下降，然后弓形向前，经舌骨舌肌内侧达舌根，分布于舌后 1/3 的黏膜（图 2-12-12）。

舌咽神经的分支有：

（1）鼓室神经：含副交感节前神经（一般内脏运动）纤维，进入鼓室参与形成鼓室丛。鼓室神经的终支为岩小神经，出鼓室入耳神经节，节后神经纤维随耳颞神经分布到腮腺，管理腮腺分泌。

（2）舌支为舌咽神经的终支，分数支分布于舌后 1/3 的黏膜和味蕾。司黏膜的一般内脏感觉和特殊内脏感觉（味觉）。

（3）颈动脉窦支与颈内动脉伴行下降，分布于颈动脉窦和颈动脉小球（司一般内脏感觉），分别感受颈动脉窦内的压力和感受血液中二氧化碳浓度变化所产生的刺激。

（4）茎突咽肌支为特殊内脏运动神经，支配茎突咽肌。

与舌咽神经联系的副交感神经节为耳神经节：位于卵圆孔下方，下颌神经内侧。自节发出节后神经纤维伴耳颞神经至腮腺，管理腮腺分泌。

10. 迷走神经　为混合性神经，含有一般躯体和内脏感觉纤维及一般和特殊内脏运动纤维，在舌咽神经根的下方自延髓橄榄的后方出脑经颈静脉孔出颅，在孔内及其稍下方神经干膨大形成上（颈静脉）神经节和下（结状）神经节，该神经在颈内静脉和颈内动脉、颈总动脉之间的后方下降达颈根部，穿过胸廓上口入胸腔，之后随食管经膈的食管裂孔入腹腔（图 2-12-13）。

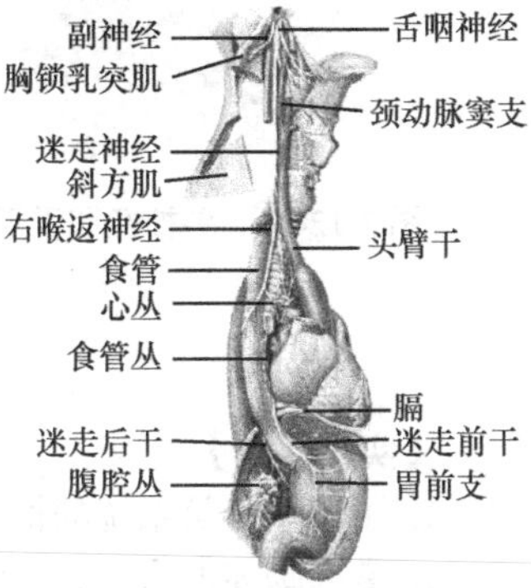

图 2-12-13　迷走神经

（1）颈部的分支

1）喉上神经：自下神经节发出，在颈内动脉内侧下行，在平舌骨大角处分为内、外支。外支为特殊内脏运动纤维支配环甲肌，内支为一般与特殊内脏感觉纤维，与喉上动脉一同穿甲状舌骨膜入喉，分布于声门裂以上的喉黏膜以及会厌、舌根等。

2）颈心支：为混合性神经，含一般内脏感觉和运动纤维，分上、下两支参与构成心丛。上支有一支叫主动脉神经或称减压神经，分布于主动脉弓的壁内，是感受血压刺激调节反射的结构。

3）咽支：自下神经节发出，与舌咽神经和交感神经咽支构成咽丛，自丛分支支配咽肌、软腭肌，并分布于咽的黏膜。

（2）胸部的分支

1）右迷走神经：在胸廓上口处经过锁骨下动脉前，沿气管右侧下行，经右肺根后方达食管后面，分支与交感神经纤维一起构成右肺丛和食管后丛，向下组成迷走神经后干。

2）左迷走神经：在胸廓上口处，经左颈总动脉和左锁骨下动脉之间下降，越过主动脉弓前面，经左肺根的后方，至食管前面分散成若干细支与交感神经纤维一起构成左肺丛和食管前丛，向下组成迷走神经前干。

3）喉返神经：含特殊内脏运动和一般内脏感觉纤维。左喉返神经在左迷走神经行经主动脉弓之前时发出，绕过主动脉弓，再沿气管与食管之间的沟中上升；右喉返神经在右迷走神经行经右锁骨下动脉之前时发出，绕过锁骨下动脉上行于气管与食管之间的沟中。左、右喉返神经终支穿过咽下缩肌至喉下方入喉，更名为喉下神经，分布于喉肌（除环甲肌外）及声门裂以下的喉黏膜。喉返神经还分出心下支至心丛。

4）支气管支和食管支：分别加入肺丛和食管丛。

（3）腹部的分支：迷走神经的食管前、后丛，在食管下端处分别延续为前、后干，穿膈的食管裂孔入腹腔，在食管腹部的前、后面下行，至贲门附近。

1）前干：沿胃小弯前面而行，分支至胃和肝。

A. 胃前支：沿胃小弯向右行，分支分布于胃前壁和十二指肠上部。有以下分支：①贲门支，分布于贲门附近。②前胃壁支，常有 3～4 支，分布到胃前壁。③“鸦爪”支，分布于幽门部、幽门及十二指肠上部。

B. 肝支：随肝固有动脉走行，参与形成肝丛，分布于胆囊、胆道和肝。

2）后干：沿胃小弯后面而行，分支有胃后支、腹腔支。

A. 胃后支：沿胃小弯深面向右行，分支至胃后壁。有以下分支：①胃底支，分布于胃底部。

②后胃壁支，分布于胃后壁。③“鸦爪”支，分布于幽门部。

B. 腹腔支：粗大，行向后下方，加入腹腔丛。以后伴同交感神经随腹腔干、肠系膜上动脉和肾动脉的分支分布于肝、脾、胰、胃、小肠、盲肠、升结肠、横结肠、肾及肾上腺。

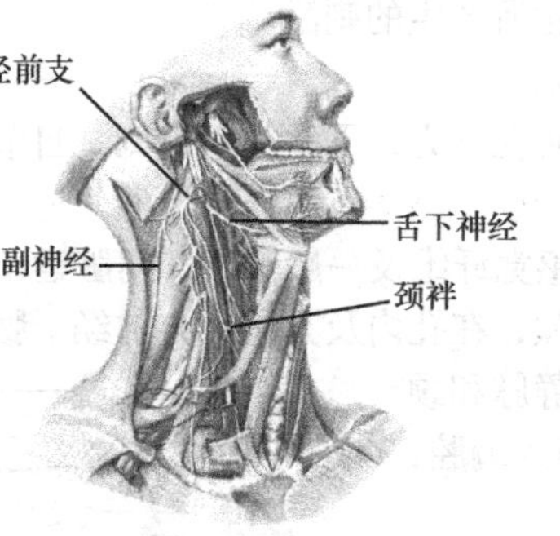

图 2-12-14　副神经和舌下神经

11. 副神经　为特殊内脏运动神经，由颈静脉孔出颅后，分为 2 支（图 2-12-14）。

（1）内支：加入迷走神经，支配咽喉肌。

（2）外支：斜行向后下，终于斜方肌的深面，分支支配胸锁乳突肌和斜方肌。

12. 舌下神经　为躯体运动神经，自延髓前外侧沟出脑，之后经舌下神经管出颅，下行于颈内动、静脉之间，之后弓形向前，在舌骨舌肌表面前行穿颏舌肌入舌（图 2-12-14）。

（大连大学　陶　然，湖北医药学院　张正洪）

实验十三　内分泌系统

【实验目的】

1. 了解内分泌系统的概念及结构特点。
2. 掌握垂体的形态，位置和功能。
3. 掌握甲状腺的形态，位置和功能。
4. 掌握肾上腺的形态，位置和功能。

【实验材料】　垂体颅中窝标本、向脑底面观及石膏模型；甲状腺及甲状旁腺（颈部标本）；肾上腺（腹后壁标本）；挂图及相应的多媒体材料。

【实验内容】

1. 内分泌系统的概念及结构特点　由内分泌器官和内分泌组织组成，内分泌器官在结构上独立存在，内分泌组织则是散在于其他器官组织中。内分泌系统和神经系统在结构和功能上都有密切联系。

2. 垂体

（1）形态及位置：椭圆形，重约 0.5g，位于垂体窝内。上端连于下丘脑。前上方与视交叉相邻。由腺垂体和神经垂体两部分组成。

（2）功能：腺垂体能分泌生长激素、促甲状腺激素等，而神经垂体则可以释放一些由下丘脑视上核和室旁核产生的重要激素（如抗利尿激素和催产素等）；漏斗核还可与周围组织合成分泌多种激素释放因子或抑制因子，影响垂体前叶内分泌活动。

3. 甲状腺

（1）形态及位置：呈“H”形，分左、右两个侧叶和峡。左、右侧叶上平甲状软骨中点，下至第 6 气管软骨的前外侧，后方平对第 5～7 颈椎高度；甲状腺峡位于第 2～4 气管软骨环前方。

（2）功能：分泌甲状腺素和降钙素，调控机体的基础代谢并影响生长发育。

4. 肾上腺

（1）形态及位置：呈黄色，右侧为三角形，左侧近似半月形。位于腹膜之后，附于肾的内上方，肾上腺与肾共同包于肾筋膜内。

（2）功能：肾上腺皮质可以分泌盐皮质激素（醛固酮）、糖皮质激素（皮质醇）及性激素（黄体酮、雄激素和雌激素），肾上腺髓质还可分泌肾上腺素和去甲肾上腺素。

（大连大学　杨利敏　刘　超）

第二章　组织学与胚胎学

实验十四　上 皮 组 织

【实验目的】 掌握上皮组织的分类、分布及其光镜结构特点。

【实验材料】 切片标本，包括间皮、内皮（中动脉）、内皮（乳糜管）、单层立方上皮（甲状腺）、单层立方上皮（肾小管）、单层柱状上皮（小肠）、单层柱状上皮（胆囊）、单层柱状上皮（输卵管）、单层扁平上皮（肾）、单层扁平上皮（肺）、假复层纤毛柱状上皮、复层扁平上皮（皮肤）、复层扁平上皮（舌）、复层扁平上皮（食管）、复层扁平上皮（阴道）、变移上皮（膀胱）。

【实验内容】

1. 间皮（mesothelium epithelium）

低倍镜：选一最薄处，可显示出一层多边形细胞。

高倍镜：间皮细胞呈不规则形或多边形，边缘呈锯齿状或波浪状，排列紧密，相邻细胞彼此相嵌。

2. 内皮（endothelium epithelium） 内皮为心脏、血管和淋巴管腔面被覆的单层扁平上皮。

（1）血管内皮

低倍镜：切片是血管的横断面，管腔内表面衬有一层上皮即内皮细胞，找到后即转高倍。

高倍镜：内皮细胞排列较有规律，核呈椭圆形，染成深蓝色，略凸向管腔，细胞质极少（图 2-14-1）。

（2）淋巴管内皮

高倍镜：形态同血管内皮。

3. 单层立方上皮（simple cuboidal epithelium） 多分布于腺体排泄管、肾小管和甲状腺滤泡等处，具有吸收和分泌功能。

（1）甲状腺滤泡上皮

低倍镜：可见大小不等，圆形、椭圆形或不规则形的甲状腺滤泡，其腔内含有红色胶体。

高倍镜：滤泡壁为单层上皮，细胞呈立方形，染成粉红色，核圆形，居中。

（2）肾小管上皮

高倍镜：管壁由单层立方上皮细胞组成（图 2-14-2）。

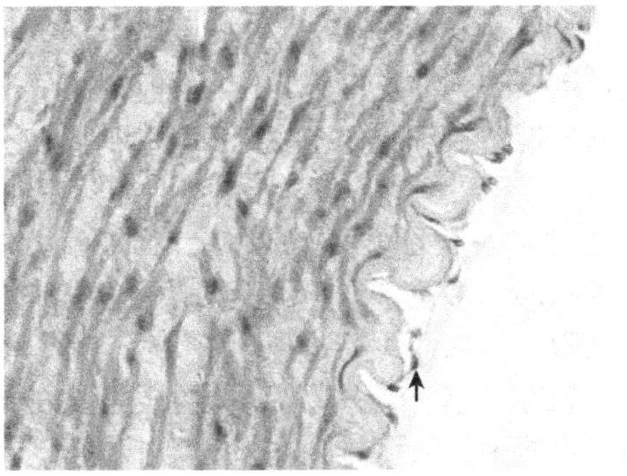

图 2-14-1　内皮（中动脉）（高倍）

内皮细胞（↑）

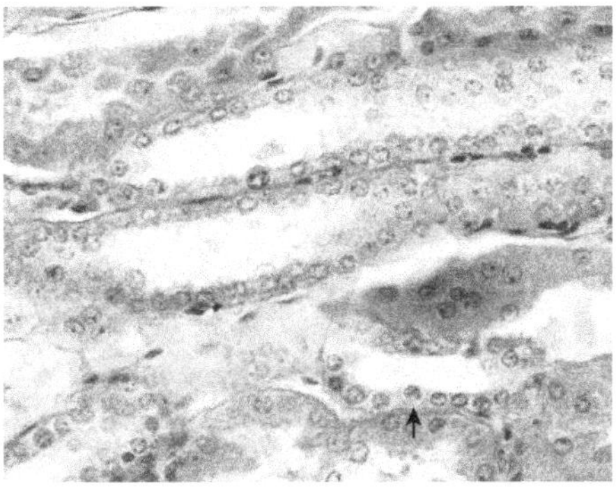

图 2-14-2　单层立方上皮（肾小管）（高倍）

单层立方上皮细胞（↑）

4. 单层柱状上皮（simple columnar epithelium） 单层柱状上皮分布于胃、肠、胆囊、肾、子宫和输卵管的内腔面，其主要功能是吸收和分泌。

（1）小肠黏膜上皮

低倍镜：小肠壁的部分横断面，突向管腔内的大突起是皱襞，皱襞表面的小突起是绒毛。在绒毛表面有一层排列紧密的柱状上皮细胞，细胞界限不清。

高倍镜：柱状细胞核椭圆形，靠近细胞基部，染成蓝色。在细胞游离面可见到染色较深的纹状缘。在柱状细胞之间，有散在的杯状细胞，呈杯状，顶部膨大，基底部细窄，细胞质明亮，核呈三角形，染色深，被挤于细胞基部，其开口处无纹状缘（图 2-14-3）。

（2）胆囊黏膜上皮

高倍镜：胆囊黏膜有许多皱襞，表面被覆高柱状上皮细胞，皱襞可深入至固有膜甚至肌层内，形成许多窦状的凹陷。

（3）输卵管黏膜上皮

高倍镜：黏膜上皮主要由单层柱状纤毛细胞构成。

5. 单层扁平上皮（simple squamous epithelium）

高倍镜：单层扁平上皮由一层扁平细胞组成，细胞核扁圆形，位于细胞的中央。除内皮和间皮外，单层扁平上皮也分布于肾小囊壁层及肺泡壁（图 2-14-4）等处。

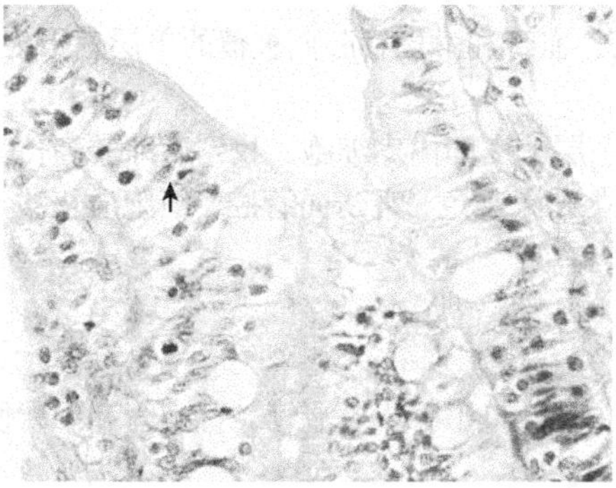

图 2-14-3 单层柱状上皮（小肠）（高倍）

柱状上皮细胞（↑）

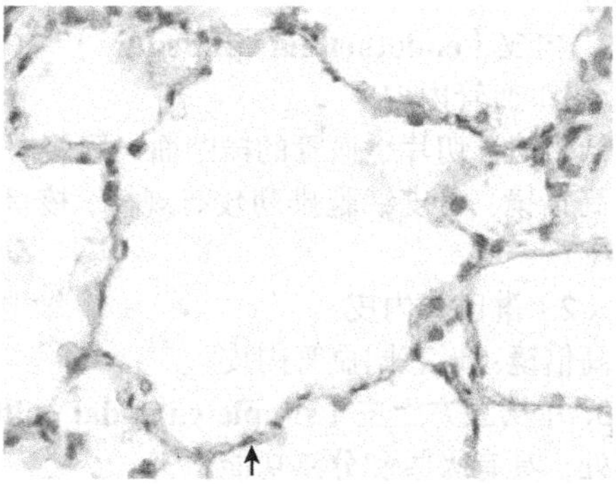

图 2-14-4 单层扁平上皮（肺）（高倍）

单层扁平上皮细胞（↑）

6. 假复层纤毛柱状上皮（pseudostratified ciliated columnar epithelium） 主要分布在呼吸道内表面。

低倍镜：气管管壁的内表面可见染色较深的一层细胞，即假复层纤毛柱状上皮。

高倍镜：由于细胞高矮不等，所以细胞核的排列不在一个水平面，但所有细胞的基底面都与基膜接触（图 2-14-5）。

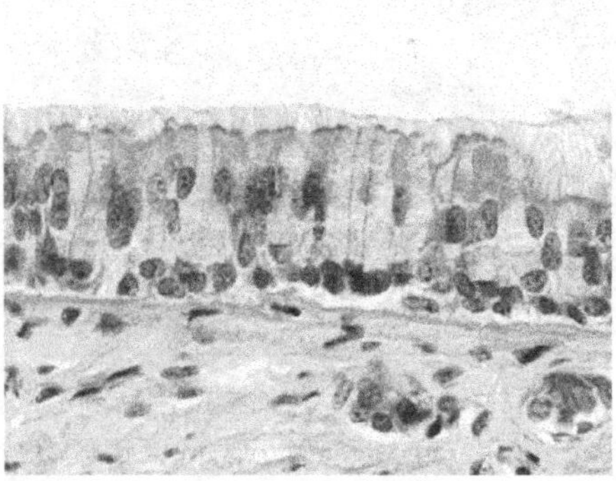

图 2-14-5 假复层纤毛柱状上皮（高倍）

（1）柱状细胞：数量最多，呈柱状，顶端达上皮的游离面。核椭圆形，多位于细胞的上端，故多排列在上皮的浅层。细胞的游离面可见排列规则而密集的纤毛。

（2）梭形细胞：胞体为梭形，顶端未达上皮的游离面，核椭圆形，居中，故多排列在上皮的中层。

（3）锥体细胞：胞体呈锥体形，靠近基膜。核圆形，居中，故多排列在上皮的深层。

（4）杯状细胞：位于柱状细胞之间，细胞质明亮，核呈三角形，染色深，位于细胞基部，杯状细胞直接开口于管腔。

7. 复层扁平上皮（stratified squamous epithelium） 复层扁平上皮的细胞层次较多，但只有表层的细胞为扁平细胞，故称复层扁平上皮，主要分布于皮肤、口腔、食道和阴道等处。复层扁平上皮较厚、耐摩擦，故对上皮下组织有机械性的保护作用。

高倍镜：复层扁平上皮由多层细胞组成，从表层到深层染色逐渐加深，由上皮游离面向基底面观察。

（1）表层：为表面的2～3层细胞，细胞为扁平形，染色浅；细胞核扁平形，染成紫蓝色，与细胞长轴平行排列。在某些组织表层的表面还可见均质红染的角化物质。

（2）中间层：位于表层下方的数层多边形细胞，细胞界限逐渐清楚，核圆形或椭圆形，居中，染色较深。

（3）基底层：为一层立方形或矮柱状细胞，细胞排列紧密，核圆形，居中，染色深。此层有时可见细胞的分裂象。复层扁平上皮各层细胞之间无明显界限（图2-14-6）。

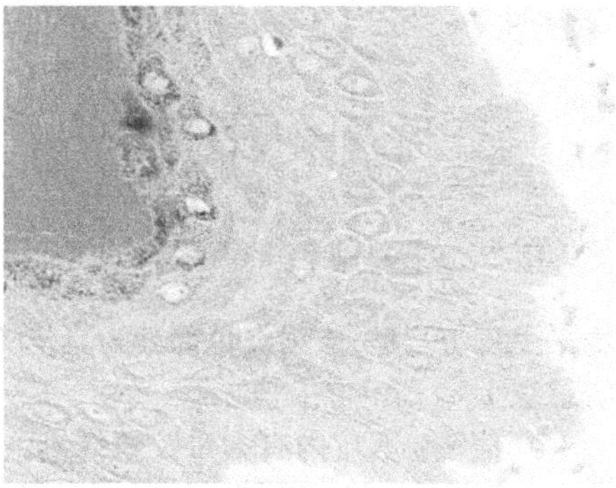

图 2-14-6 复层扁平上皮（皮肤）（高倍）

8. 变移上皮（transitional epithelium）

低倍镜：由多层细胞构成。

高倍镜：表层为柱状细胞、中间层为梭形细胞、基底层为锥体形细胞。表层细胞较大，细胞质丰富，又称为盖细胞。变移上皮的细胞形态和层数常随器官充盈情况而发生变化。

（大连大学 于新宇 陶雅军）

实验十五 固有结缔组织

【实验目的】

1. 掌握疏松结缔组织中胶原纤维、弹性纤维、成纤维细胞、巨噬细胞和肥大细胞的光镜结构。

2. 了解致密结缔组织、脂肪组织的光镜结构。

【实验材料】 切片标本，包括肥大细胞、疏松结缔组织、规则致密结缔组织、不规则致密结缔组织、脂肪组织、网状纤维。

【实验内容】

1. 疏松结缔组织（loose connective tissue）

低倍镜：选择较薄部位观察，可见许多深染的细胞和细丝状纤维。

高倍镜：观察成纤维细胞、巨噬细胞及胶原纤维、弹性纤维、肥大细胞的结构特点。

（1）成纤维细胞：核大而圆或椭圆形，数量较多，细胞质内含稀少的吞噬颗粒，细胞轮廓不清。

（2）巨噬细胞：细胞核略小着色深，胞体大而不规则，细胞质中有较多的吞噬颗粒。

（3）肥大细胞：多沿血管分布，圆形或椭圆形，细胞质内的异染性颗粒饱满，大小一致，分布均匀（图2-15-1）。

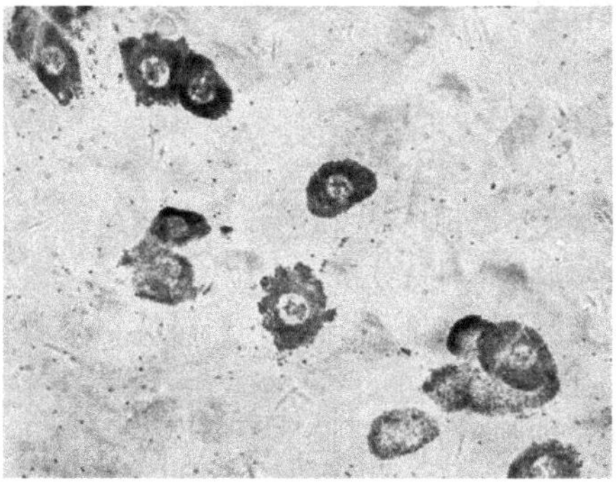

图 2-15-1 肥大细胞（高倍）

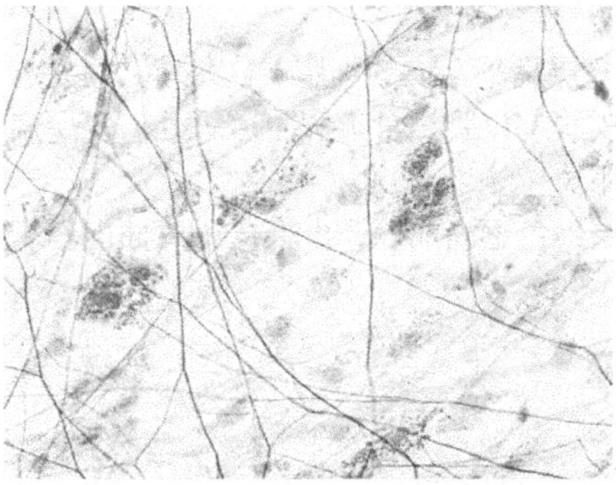

图 2-15-2 疏松结缔组织（肠系膜）（中倍）

（4）胶原纤维：呈宽带状，粗细不等，折光性较弱，粉红色，交织成网。

（5）弹性纤维：多为单根走行，呈细丝状，折光性较强，棕红色（图 2-15-2）。

2. 规则致密结缔组织（regular dense connective tissue）

低倍镜：大量粉红色的胶原纤维密集平行排列成束，胶原纤维束之间有成行排列的成纤维细胞即腱细胞。

3. 不规则致密结缔组织（irregular dense connective tissue）

低倍镜：切片一侧表面呈深红色部分为表皮（复层扁平上皮）；其下方粉红色部分为真皮（不规则致密结缔组织）；真皮下方色浅，为皮下组织（脂肪组织）。

高倍镜：真皮内有大量胶原纤维，呈粉红色，互相交织成网。向深部移动载玻片，找到脂肪组织。

4. 脂肪组织（irregular dense connective tissue and adipose tissue）

镜下：脂肪细胞体积大，呈空泡状，圆或多边形；脂肪细胞聚集成群，被疏松结缔组织分隔成许多脂肪小叶（图 2-15-3）。

5. 网状纤维（reticular fiber）

高倍镜：网状纤维具有嗜银性，被染成棕黑色，粗细不等，短小有分之，相互交织成网，有的集结成束。

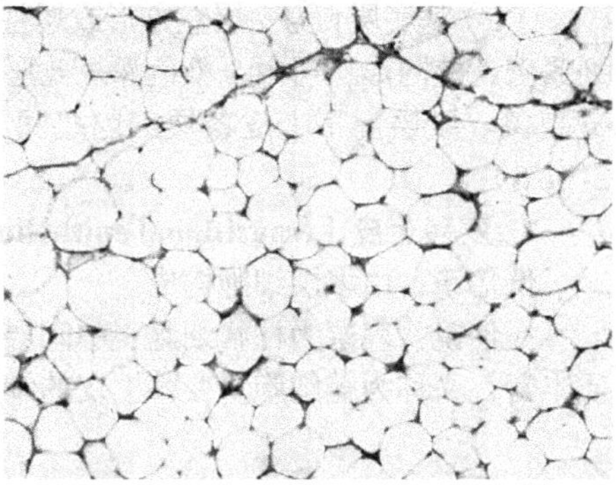

图 2-15-3 脂肪组织（中倍）

（大连大学 陶雅军 杨利敏）

实验十六 血 液

【实验目的】 掌握各种血细胞的光镜结构。

【实验材料】 切片标本，包括中性粒细胞和单核细胞、嗜酸性粒细胞、嗜碱性粒细胞、淋巴细胞、血小板。

【实验内容】 血细胞（blood cell）

低倍镜：血细胞体积较小，低倍镜显像后即可用高倍镜观察。

高倍镜：

（1）红细胞（erythrocyte）：数量最多，圆盘形，无核，浅红色，中央染色浅，周围染色深。

（2）白细胞（leukocyte）

1）中性粒细胞（neutrophil）：白细胞中数量最多，胞体圆形，细胞质浅粉色。核紫蓝色，一般分 2～5 个叶，杆状核较少。细胞质中有细小并淡染的中性颗粒，不易分辨。

2）单核细胞（monocyte）：是最大的血细胞，胞体圆或椭圆形，细胞质丰富，弱碱性，呈浅灰蓝色。核为肾形、卵圆形或马蹄形，常偏位存在（图 2-16-1）。

3）嗜酸性粒细胞（eosinophil）：数目较少，胞体比中性粒细胞稍大，细胞质中含许多粗大且均匀排列的橘红色颗粒。核紫蓝色，多为两叶（图 2-16-2）。

4）嗜碱性粒细胞（basophil）：数目极少，细胞质中含大小不等，分布不均的紫蓝色颗粒，核不规则，常被颗粒覆盖而不明显（图 2-16-3）。

5）淋巴细胞（lymphocyte）：数目较多，在血液中多为小淋巴细胞（与红细胞大小相似），偶见中等大小的淋巴细胞。细胞质少，核大，圆形或椭圆形，核的一侧可见凹陷（图 2-16-4）。

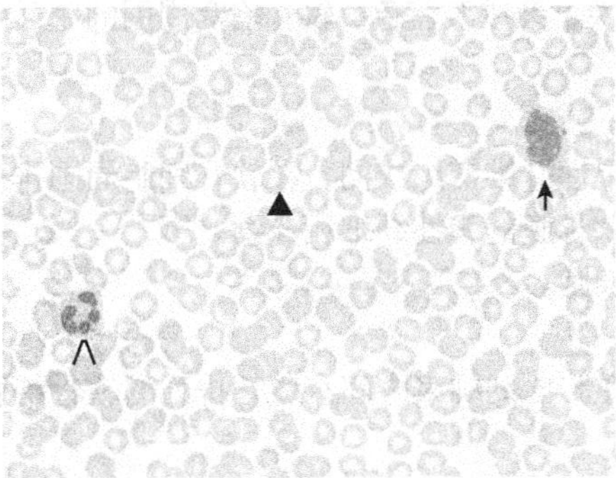

图 2-16-1　中性粒细胞和单核细胞（高倍）

中性粒细胞（∧），红细胞（▲），单核细胞（↑）

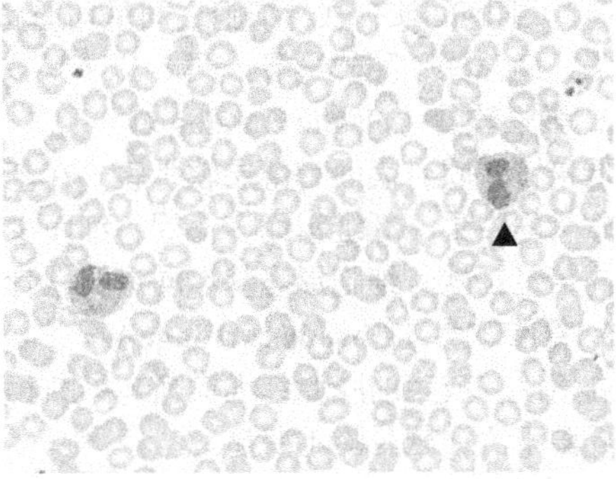

图 2-16-2　嗜酸性粒细胞（高倍）

嗜酸性粒细胞（▲）

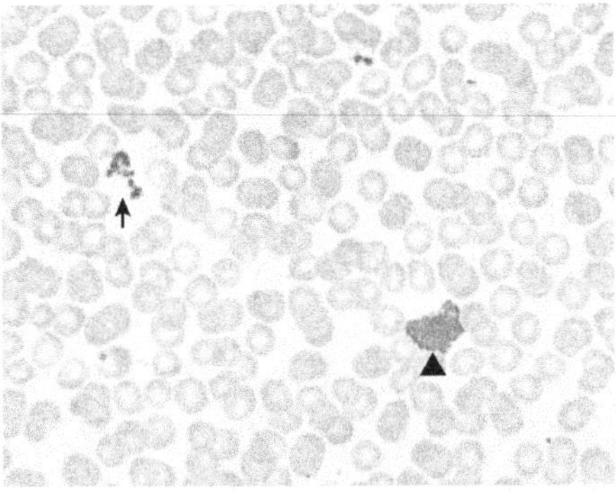

图 2-16-3　嗜碱性粒细胞（高倍）

嗜碱性粒细胞（▲），血小板（↑）

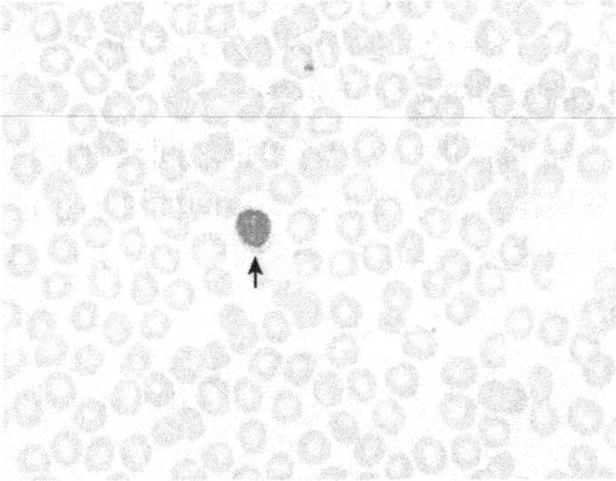

图 2-16-4　淋巴细胞（高倍）

淋巴细胞（↑）

（3）血小板（blood platelet）：最小，在血细胞之间常成群存在，形态不规则。

（大连大学　于新宇　陶雅军）

实验十七　软骨和骨

【实验目的】

1. 掌握透明软骨和弹性软骨的光镜结构。

2. 了解纤维软骨的光镜结构。

3. 掌握骨和骨组织的光镜结构。

【实验材料】　切片标本，包括透明软骨、弹性软骨、纤维软骨、骨。

【实验内容】

1. 透明软骨（hyaline cartilage）

低倍镜：软骨表面有一层致密结缔组织构成的软骨膜，染成粉红色，软骨细胞分布于淡蓝色的基质中。位于软骨边缘的软骨细胞体积较小，单个存在，越近软骨深层细胞越大，并成群存在。

高倍镜：

（1）软骨细胞：表浅的软骨细胞体积小，扁圆形，单个存在。深部的软骨细胞体积大，椭圆形，可见几个软骨细胞位于同一个软骨陷窝内，称同源细胞群。

（2）细胞间质：软骨细胞之间呈均质状，弱嗜碱性，染成淡蓝色。软骨陷窝周围的基质嗜碱性较强，染色深，称软骨囊（图 2-17-1）。

2. 弹性软骨（elastic cartilage）

低倍镜：软骨表面有薄层软骨膜。在基质中可见弹性纤维交织成网，在软骨细胞周围排列致密。软骨的中央，纤维粗而多；周边细而少，直接和软骨膜的弹性纤维相连续。

高倍镜：软骨细胞形态基本同透明软骨内的软骨细胞。

3. 纤维软骨（fibrous cartilage）

高倍镜：成束的胶原纤维横断与纵断相间排列。在胶原纤维束之间有成行排列的软骨细胞，细胞界限不清，软骨囊不明显。

4. 骨（bone）

低倍镜：

（1）外环骨板：较厚，位于密质骨外表面，为较规则、排列紧密的数层或十几层环形骨板。

（2）内环骨板：较薄，面向骨髓腔，为几层不规则、排列疏松的骨板。

（3）骨单位：位于内、外环骨板之间，可见许多呈同心圆排列的骨板，即骨单位骨板，中央有较大的圆形管腔即中央管。

（4）间骨板：位于骨单位之间或骨单位与内、外环骨板之间，为一些形状不规则的平行骨板。

高倍镜：位于骨板或骨板间的许多小的充满染料的腔隙为骨陷窝。骨细胞位于骨陷窝内，大部分细胞萎缩。在切片上隐约可见骨小管，从骨陷窝向周围发出许多细丝状线条，染成紫蓝色（图 2-17-2）。

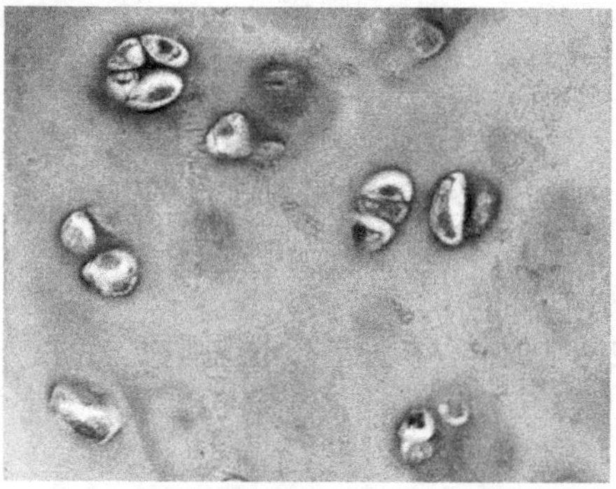

图 2-17-1 透明软骨（气管）（中倍）

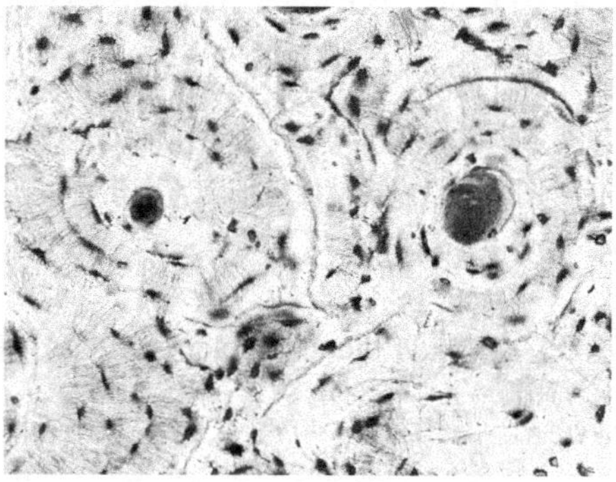

图 2-17-2 骨（低倍）

（大连大学 杨利敏 陶雅军）

实验十八 肌 组 织

【实验目的】 掌握 3 种肌组织的光镜结构。

【实验材料】 切片标本，包括骨骼肌、心肌、平滑肌。

【实验内容】

1. 骨骼肌（skeletal muscle）

低倍镜：可见各种断面，纵断面骨骼肌纤维呈长带状，而肌纤维横切面近似圆形或多边形。

高倍镜：

（1）纵断面骨骼肌纤维：长带状的肌纤维平行排列，核多个，椭圆形，分布于周边。将视野光线调暗，可见每条肌纤维上都有明暗相间的周期性横纹（图 2-18-1）。

（2）横断面骨骼肌纤维：肌纤维大小不一，近似圆形或多边形。细胞核扁圆，位于周边，1～2 个；肌浆内可见许多点状的肌原纤维（由于制片原因，也可能没有），在肌纤维间可见肌内膜和血管。

2. 心肌（cardiac muscle）

镜下：心肌纤维呈短柱状，有分支，核卵圆形，1～2 个，居中，细胞质嗜酸性，可见明暗相间的横纹但不明显，相邻心肌纤维的连接处呈深红色为闰盘（图 2-18-2）。

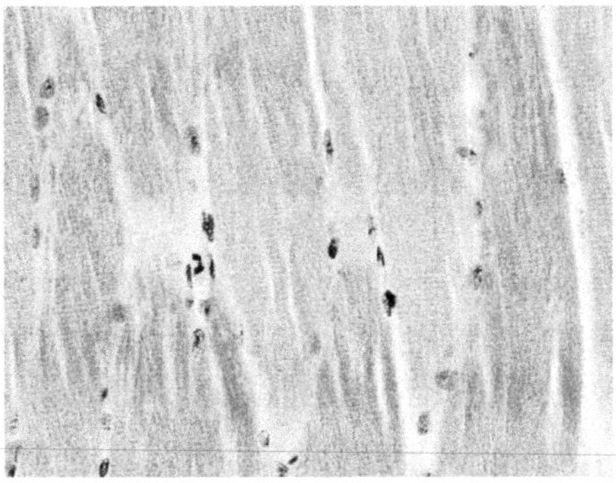

图 2-18-1 骨骼肌纤维（高倍）

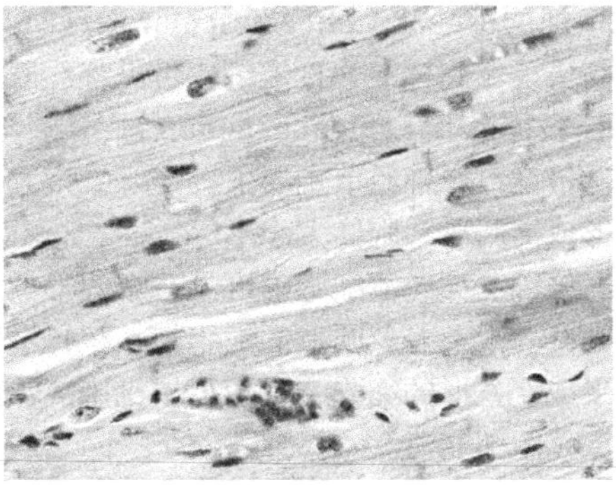

图 2-18-2 心肌（中倍）

2. 平滑肌（smooth muscle）

低倍镜：肠壁外侧可见平滑肌分为两种走向，一层为平滑肌纤维的纵断面，另一均为横断面。

高倍镜：

（1）纵断面平滑肌纤维：平滑肌呈长梭形，相互交错，排列密集，细胞核位于细胞中央，呈长杆状或椭圆形，常扭曲，染色较深，肌浆嗜酸性。

（2）横断面平滑肌纤维：呈大小不等的圆形或多边形，有的可见细胞核，呈圆形位于细胞中央，有的看不到核（为什么？）。平滑肌之间有少量结缔组织和血管。

（大连大学 陶雅军 杨利敏）

实验十九 神 经 组 织

【实验目的】

1. 掌握神经元的光镜结构，神经末梢的类型及化学性突触的光镜结构。

2. 了解神经胶质细胞的分类及光镜下的特点。

【实验材料】 切片标本，包括多级神经元、纤维性星形胶质细胞、肌间神经丛（食道）、脊神经节、交感神经节。

【实验内容】

1. 多极神经元（multipolar neuron）

低倍镜：首先找到脊髓中央管，再向两侧推移找到灰质前脚，其内有许多体积较大、多突起的细胞，即多极神经元。

高倍镜：胞体内含有许多紫色团块或颗粒状物，为尼氏体。细胞核大而圆，染色浅，核仁明显。因神经元的轴突只有一个，较难见到，切到的轴丘内无尼氏体。树突为多个，含尼氏体。神经元周围有许多体积小的细胞核，此为神经胶质细胞核，可根据核的大小判断种类。脊髓内毛细血管丰富，管壁薄（图 2-19-1）。

2. 星形胶质细胞（neuroglial cell）

低倍镜：可见胞体比神经元小的棕黄色多突起的星状细胞。

高倍镜：两种星形胶质细胞。

（1）原浆性星形胶质细胞：多分布在灰质，与神经元相伴随，细胞的突起短而粗，分之较多，表面粗糙。

（2）纤维性星形胶质细胞：多分布在白质，周围见不到神经元胞体。细胞的突起长而直，分之较少，表面光滑。

3. 肌间神经丛（intermuscular nerve plexus）

高倍镜：此标本为食道壁，可见神经胶质细胞的突起包裹神经细胞，神经丛内无血管。

4. 脊神经节（spinal ganglion）

低倍镜：脊神经节主要由神经纤维束和神经节细胞构成，脊神经节细胞聚集成群，细胞切面呈圆形或椭圆形，胞体大小不等。

高倍镜：神经节细胞内可见一个圆形的细胞核，不着色，位于细胞中央。呈淡黄色，中央或偏心处有一个不着色圆形的细胞核，核仁清晰，胞体内紫色颗粒物为尼氏体。在节细胞周围有一层扁平或立方形的细胞，称为卫星细胞。该细胞属于神经胶质细胞，细胞核为圆形或卵圆形，染色较深（图 2-19-2）。

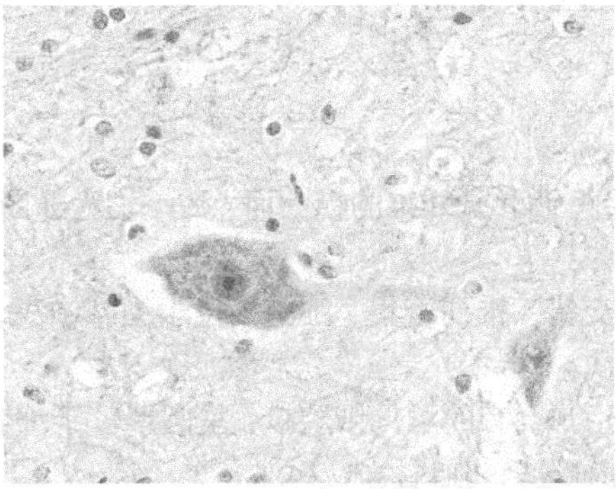

图 2-19-1　多级神经元（高倍）

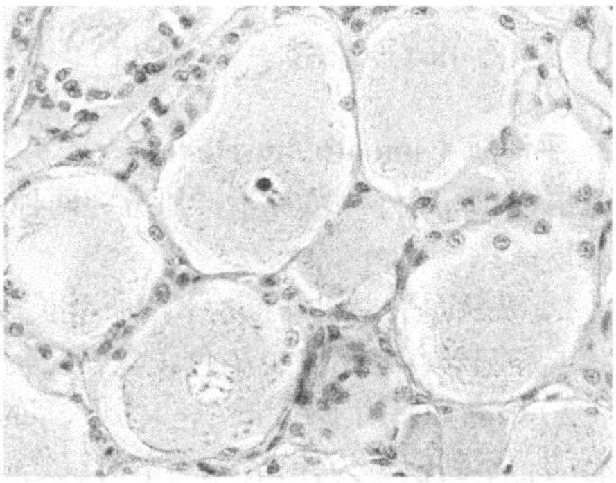

图 2-19-2　脊神经节（高倍）

5. 交感神经节（sympathetic ganglion）

高倍镜：胞体一般较脊神经节的细胞小，散在分布。细胞核常偏于细胞的一侧，细胞质内尼氏体呈颗粒状，均匀分布。卫星细胞数量较少，不完全地包裹节细胞胞体。

实验二十　循 环 系 统

【实验目的】

1. 掌握心壁光镜结构及浦肯野纤维光镜下的结构特点。

2. 掌握各级动脉光镜下的特点。

3. 了解各级静脉光镜下的特点。

4. 掌握毛细血管光镜下的结构特点。

【实验材料】　切片标本，包括心壁、大动脉、大静脉、中动脉和中静脉、小动脉与小静脉、微动脉与微静脉、毛细血管后微静脉、毛细血管。

【实验内容】

1. 心壁（cardiac wall）

低倍镜：心壁由内向外分3层。

（1）心内膜：表面为内皮，其下方为一薄层结缔组织构成的内皮下层，深部为心内膜下层，心室部较厚。

（2）心肌膜：可见各种切面的心肌纤维。

（3）心外膜：疏松结缔组织构成，表面为间皮。

高倍镜：心内膜下层中可见浦肯野纤维，呈不同切面，较心肌纤维粗而短，染色浅，核位于细胞中央。

2. 大动脉（large artery）

低倍镜：由内向外分3层。

（1）内膜：内皮和内皮下层构成。

（2）中膜：大量弹性膜和弹性纤维，弹性膜为波浪片状结构。其间可见少量平滑肌纤维和胶原纤维。

（3）外膜：疏松结缔组织构成（图2-20-1）。

高倍镜：弹性膜波浪状，淡粉色，特殊染色呈棕褐色。

3. 大静脉（large vein）

低倍镜：由内向外分3层。

（1）内膜：薄，内皮和内皮下层构成。

（2）中膜：不发达，环行平滑肌纤维排列疏松或缺如。

（3）外膜：厚，疏松结缔组织构成。可见纵行平滑肌束（图2-20-2）。

图2-20-1　大动脉（低倍）

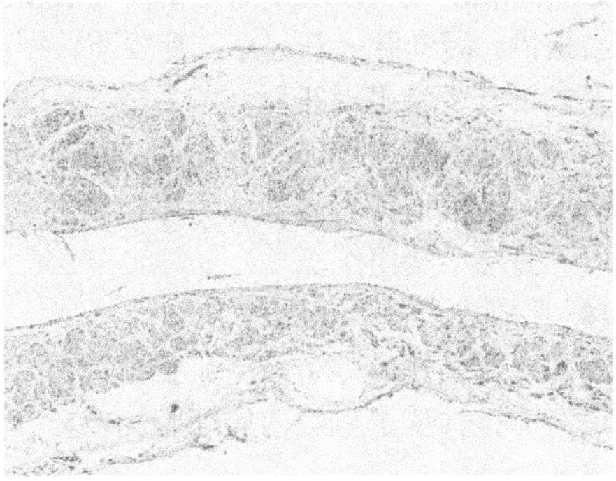

图2-20-2　大静脉（低倍）

4. 中动脉（medium sized artery）

低倍镜：由内向外分3层。

（1）内膜：表面为内皮，其下方为内皮下层，与中膜交界处可见一层波浪状淡粉色内弹性膜。

（2）中膜：大量平滑肌纤维，其间可见少量弹性纤维和胶原纤维。

（3）外膜：疏松结缔组织构成。与中膜交界处有不十分明显的外弹性膜。

高倍镜：内弹性膜和外弹性膜均呈波浪状，淡粉色，是3层膜之间的分界线。

5. 中静脉（medium sized vein）

低倍镜：

（1）内膜：表面为内皮，其下方为内皮下层，内弹性膜不明显。

（2）中膜：少量平滑肌纤维。

（3）外膜：结缔组织构成，无外弹性膜（图 2-20-3）。

6. 小动脉（small artery）

低倍镜：

（1）内膜：表面为内皮，较大的小动脉可见内弹性膜贴于内皮。

（2）中膜：几层平滑肌纤维。

（3）外膜：薄，疏松结缔组织构成。

7. 小静脉（small vein）

低倍镜：与伴行小动脉相比，腔大壁薄，平滑肌少，结缔组织相对多（图 2-20-4）。

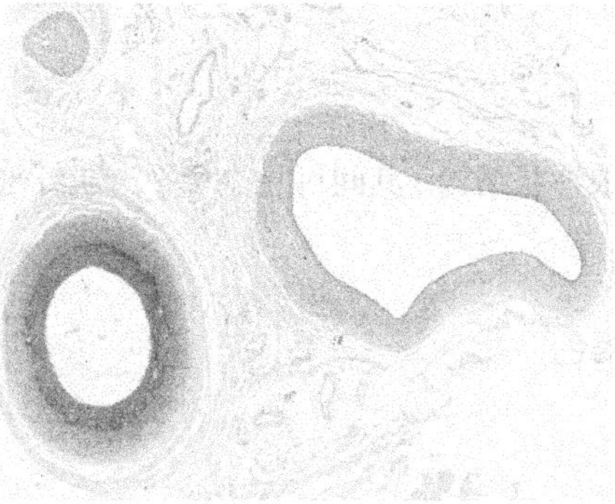

图 2-20-3　中动脉与中静脉（低倍）

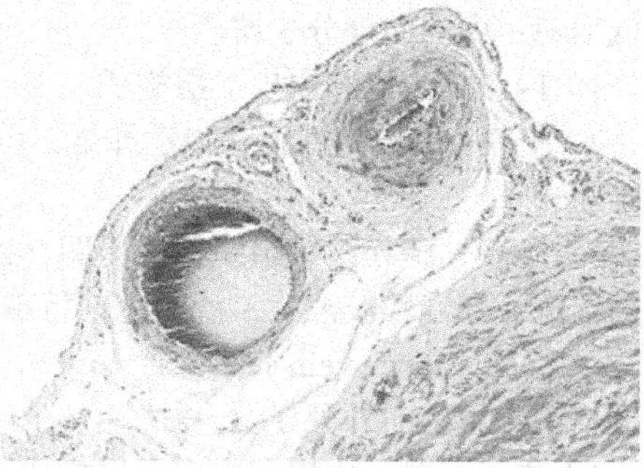

图 2-20-4　小动脉与小静脉（低倍）

8. 微动脉（arteriole）与微静脉（venule）

高倍镜：微动脉的管径小，管壁薄，中膜有几层平滑肌，无弹性膜。微静脉常与微动脉伴行，管壁无或仅有少量平滑肌。

9. 毛细血管后微静脉（postcapillary venule）

镜下：毛细血管后微静脉为靠近紧邻毛细血管的微静脉，管壁较薄，管径比毛细血管略粗，内皮可见薄层结缔组织。

10. 毛细血管（capillary）

毛细血管是体内分布最广、管壁最薄、口径最小的血管。

高倍镜：管壁由单层内皮细胞构成，在内皮外面有一薄层结缔组织。

实验二十一　免 疫 系 统

【实验目的】

1. 掌握胸腺、淋巴结、脾脏的光镜结构。

2. 了解扁桃体光镜下的结构特点。

【实验材料】　切片标本，包括胸腺、淋巴结、脾、腭扁桃体。

【实验内容】

1. 胸腺（thymus）

低倍镜：表面为结缔组织构成的被膜，被膜向内深入将实质分隔成不完全分离的胸腺小叶。小叶周边染色深呈紫蓝色，为皮质，由小叶间隔分隔，小叶中央染色浅为髓质，相互连续，其间可见染成粉红色的胸腺小体。

高倍镜：皮质和髓质均由胸腺细胞和胸腺上皮细胞构成，皮质胸腺细胞相对密集，故染色深，髓质胸腺细胞相对稀疏，故染色浅。髓质中可见大小不等，染色不均的粉红色近圆形胸腺小体。

2. 淋巴结（lymph node）

镜下：表面为结缔组织构成的被膜，向内深入形成小梁，粉红色，凸侧被膜中可见输入淋巴管。实质可分为周边的皮质和中央的髓质，皮质中可见淋巴小结、小结之间的弥散淋巴组织及其皮质淋巴窦，有些淋巴小结中央浅染，为次级淋巴小结；髓质由髓索和髓窦构成，髓索是由淋巴细胞等细胞共同形成的条索状结构，髓窦即为髓质的淋巴窦（图 2-21-1）。

在淋巴小结的中央有明显的生发中心，呈圆形或椭圆形。生发中心由内向外分暗区和明区两部分，暗区主要由大淋巴细胞组成，细胞质强嗜碱性，深染；明区由中等大的淋巴细胞组成，着色较淡。在生发中心的顶部及周围有一层小结帽，月牙形，由密集的小淋巴细胞组成，这些小淋巴细胞多为 B 记忆淋巴细胞和浆细胞的前身，着色较深。

3. 脾（spleen）

低倍镜：表面为致密结缔组织构成的被膜，向内深入形成小梁，粉红色，呈现各种切面，内有血管。实质可分为白髓和红髓，白髓主要由动脉周围淋巴鞘和淋巴小结构成，在淋巴小结旁或小结中可见被横切的小动脉，此为脾的中央动脉，中央动脉周围有弥散淋巴组织包绕构成动脉周围淋巴鞘（图 2-21-2）。红髓由脾索和脾血窦构成，脾血窦的内皮细胞呈长杆状，横切面可见圆形的内皮细胞核突向窦腔，脾索由红细胞、淋巴细胞等多种细胞构成，故呈红蓝相间的染色。

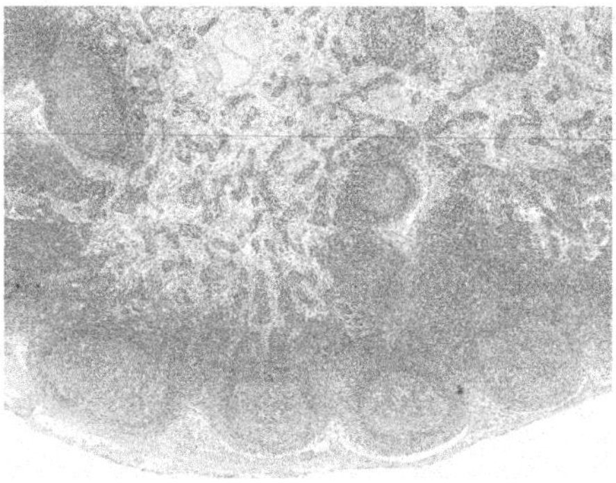

图 2-21-1 淋巴结（低倍）

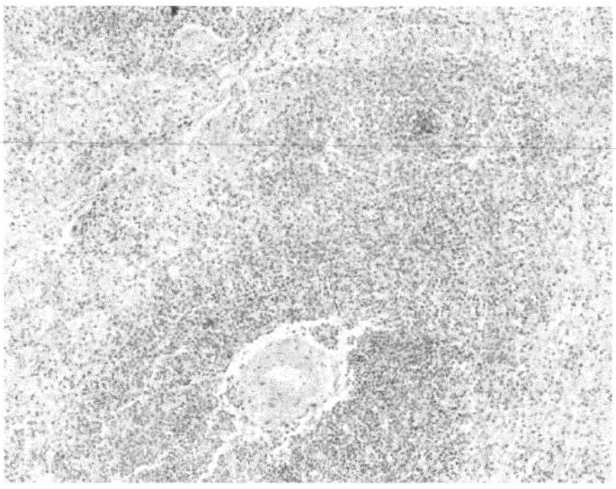

图 2-21-2 脾（低倍）

4. 腭扁桃体（palatine tonsil）

低倍镜：表面为未角化的复层扁平上皮，上皮凹陷形成隐窝，此处可见淋巴细胞。固有层有大量淋巴小结和弥散淋巴组织。

实验二十二 内分泌系统

【实验目的】

1. 掌握垂体的位置形态及结构特点。

2. 掌握甲状腺、肾上腺位置、形态和组织结构特点。

3. 了解甲状旁腺位置、形态、组织结构。

4. 通过学习，对内分泌器官的解剖、组织结构有完整的认识与理解，培养学生把宏观与微观结构视为一体的思维模式。

【实验材料】 切片标本，包括腺垂体、神经垂体、甲状腺、甲状旁腺、肾上腺。垂体、甲状腺、肾上腺的瓶装标本及模型；甲状旁腺的模型；垂体、甲状腺、肾上腺、甲状旁腺组织切片。

【实验内容】

1. 垂体（hypophysis）

（1）垂体的解剖结构：垂体为圆形或椭圆形小体，位于蝶骨体的垂体窝内，上面借漏斗连于下丘脑。垂体根据其发生和结构上的特点，可分为腺垂体和神经垂体两部分。各部划分如下：

- 垂体
  - 腺垂体
    - 远部 } 前叶
    - 结节部 } 前叶
    - 中间部 } 后叶
  - 神经垂体
    - 神经部 } 后叶
    - 漏斗部 } 漏斗
    - 正中隆起 } 漏斗

（2）垂体的组织结构

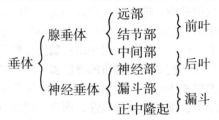

1）腺垂体（adenohypophysis）：嗜酸性细胞，数量较多，胞体较大，呈圆形或椭圆形，细胞界限清楚，细胞内含有红色的嗜酸性颗粒；嗜碱性细胞数量较少，胞体大小不等，呈圆形或椭圆形，细胞界限清楚，细胞内含有蓝色的嗜酸性颗粒；嫌色细胞数量最多，体积较小，圆形或多角形，散在或成群分布，细胞界限不清楚，细胞质染色较浅，核明显（图 2-22-1）。

2）神经垂体（neurohypophysis）：主要为大量的无髓神经纤维和垂体细胞，垂体细胞细胞质内可见褐色素，突起不明显。另外可见大小不等的团块，即赫林体。

2. 甲状腺（thyroid）

（1）甲状腺的解剖结构：甲状腺位于喉下部、气管上部的两侧和前面，可分为 2 个侧叶及中间的峡部。甲状腺侧叶呈锥体形，其上端约平甲状软骨的中部，下端可达第 5 或第 6 气管软骨的水平。两侧叶中间借一横行的甲状腺峡相连。有时有第 3 叶，即锥状叶，它由峡向上伸出，可上延至舌骨水平，侧叶的后面与颈动脉鞘相贴。腺体之外包有两层由结缔组织形成的囊。

（2）甲状腺的组织结构

高倍镜：甲状腺滤泡大小不等，由单层立方上皮围成，上皮细胞可因生理状态不同而有高、矮变化。细胞界限较清楚，核呈圆形，滤泡腔内含粉红色胶状物，即碘化的甲状腺球蛋白。滤泡旁细胞存在于滤泡上皮细胞之间或滤泡之间的结缔组织内，该细胞体积较大，着色淡，细胞界不甚明显（图 2-22-2）。

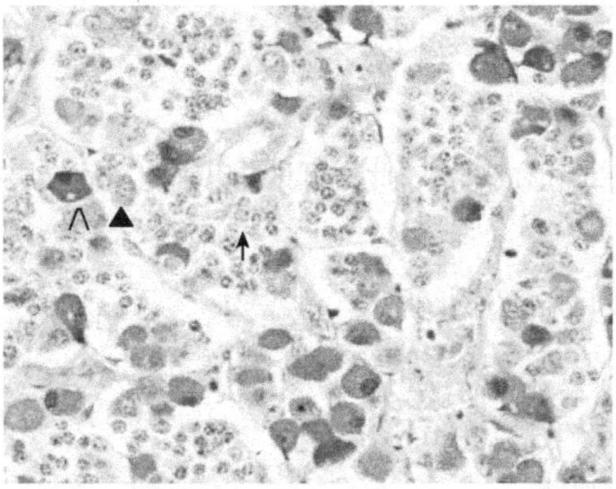

图 2-22-1　腺垂体（高倍）

嗜碱性细胞（∧），嗜酸性细胞（▲），嫌色细胞（↑）

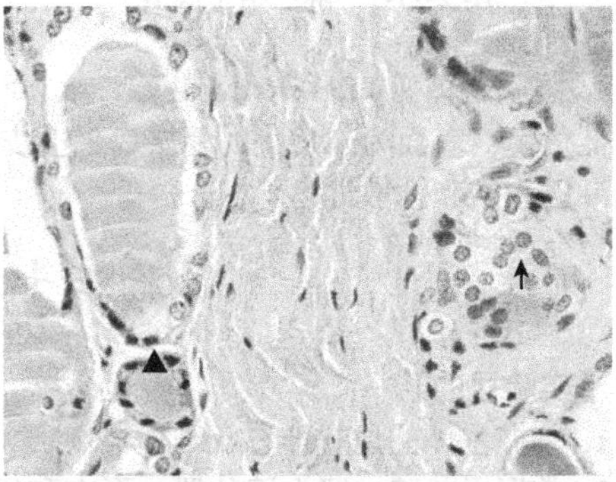

图 2-22-2　甲状腺（高倍）

甲状腺滤泡（▲），滤泡旁细胞（↑）

3. 甲状旁腺（parathyroid gland）

高倍镜：主细胞，数量最多，呈圆形或多边形，细胞质染色较浅，细胞界限清楚，核圆居中，染色质细密；嗜酸性细胞数量少，体积较大，单个或成群存在，细胞质内充满嗜酸性颗粒（图 2-22-3）。

4. 肾上腺（adrenal gland）

（1）肾上腺的解剖结构：贴附于肾上端的内上方，后面贴附膈，右肾上腺近似三角形，左肾上腺呈半月形。肾上腺的前面有肾上腺门，是血管、神经和淋巴管进出之处。肾上腺虽然与肾共同包在肾筋膜内，但它有独立的纤维囊和脂肪囊。剖开的肾上腺可分外周的皮质与中央的髓质两部分。

（2）肾上腺的组织结构

低倍镜：肾上腺皮质占腺体的大部分，自外向内依次分为球状带、束状带、网状带。网状带最薄，染色较深，细胞聚集成球状；束状带最厚，色浅，细胞排列成索；网状带以细胞索相互吻合成网，细胞质嗜酸性（图 2-22-4）。

高倍镜：肾上腺髓质髓质细胞较大，呈多边形，细胞嗜碱性，核圆形，色浅、细胞排列成索或团，其间有结缔组织、毛细血管、中央静脉。

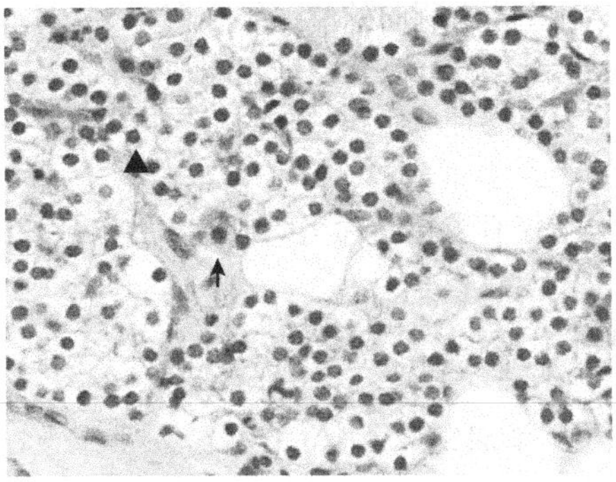

图 2-22-3　甲状旁腺（高倍）

主细胞（▲），嗜酸性细胞（↑）

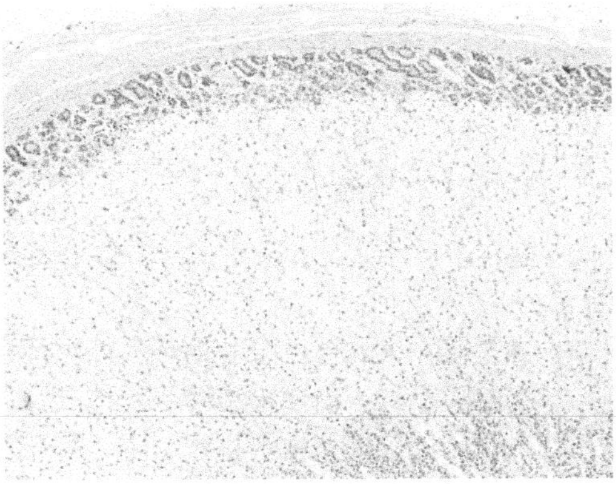

图 2-22-4　肾上腺（低倍）

实验二十三　消 化 系 统

【实验目的】

1. 掌握消化管各段结构的光镜下结构特点。

2. 掌握胃底腺、小肠腺、肝和胰腺的光镜下结构特点。

3. 了解唾液腺及胆囊的光镜结构。

【实验材料】　切片标本，包括舌轮廓乳头、食管、胃、食管胃贲门部、空肠、十二指肠、回肠、结肠、阑尾、腮腺、下颌下腺、舌下腺、胰腺、肝脏（猪）、肝脏（人）、肝巨噬细胞、肝血管注入、胆囊。

【实验内容】

1. 舌轮廓乳头（circumvallate papillae）

镜下：轮廓乳头的体积较大，顶部平坦，周围黏膜凹陷形成较深的环沟，沟两侧的上皮内有染成淡粉色的椭圆形结构即味蕾。上皮为不角化的复层扁平上皮，固有层中可见浆液性味腺。味蕾为淡粉色的卵圆形小体，顶端有 1 个小孔称味孔，由 3 种细胞组成：①味细胞：呈梭形，较粗大，位于味蕾中央，顶部有味毛突入味孔，核椭圆形，染色较浅；②支持细胞：梭形，多位于味蕾的周边部和味细胞之间，核椭圆形，染色较深；③基细胞：锥体形，位于基部，核圆形。

2. 食管（esophagus）

低倍镜：由管腔内侧向外侧逐层观察。

（1）黏膜层

1）上皮：较厚，为未角化复层扁平上皮。

2）固有层：由细密结缔组织构成，形成许多隆起状的乳头，突入上皮的基底部。此层可见淋巴组织，血管及食管腺导管。

3）黏膜肌：成束存在的平滑肌，横断。

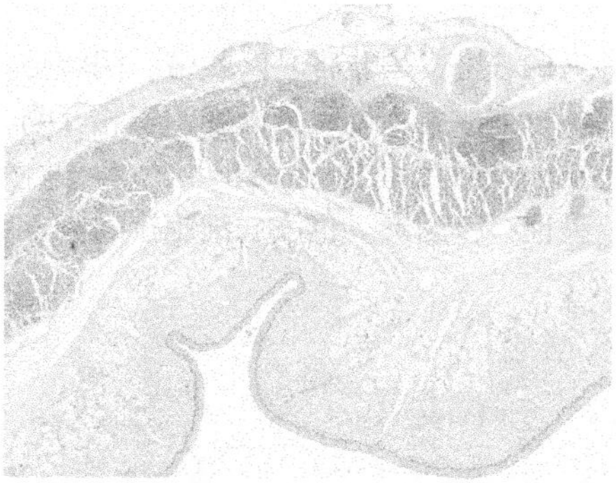

图 2-23-1 食管（低倍）

（2）黏膜下层：由疏松结缔组织构成，可见混合性的食管腺。

（3）肌层：为内环行外纵行两层肌组织，注意取材部位不同其结构不同。

（4）外膜：为纤维膜，由疏松结缔组织组成（图 2-23-1）。

3. 胃（stomach）

低倍镜：由管腔内侧向外侧逐层观察。

（1）黏膜层：由上皮、固有层和黏膜肌组成。

1）上皮：为单层柱状上皮，向固有层内凹陷形成胃小凹。

2）固有层：可见胃底腺几乎占满整个固有层，腺体间仅有少量结缔组织成分。腺体被切成各种断面。

3）黏膜肌：大致可区分为内环、外纵两层平滑肌。

（2）黏膜下层：由疏松结缔组织构成。

（3）肌层：较厚，由内斜行、中环行和外纵行 3 层平滑肌组成。

（4）外膜：为浆膜，由结缔组织及表面的间皮构成。

高倍镜：主要观察上皮和胃底腺。

（1）上皮：单层柱状，顶部细胞质充满黏原颗粒，着色浅淡，核椭圆形，位于细胞基部。

（2）胃底腺：找一完整腺体的纵断面，区分出颈、体、底部，观察 3 种细胞：

1）壁细胞：多分布在腺的颈和体部，胞体较大，多为圆形，细胞质嗜酸性，核椭圆形，位于细胞中央。

2）主细胞：数量最多，多分布于体部和底部，细胞呈柱状，细胞质偏蓝，核呈圆形，位于细胞近基底部。

3）颈黏液细胞：数量较少，分布在腺的颈部，在壁细胞之间，界限不清，多呈柱状，细胞质淡染，核扁平，染色深，位于细胞的基部（图 2-23-2）。

4. 食管胃贲门部（stomachus cardiacus）

镜下：管壁层次与食管相同，差别主要表现在于黏膜层，可见食管下端的复层扁平上皮与胃贲门部的单层柱状上皮骤然相接，胃的贲门部有贲门腺。

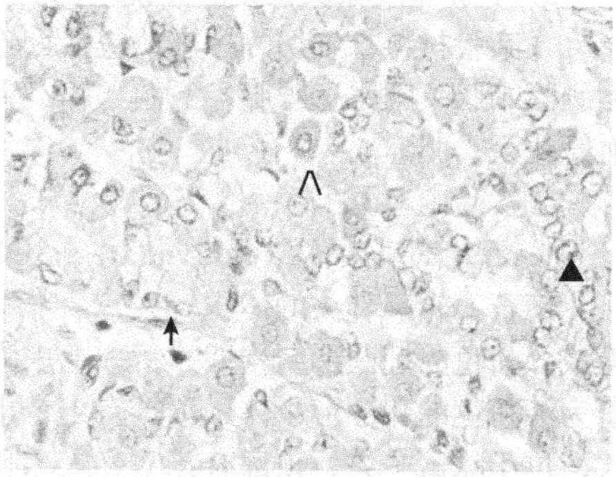

图 2-23-2 胃底腺（高倍）

壁细胞（∧），主细胞（▲），颈黏液细胞（↑）

5. 空肠（jejunum）

低倍镜：可见较大的突起即皱襞，其上有细小突起即绒毛。由管腔内侧向外侧逐层观察，分为 4 层：

（1）黏膜层：由上皮、固有层和黏膜肌组成；固有层可见各种断面的小肠腺，偶尔可见孤立的淋巴小结。

（2）黏膜下层：由疏松结缔组织构成。

（3）肌层：内环行、外纵行两种走向平滑肌，之间的淡染区为肌间神经丛。

（4）外膜：为浆膜。

高倍镜：

（1）绒毛：可见不同断面，表面为上皮，中央为固有层结缔组织。

1）上皮：为单层柱状上皮，吸收细胞核椭圆形，位于细胞基部，其游离面有明显的纹状缘，细胞之间常夹有杯状细胞。

2）固有层：位于绒毛的中轴，可见腔大而壁薄的中央乳糜管。

（2）小肠腺：位于固有层内的单管状腺，可见各种断面。由吸收细胞、杯状细胞和潘氏细胞组成。

1）吸收细胞：数量多，呈高柱状，核椭圆形，位于细胞基部。

2）杯状细胞：散在于吸收细胞间，分泌黏液。

3）潘氏细胞：位于小肠腺基部，呈柱状或锥体形，常成群存在，细胞顶部含有粗大的嗜酸性颗粒；切片上由于颗粒被溶解细胞质常呈空泡状。

6. 十二指肠（duodenum）

镜下：其管壁结构与空肠基本相同，但在黏膜下层可见由黏液性腺细胞构成的十二指肠腺（图 2-23-3）。

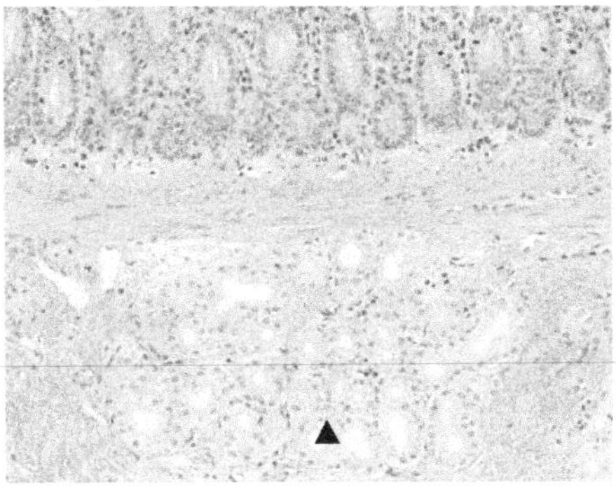

图 2-23-3　十二指肠（中倍）

十二指肠腺（▲）

7. 回肠（ileum）

低倍镜：其管壁结构与空肠基本相同，但在黏膜下层无十二指肠腺，而固有层可见集合淋巴小结。

8. 结肠（colon）

低倍镜：区分结肠壁的四层结构，注意与小肠相比较，主要观察黏膜层。

（1）黏膜层：表面光滑，无绒毛。

1）上皮：单层柱状上皮，其中有大量杯状细胞。

2）固有层：大肠腺密集，为单管状腺，杯状细胞多，无潘氏细胞。

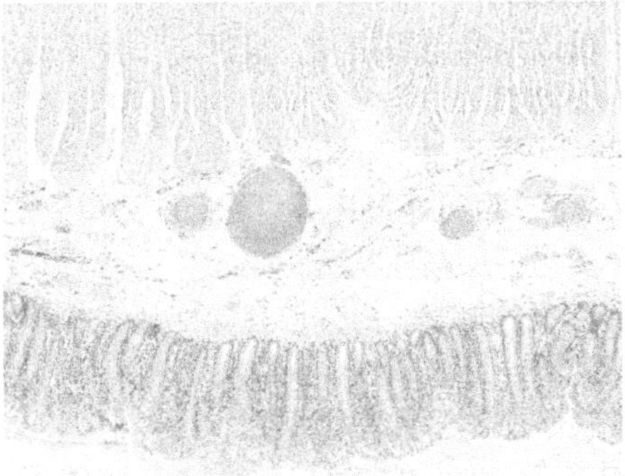

图 2-23-4　结肠（低倍）

3）黏膜肌：由内环、外纵两层平滑肌组成。

（2）黏膜下层：由疏松结缔组织构成。

（3）肌层：内环行、外纵行两种走向平滑肌，之间的淡染区为肌间神经丛。

（4）外膜：为浆膜（图 2-23-4）。

9. 阑尾（appendix）

低倍镜：管壁结构与结肠相似，但肠腔狭窄，肠腺短且少；固有层与黏膜下层可见大量淋巴小结与弥散的淋巴组织，黏膜肌不完整（图 2-23-5）。

10. 腮腺（parotid gland）

低倍镜：分清被膜、腺小叶与小叶间结缔组织。

高倍镜：

（1）腺泡：为浆液性，腺腔很小，几乎看不清。浆液性腺细胞为锥体形，着色较深，顶部细胞质内充满分泌颗粒，基部细胞质嗜碱性较强，核呈圆形，位于细胞的中下部。

（2）闰管：始于腺泡，管径细，管壁由单层扁平或立方上皮构成，细胞质着色浅。

（3）纹状管：位于腺泡之间，管壁由单层柱状上皮构成；

（4）小叶间导管：位于小叶间结缔组织内，多由假复层柱状上皮组成，管壁周围结缔组织较多。

11. 下颌下腺（submandibular gland）

低倍镜：被膜深入腺实质内，将腺体分隔成许多小叶，小叶内可见腺泡及粗细不等的导管。

（1）腺泡：以浆液性腺泡为主，可见少量黏液性腺泡和混合性腺泡。

1）浆液性腺泡：数量多（其特点同腮腺）。

2）黏液性腺泡：较少，由黏液性腺细胞组成，腺细胞多呈锥体形，细胞质明亮，核呈扁圆形，位于细胞基底部。

3）混合性腺泡：较少，腺泡主要由黏液性腺细胞组成，几个浆液性腺细胞位于黏液性腺泡的底部或附着于腺泡的末端，呈半月形排列，称半月。

（2）闰管较短，管径较细，高倍镜下仔细辨认；纹状管发达，结构与腮腺相同。

12. 舌下腺（sublingual gland）

高倍镜：以黏液性腺泡为主，浆液性腺泡相对较少，无闰管，纹状管也较短（图 2-23-6）。

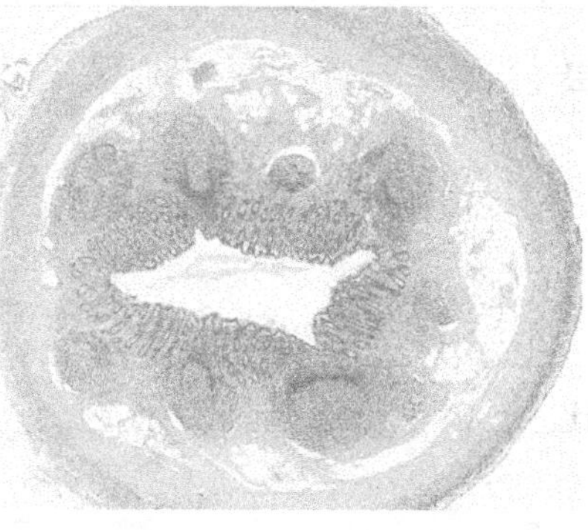

图 2-23-5　阑尾（低倍）

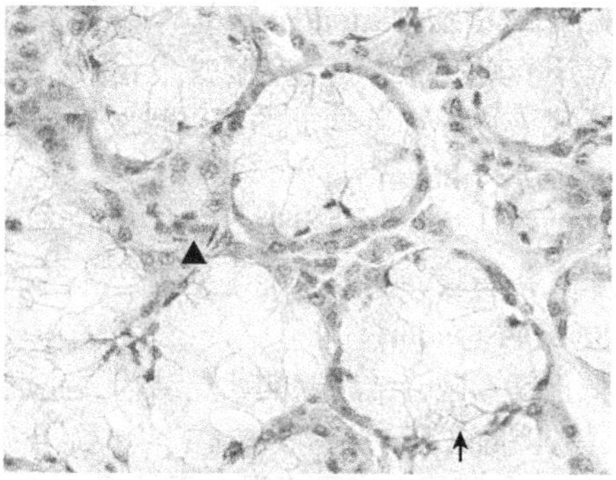

图 2-23-6　舌下腺（高倍）

黏液性腺泡（↑），浆液性腺泡（▲）

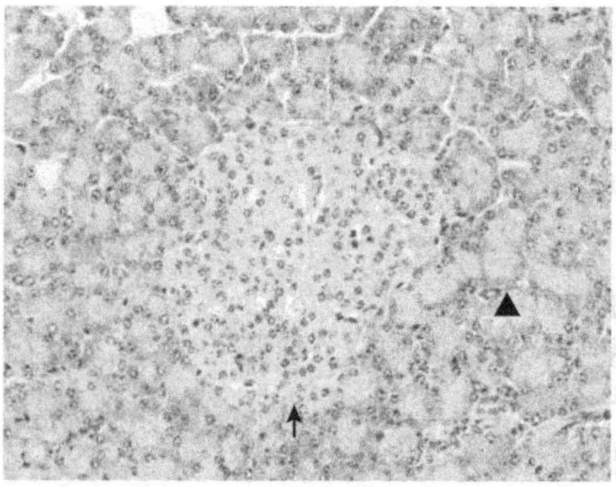

图 2-23-7　胰腺（低倍）

胰岛（↑），浆液性腺泡（▲）

13. 胰腺（pancreas）

低倍镜：表面覆以结缔组织被膜，极薄。小叶不甚明显，内有内、外分泌部。

（1）外分泌部：由浆液性腺泡和导管组成，占据小叶内大部分，染成紫色。可见小叶内导管（上皮为单立）和小叶间导管（上皮为单层高柱状）。

（2）内分泌部：又称胰岛，为分散在腺泡间大小不等、形状不同的细胞团，染色较浅（图 2-23-7）。

高倍镜：观察胰岛、闰管和泡心细胞。

（1）胰岛：周围有结缔组织与腺泡分隔，细胞体积小，染色浅，其间毛细血管细小丰富，胰岛内的各种细胞在 HE 染色下不易区分。

（2）闰管：较长，管径细，管壁为单层扁平或立方上皮。

（3）泡心细胞：位于腺泡腔内较小的扁平或立方形细胞，细胞质染色浅。

14. 猪肝脏（liver of pig）

低倍镜：

（1）被膜：在切片的一侧可见到一层粉红色的结缔组织，表面覆盖一层间皮。

（2）肝小叶：肝小叶的界限明显，以中央静脉为中心，周围有放射状的肝细胞索，肝细胞索与肝细胞索之间的间隙是肝血窦。

（3）门管区：在几个相邻的小叶之间，结缔组织增多，内有 3 种管道断面（图 2-23-8）。

高倍镜：

（1）肝小叶

1）中央静脉：管壁薄，仅有一层内皮细胞，壁上可见血窦的开口。

2）肝细胞索：由多边形的肝细胞排列成索条状并互相吻合成网。肝细胞体积大，细胞质嗜酸性，核呈圆形，位于细胞中央，染色浅，核仁明显。

3）肝血窦：腔隙不规则，窦壁由内皮细胞围成。

（2）门管区

1）小叶间胆管：管壁由单层立方上皮构成，细胞着色深。

2）小叶间动脉：管腔较小而圆，管壁较厚。

3）小叶间静脉：管腔较大，壁薄且不规则（图 2-23-9）。

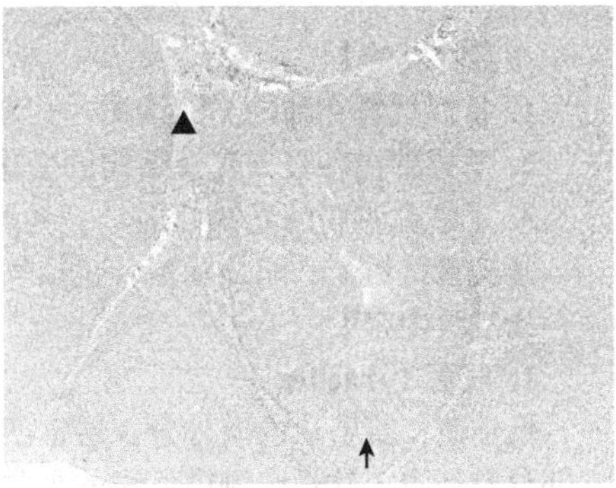

图 2-23-8　肝脏（猪）（低倍）

肝小叶（↑），门管区（▲）

15. 人肝脏（liver of human）

镜下：人肝小叶周围结缔组织少，肝细胞索常连成一片，分界不清。中央静脉、肝细胞索和肝血窦的结构与猪肝脏相同（图 2-23-10）。

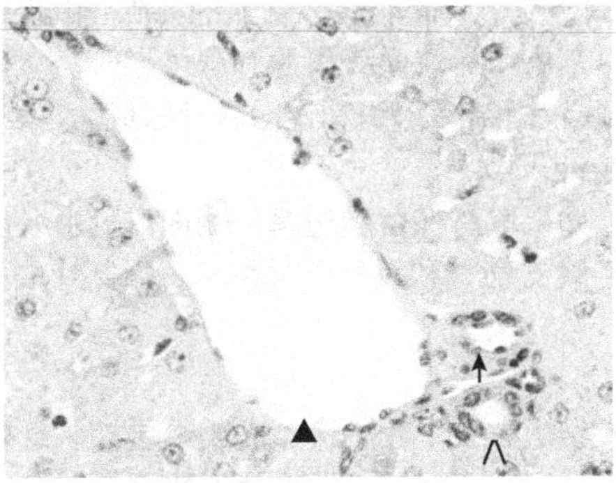

图 2-23-9　门管区（猪）（高倍）

小叶间动脉（↑），小叶间静脉（▲），小叶间胆管（∧）

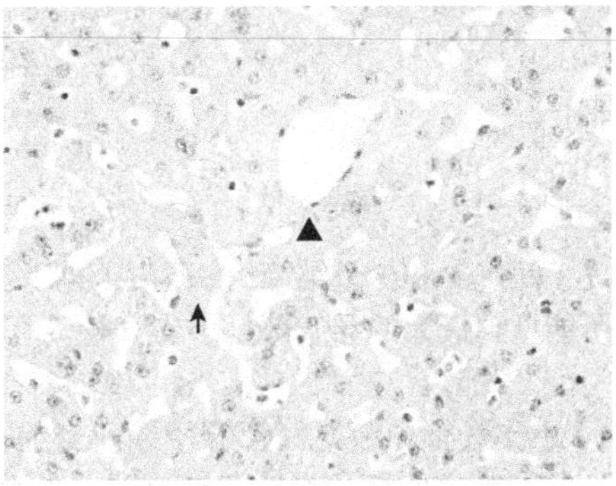

图 2-23-10　肝脏（人）（中倍）

中央静脉（▲），肝细胞索（↑）

16. 肝巨噬细胞（Kupffer cell of liver）

低倍镜：切片的制作是将无毒的台盼蓝溶液经静脉注入动物体内，几天后取材。在肝血窦内可见有较大的不规则的细胞，细胞质中充满蓝色色素颗粒，即巨噬细胞。

17. 肝血管注入（hepatic vascular injection）

低倍镜：肝血管色素注入后显现出红色，可清楚看出肝小叶内血窦相互吻合成网，并以中央静脉为中心呈辐射状排列。

18. 胆囊（gallbladder）

低倍镜：有突起一面为腔面，由内向外观察，胆囊壁由黏膜、肌层和外膜组成。

（1）黏膜：有许多高矮不等且有分支的皱襞，上皮为单层柱状，无杯状细胞；上皮陷入固有层形成黏膜窦。

（2）肌层：较薄，平滑肌纤维排列不规则。

（3）外膜：较厚，大部分为浆膜。

高倍镜：黏膜上皮为单层柱状，核位于基部。

实验二十四　呼吸系统

【实验目的】

1. 掌握气管和肺的光镜结构。

2. 掌握肺内各级支气管结构的变化规律。

3. 了解鼻黏膜的光镜结构。

【实验材料】　切片标本，包括气管、肺。

【实验内容】

1. 气管（trachea）

低倍镜：管壁从内向外分 3 层，凹陷侧染色较深的为黏膜的上皮层，管壁以透明软骨为主的大部分是外膜，软骨内侧染色浅的为黏膜下层，可见混合性腺泡，即气管腺（图 2-24-1）。

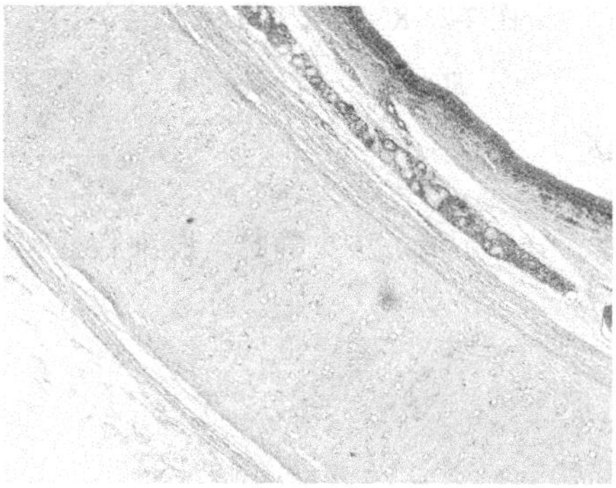

图 2-24-1　气管壁（低倍）

高倍镜：

（1）黏膜：由假复层纤毛柱状上皮和固有层构成，其内柱状细胞的数量最多，细胞的游离面可见排列规则而密集的纤毛；锥体细胞靠近基膜，核圆形，居中，多排列在上皮的深层；杯状细胞位于柱状细胞之间，直接开口于管腔。

（2）黏膜下层：与固有层无明显的界限，由疏松结缔组织构成，其中可见许多气管腺和腺体导管。

（3）外膜：由结缔组织和透明软骨组成。

2. 肺（lung）

低倍镜：如果取材保留肺边缘，表面可见由一层扁平上皮（间皮）和少量结缔组织组成的浆膜，实质由各级支气管和大量肺泡组成。因制片取材限制，所能见到最大的导气部是小支气管。

（1）气部

1）小支气管和细支气管管径逐渐变细，管壁上皮为假复层纤毛柱状上皮或单层柱状纤毛上皮，柱状细胞之间杯状细胞逐渐减少；黏膜下层气管腺逐渐减少；外膜软骨碎片逐渐减少，管壁两侧可见支气管动脉和静脉。

2）终末细支气管：管壁上皮为单层柱状上皮，杯状细胞、气管腺和软骨碎片完全消失；上皮外形成一层完整的环形平滑肌。

（2）呼吸部

1）呼吸性细支气管：管壁结构不完整，管壁上出现肺泡。

2）肺泡管：管壁上有许多肺泡开口，其自身的结构很少，在切片上呈现为一系列相邻肺泡开口之间的结节状膨大。

3）肺泡囊：为数个肺泡的共同开口处。

高倍镜：

（1）肺泡隔：相邻肺泡上皮之间的结构为肺泡隔，其内含有丰富毛细血管和弹性纤维。

（2）肺泡：找一较大的肺泡进行观察，肺泡壁由单层扁平上皮细胞（Ⅰ型肺泡细胞）和立方上皮细胞（Ⅱ型肺泡细胞）构成（图 2-24-2）。

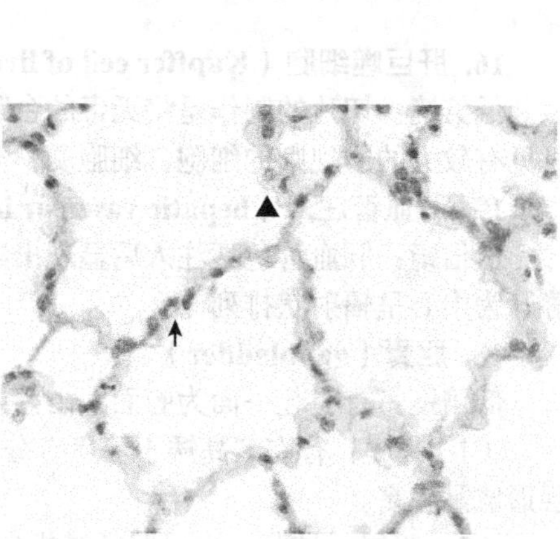

图 2-24-2　肺泡（高倍）

Ⅰ型肺泡细胞（↑），Ⅱ型肺泡细胞（▲）

实验二十五　泌 尿 系 统

【实验目的】

1. 掌握肾脏的组织结构。

2. 了解输尿管、膀胱的组织结构。

【实验材料】　切片标本，包括肾、输尿管、膀胱。

【实验内容】

1. 肾（kidney）

低倍镜：染色深的部分为肾皮质，染色浅的部分为肾髓质，二者交界处较大的血管为弓形动、静脉。此处可见较大的肾小体，即髓旁肾单位的肾小体部分。

高倍镜：

（1）皮质迷路（图 2-25-1）

1）肾小体：位于皮质迷路，由血管球和肾小囊组成，血管球位于肾小囊内，为肾小体中央的一团毛细血管，被切成各种断面。

2）肾小囊：是双层壁的盲囊，内层与血管球紧密相贴，光镜下不易分辨，外层由单层扁平上皮构成，内、外层之间有较窄的腔隙即肾小囊腔。

3）近曲小管：位于皮质迷路，为单层立方上皮，管腔小、壁厚且不规则，细胞界限不清楚，细胞质嗜酸性强，色深。

4）远曲小管：位于皮质迷路，为单层立方上皮，管壁薄，管腔相对较大而规则，细胞质嗜酸性弱，色浅。

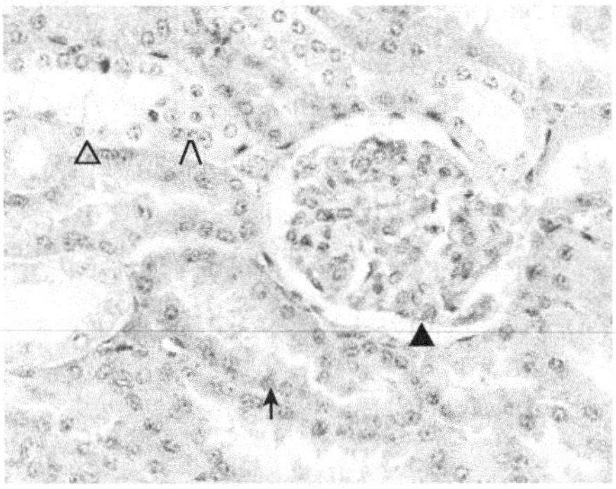

图 2-25-1　肾（高倍）

肾小体（▲），致密斑（∧），近曲小管（↑），远曲小管（△）

（2）肾小球旁器：包括致密斑、球旁细胞、球外系膜细胞。

1）致密斑：在远端小管紧贴肾小体血管极处，可见其管壁上皮细胞呈高柱状，排列紧密，形成椭圆形的斑，此为致密斑。

2）球旁细胞：可见肾小体血管极一侧几个胞体较大的细胞，该细胞由入球小动脉管壁平滑肌细胞转变而成，即球旁细胞。

3）球外系膜细胞：为肾小体血管极附近聚集的一群细胞。

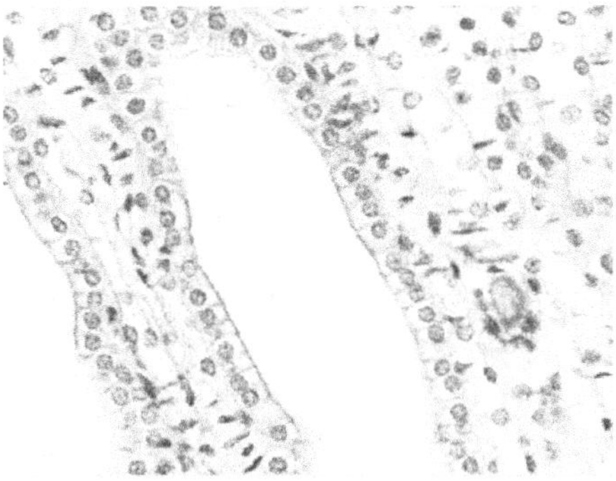

图 2-25-2　肾髓质（高倍）

（3）肾髓质：由髓袢和集合管构成。

1）集合管：位于皮质髓放线或髓质内，上皮为单层立方上皮或单层柱状上皮，腔大壁厚，细胞界限清楚，细胞质着色浅。

2）近端小管的直部和远端小管的直部：位于皮质髓放线或髓质内，结构与各自的曲部相似，仅上皮略矮；细段位于皮质髓放线或髓质内，由单层扁平上皮构成，比毛细血管内皮略厚，管腔略大，核略厚（图 2-25-2）。

2. 输尿管（ureter）

镜下：输尿管壁自内向外依次分为黏膜、平滑肌层和外膜，黏膜形成许多纵形皱襞。黏膜上皮为变移上皮，表层细胞体积较大，呈柱状，细胞质丰富，嗜酸性，可覆盖几个中间层细胞，又称为盖细胞。中间层细胞呈梭形，有数层。基底层细胞呈锥体形，附着于基膜上，细胞轮廓不清。

3. 膀胱（bladder）

低倍镜：膀胱壁自内向外分为黏膜、平滑肌层和外膜。上皮为变移上皮，收缩状态下的膀胱，此层较厚，上皮细胞核 5～8 层之多，而充盈状态下较薄，上皮细胞核变扁，仅有 3～4 层，外膜为浆膜或纤维膜。

高倍镜：黏膜上皮为变移上皮，表层细胞体积较大，中间层细胞呈梭形，有 1～2 层，基底层细胞呈锥体形，附着于基膜上。

实验二十六　生 殖 系 统

【实验目的】

1. 掌握生精小管的光镜结构。

2. 掌握睾丸间质细胞的光镜结构。

3. 了解附睾、输精管和前列腺的光镜下特点。

4. 掌握卵巢皮质内各级卵泡的光镜结构。

5. 掌握子宫壁的光镜结构及月经周期中各期内膜功能层的光镜下特点。

6. 了解输卵管及乳腺的光镜下特点。

【实验材料】　切片标本，包括睾丸、输精管、前列腺、卵泡、输卵管、增生期子宫内膜、分泌期子宫内膜、活动期乳腺、静止期乳腺。

【实验内容】　男性生殖系统。

1. 睾丸（testis）

低倍镜（图 2-26-1）：

（1）白膜和纵隔：睾丸表面的有一层致密结缔组织，即白膜。白膜在睾丸与附睾相邻部增厚形成睾丸纵隔，内有不规则的腔隙。

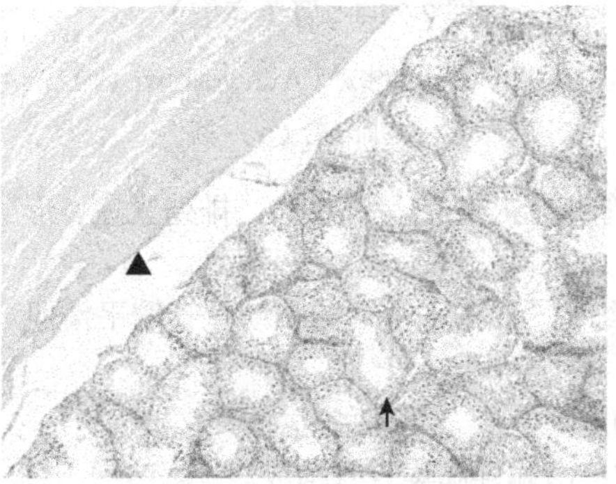

图 2-26-1　睾丸（低倍）

白膜（▲），生精小管（↑）

（2）生精小管和睾丸间质：生精小管管径较粗，管壁较厚，有明显的基膜，由数层细胞组成；在生精小管之间的结缔组织为睾丸间质。

高倍镜：

（1）生精小管：管壁由生精细胞和支持细胞组成。

1）生精细胞：由基底面向腔面多层排列，包括：①精原细胞：位于基膜上的一层细胞。②初级精母细胞：在精原细胞的近腔面，2～3 层，体积大，常呈有丝分裂状态。③精子细胞：位于近管腔处，细胞体积小，细胞质嗜酸性，核圆形，染色深。④精子：靠近管腔，头部小，呈梨形，染色很深。

2）支持细胞：位于各级生精细胞之间，单层排列，细胞轮廓不清。核呈不规则形或椭圆形，位于管壁上皮的中部或偏下，染色浅，核仁明显。

（2）睾丸间质细胞（图 2-26-2）：成群存在于生精小管间的结缔组织中，细胞圆形或椭圆形，细胞质嗜酸性。

2. 输精管（ductus deferens）

低倍镜：管壁由内向外分 3 层。

（1）黏膜层：染色深的一层，常形成皱襞突入腔内，

（2）肌层：很厚，为平滑肌。

（3）外膜：染色浅，为疏松结缔组织。

高倍镜：黏膜上皮为假复层柱状上皮，表面有纤毛，固有层为结缔组织。

3. 前列腺（prostate）

镜下（图 2-26-3）：腺体表面有结缔组织的被膜，其中富含平滑肌纤维，被膜的结缔组织和平滑肌伸入实质形成间质成分。腺泡腔较大，可见上皮和结缔组织呈许多皱襞伸入腔内，使腔面不规则。上皮形态不一，可为假复层柱状、单层柱状或单层立方上皮。有些腺泡腔内常有圆形或椭圆形小体，为同心圆板层样结构，染成粉红色，此即前列腺凝固体，也可钙化为结石。

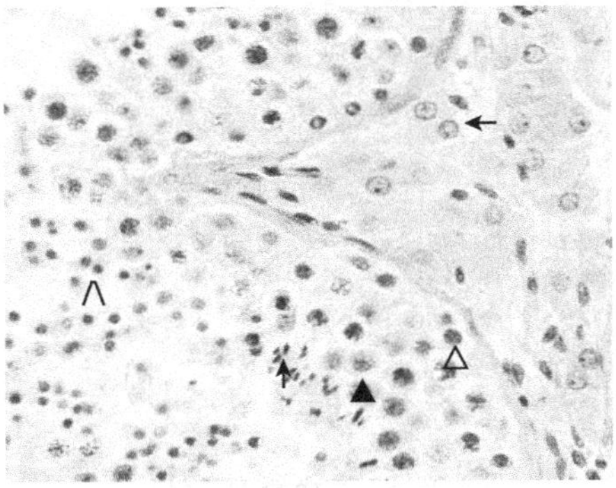

图 2-26-2　睾丸（高倍）

精原细胞（△），初级精母细胞（▲），精子细胞（∧），睾丸间质细胞（←），精子（↑）

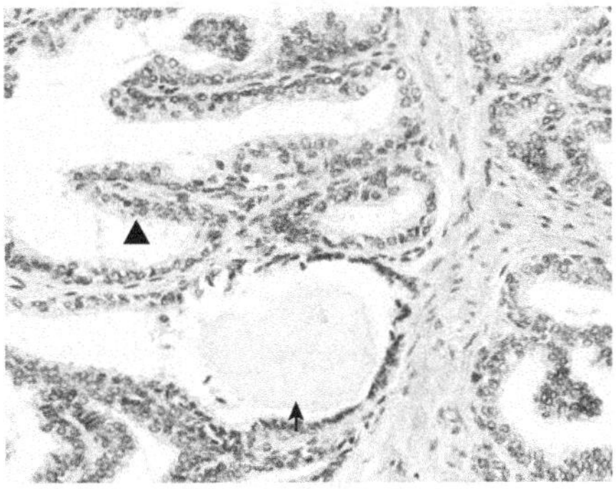

图 2-26-3　前列腺（中倍）

皱襞（▲），前列腺凝固体（↑）

【实验内容】　女性生殖系统。

1. 卵巢（ovary）

镜下：卵巢表面覆盖有单层扁平或立方上皮，其下方为致密结缔组织构成的白膜。皮质在卵巢的周边部，可见处于不同发育阶段的卵泡以及黄体和闭锁卵泡等。

（1）原始卵泡：位于白膜下方，数量多，体积小，中央有一较大的初级卵母细胞，核大而圆，核仁清楚，周围有一层扁平的卵泡细胞（图 2-26-4）。

（2）初级卵泡：体积比原始卵泡大，中央为初级卵母细胞，表面有红色均质的透明带。卵泡细胞由单层扁平变为单层立方或多层排列（图 2-26-5）。

（3）次级卵泡（图 2-26-6）

1）卵泡腔：初级卵母细胞周围的卵泡细胞增厚，细胞间出现一些大小不一的腔隙，小腔逐渐合成一个较大的腔，腔内有卵泡液。

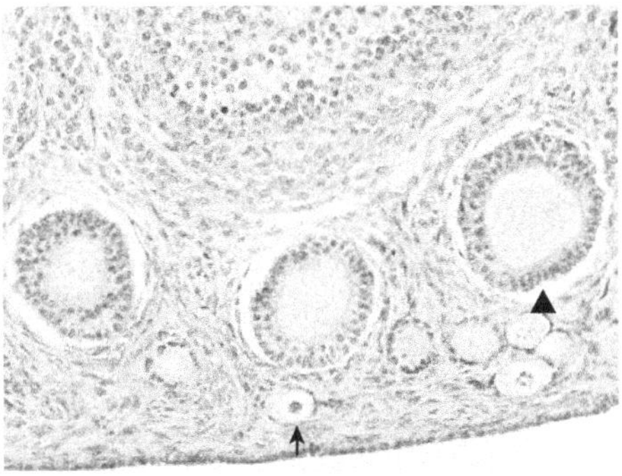

图 2-26-4　原始卵泡（中倍）

原始卵泡（↑），初级卵泡（▲）

2）卵丘：由初级卵母细胞与周围的一些卵泡细胞组成，形成一个圆形隆起突入卵泡腔的，称为卵丘。紧贴透明带表面的一层放射性排列的柱状卵泡细胞为放射冠。

3）颗粒层：构成卵泡壁的卵泡细胞密集排列呈颗粒状，为颗粒层。

4）卵泡膜：由卵泡外周的结缔组织细胞组成。

（4）成熟卵泡：突向卵巢表面，卵泡腔很大，颗粒层相应变薄。

（5）闭锁卵泡：可发生在发育各期的卵泡，形态各异，如次级卵泡退化时，卵母细胞和卵泡细胞退化消失，透明带塌陷、皱缩、消失，卵泡颗粒层细胞凋亡。闭锁卵泡的卵泡膜内层细胞一度增大，形成多边形上皮样细胞，分散在结缔组织中，构成间质腺，其内有结缔组织和血管分隔。

（6）黄体

1）颗粒黄体细胞：体积大，呈多边形，数量多，染色浅，因细胞质内脂滴溶解而呈空泡状。

2）泡膜黄体细胞：体积小，染色深，数量少，多分布于黄体周边（图 2-26-7）。

卵巢髓质由疏松结缔组织构成。

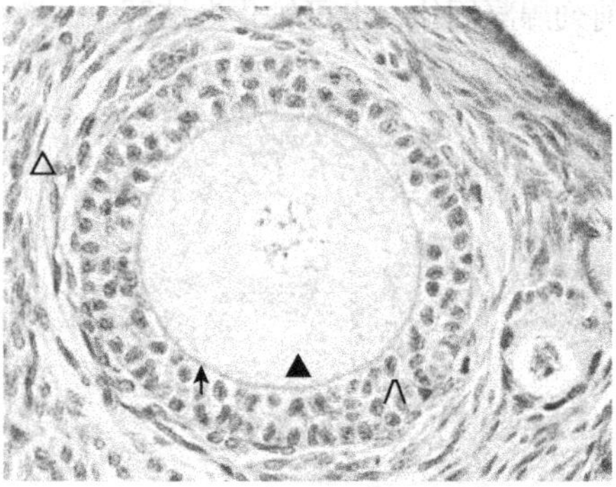

图 2-26-5　初级卵泡（高倍）

初级卵母细胞（▲），卵泡细胞（∧），卵泡膜（△），透明带（↑）

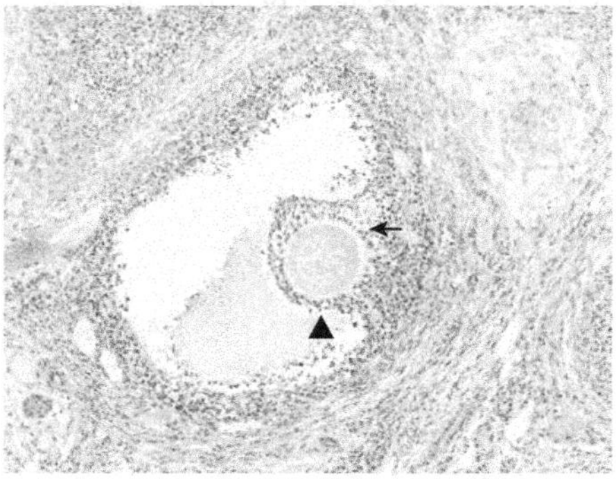

图 2-26-6　次级卵泡（低倍）

卵丘（▲），放射冠（←）

2. 输卵管（oviduct）

低倍镜（图 2-26-8）：

（1）黏膜：皱襞很多，突向管腔。上皮为单层柱状，固有层很薄，由结缔组织构成。

（2）肌层：由平滑肌构成。

（3）浆膜：为结缔组织和间皮。

高倍镜：上皮由纤毛细胞和无纤毛的分泌细胞组成。纤毛细胞较大，着色较浅；分泌细胞较小，着色较深。

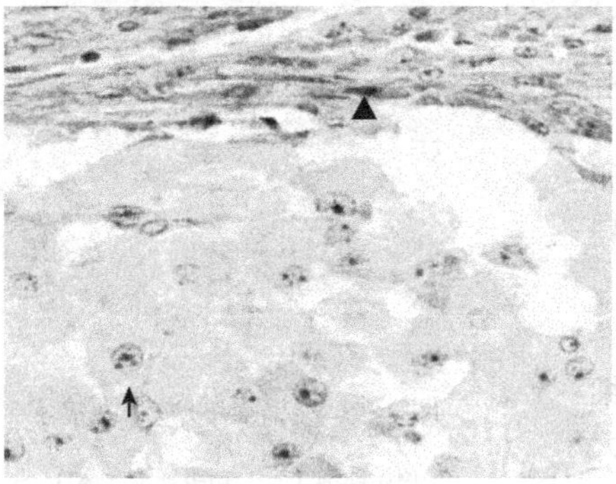

图 2-26-7　黄体（高倍）

颗粒黄体细胞（↑），泡膜黄体细胞（▲）

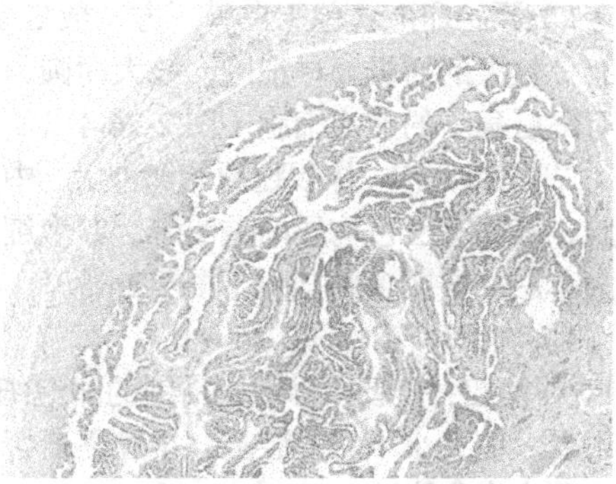

图 2-26-8　输卵管（低倍）

3. 增生期子宫内膜（proliferative phase endometrium）

镜下：重点观察内膜（图 2-26-9）。

（1）内膜：由上皮及固有层组成，上皮为单层柱状上皮，由分泌细胞和纤毛细胞组成，固有层中子宫腺较直，数量少，腺腔狭窄。

（2）肌层：很厚，由成束的平滑肌构成，血管丰富。

（3）浆膜：为结缔组织和间皮。

4. 分泌期子宫内膜（secretory phase endometrium）

镜下（图 2-26-10）：重点观察内膜，并注意与增生期子宫内膜比较，内膜厚度增加。固有层中腺体弯曲，数量增多，腺腔增大；间质水肿，螺旋小动脉增多。

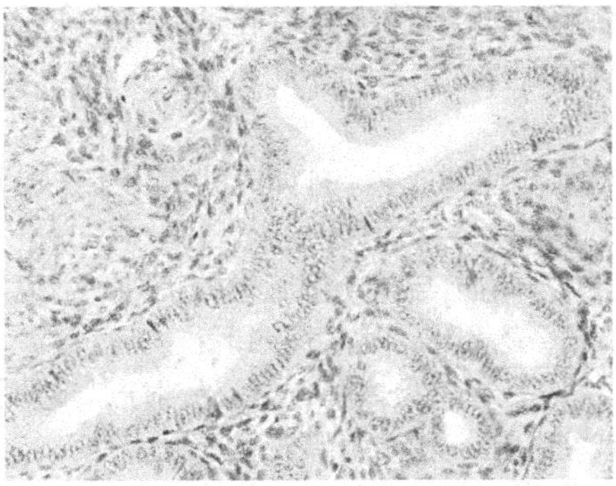

图 2-26-9　增生期子宫内膜（中倍）

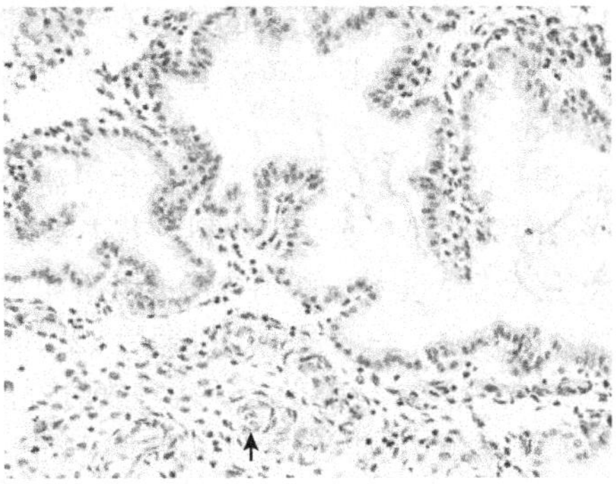

图 2-26-10　分泌期子宫内膜（中倍）

螺旋小动脉（↑）

5. 活动期乳腺（lactating breast）

低倍镜（图 2-26-11）：结缔组织较少，腺泡多，腺上皮为单层立方或柱状，腺腔较大，其中有分泌物，染成粉色；小叶间可见导管。

6. 静止期乳腺（resting breast）

低倍镜：导管和腺泡均不发达，脂肪组织和结缔组织极为丰富（图 2-26-12）。

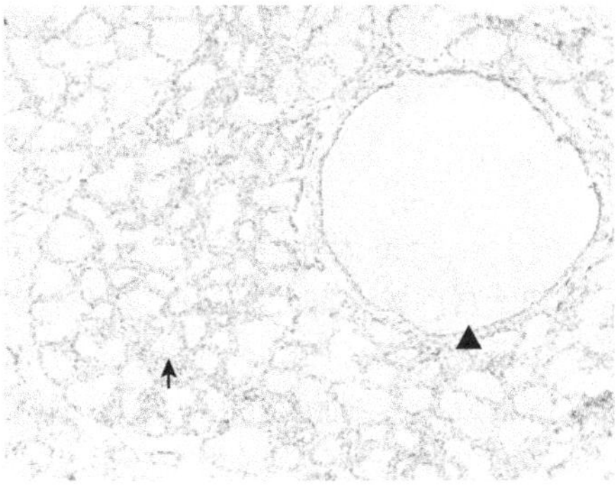

图 2-26-11　活动期乳腺（低倍）

腺泡（▲），小叶间导管（↑）

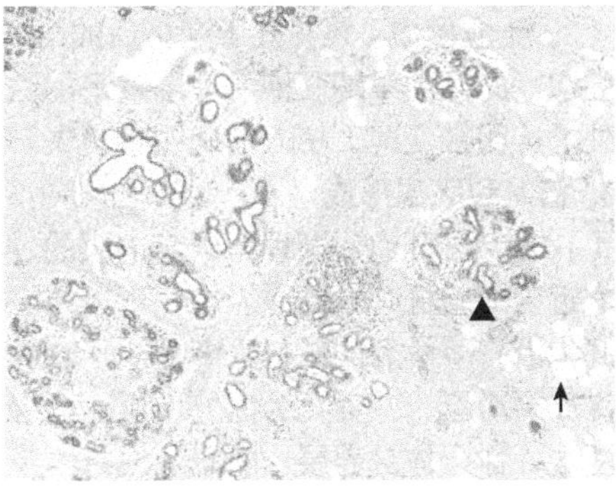

图 2-26-12　静止期乳腺（低倍）

乳腺小叶（▲），脂肪细胞（↑）

（大连大学　于新宇　陶雅军）

实验二十七　人胚发生和早期发育

【实验目的】

1. 了解胚胎学研究内容和意义；
2. 熟悉生殖细胞、受精、胚泡形成和植入；
3. 熟悉胚层形成、三胚层分化和胚体形成；
4. 熟悉胎膜和胎盘形态结构与功能；

【实验材料】　胚胎标本 2～4 个月；胚胎早期发生模型。

【实验内容】

1. 生殖细胞和受精

（1）生殖细胞

1）精子的获能：精子头的外表有一层能阻止顶体酶释放的糖蛋白，当其在子宫和输卵管中运动时，该糖蛋白被女性生殖管道分泌物中的酶降解，从而获得受精能力，此现象称获能，其受精能力可维持1天。

2）卵子的成熟：卵母细胞在发生中需经排卵及受精才能达到成熟。排卵时完成第1次成熟分裂，受精时完成第2次成熟分裂，若未受精，卵子在子宫腔内分解消失。

（2）受精：是精、卵结合形成受精卵的过程。它开始于精子与卵子细胞膜的接触，结束于两性细胞核的融合。一般发生于排卵后12小时内，在输卵管壶腹部，其过程如下：

1）顶体反应：获能的精子接触放射冠，发生顶体反应，释放顶体酶，溶解放射冠与透明带。顶体反应是指精子顶体前膜与自身细胞膜融合，继而破裂成孔，顶体酶释放的过程。

2）受精开始：精、卵细胞膜由接触到融合，精子的细胞核与细胞质进入卵内。此时，卵子迅速完成第2次成熟分裂，同时发生透明带反应，即卵子浅层细胞质内的溶酶体酶样物质释放出来，改变了透明带的抗原性和组织特异性，拒绝其他精子的进入，保证人类的受精为单精受精。

3）受精完成：雄原核与雌原核相互靠近，核膜消失，染色体混合，组成新的二倍体细胞，即受精卵。

2. 卵裂和胚泡形成

（1）卵裂：受精卵不断地进行细胞分裂的过程。卵裂产生的细胞称卵裂球，由于透明带的限制，卵裂球数量增加，细胞变小。受精后第3天时，形成1个12～16个卵裂球的实心胚，称桑葚胚。

（2）胚泡形成：桑葚胚于受精后的第4天进入子宫腔，宫腔内液体渗入桑葚胚，形成1个中空的胚泡，此时的早期胚泡由一层扁平的滋养层细胞构成胚泡壁，胚泡腔的一侧有一内细胞群，胚泡外的透明带变薄，植入前透明带消失。

3. 植入和胚层形成

（1）植入：胚泡逐渐埋入子宫内膜的过程称为植入。约于第5～6天开始，第11～12天完成。胚泡靠近内细胞群一端的滋养层，即极端滋养层，首先接触子宫内膜，并分泌蛋白酶溶解内膜组织，胚泡沿着溶解后的缺口逐渐埋入子宫内膜，缺口修复，植入完成。在植入过程中，与内膜接触的滋养层增厚，并分化为内外2层。内层由单层立方细胞构成，称细胞滋养层；外层细胞间的界线消失，称合体滋养层。随着胚泡与内膜接触面的增加，滋养层的分化涉及整个胚泡壁。胚泡植入的部位通常在子宫体或子宫底部，若植入发生在子宫以外的部位，则称为宫外孕。

植入后的子宫内膜血供丰富，腺体分泌旺盛，基质细胞（此时称蜕膜细胞）增大并积聚糖原和脂滴，这些变化称蜕膜反应，此时子宫内膜称蜕膜，根据蜕膜与胚的关系，将其分为基蜕膜、包蜕膜和壁蜕膜3部分。基蜕膜位于胚泡下方，将来参与形成胎盘，包蜕膜覆盖于胚泡表面，壁蜕膜系余下的子宫内膜。

（2）胚层形成：在第2周胚泡植入的同时，内细胞群增殖分化，形成1个圆形的内、外二胚层胚盘。首先，内细胞群向胚泡腔一侧分裂、增生，形成一层立方形细胞，即内胚层；此后内胚层上方其余的内细胞群细胞重新排列，形成一层柱状细胞，即外胚层。内外两胚层紧贴在一起，继之外胚层和滋养层之间出现1个腔，为羊膜腔。第2周末，内胚层细胞增生并向下生长，形成卵黄囊。在此时期，细胞滋养层向内增生形成胚外中胚层充填于胚泡腔内。以后在胚外中胚层内形成胚外体腔，胚外中胚层以一条索状结构即体蒂，将胚体连于胚泡壁上。此时的胚泡壁因其外表面有许多绒毛状突起，故称为绒毛膜。

第3周初，胚盘外胚层尾侧正中线上增厚，形成原条，其头端膨大形成原结。原条的出现，确定了胚体的中轴和头尾端。原条和原结凹陷，分别形成原沟和原凹。原凹细胞在内外胚层之间沿中线向头端增生，形成一条细胞索，称脊索，它是人体脊柱的原基。髓核侧是脊索的残迹。原沟的细胞也迅速增生，在内外胚层之间向两侧及前后扩展，形成胚内中胚层。第 3 周末，胚盘由内、中、外 3 个胚层组成。但脊索与两侧的中胚层并不相连，在脊索的头侧和原条的尾侧，各有 1 个圆形的小区，缺乏中胚层，此处的内、外胚层直接相贴呈薄膜状，分别称为口咽膜和泄殖腔膜。

4. 胚体形成和胚层分化

（1）胚体形成：第 4～8 周，胚胎外形发生显著变化，扁平形胚盘逐渐变为圆柱形的胚体，这是由于胚盘各部位生长速度不同的结果，胚体突入羊膜腔内；体蒂和卵黄囊连于胚体腹侧脐处，外包羊膜，形成原始脐带；口咽膜和泄殖腔膜分别转到头和尾的腹侧；内胚层卷折到胚体内，形成头尾方向的原始消化管，管的头、尾端分别由口咽膜和泄殖腔膜封闭，管的中部借卵黄蒂与卵黄囊相连。

（2）胚层分化

1）外胚层的分化：脊索诱导中线背侧的外胚层增厚增宽形成神经板，不久神经板中央凹陷形成神经沟，两边隆起称神经褶，神经褶在中段开始愈合，渐向两端延伸，封闭神经沟成为神经管。第 4 周末，神经管两端的前后神经孔闭合。以后神经管移位于表面外胚层深部，分化为中枢神经系统、松果体、神经垂体和视网膜等。神经褶的部分细胞还迁移到神经管背部两侧，形成左右纵行的神经嵴。第 4 周末，神经嵴细胞开始迁移分节，分化为周围神经系统及肾上腺髓质等结构。表面外胚层，将分化为皮肤的表皮及其附属器，以及牙釉质、角膜上皮、晶状体、内耳膜迷路和腺垂体等。

2）中胚层的分化：第 3 周末，中胚层在脊髓两旁由内向外依次分化为轴旁中胚层、间介中胚层和侧中胚层。分散存在的中胚层细胞，称间充质，分化为结缔组织、血管和肌组织等。

A. 轴旁中胚层：该层细胞增殖呈分节状，故又称体节中胚层，体节的发生由颈部向尾部发展，第 5 周末，体节全部形成，共 42～44 对。根据体节数量可推测胚龄，体节将分、化为脊柱、骨骼肌及真皮。

B. 间介中胚层：该层细胞不断增殖并向体腔突出，形成中肾嵴和尿生殖嵴，以后分化为泌尿生殖系统。

C. 侧中胚层：开始时为一层，随着胚体的发育，其内出现了腔隙称胚内体腔，它将侧中胚层分为 2 层，与外胚层相贴的称体壁中胚层，将分化为体壁、肢体的骨骼、肌肉、血管和结缔组织，与内胚层相贴的称脏壁中胚层，将分化为消化和呼吸系统的肌组织、血管和结缔组织等。两层之间的胚内体腔将分化为心包腔、胸膜腔和腹膜腔。

3）内胚层的分化：内胚层卷折形成原始消化管，它将分化为消化、呼吸系统的上皮，以及中耳、甲状腺、甲状旁腺、胸腺、膀胱和尿道等的上皮。

5. 胎膜和胎盘

（1）胎膜：胎膜是胎儿的附属结构，包括绒毛膜、羊膜、卵黄囊、尿囊和脐带，它们对胎儿起保护、营养以及与母体进行物质交换等功能。

1）绒毛膜：第 2 周末，在胚外中胚层内出现了胚外体腔后，胚外中胚层分为两部分：一部分贴于羊膜表面和滋养层内面，称胚外中胚层壁层；另一部分贴于卵黄囊的表面称胚外中胚层脏层。这时，表面具有许多绒毛的滋养层和内面的胚外中胚层合称为绒毛膜。最初的绒毛仅由外表的合体滋养层和内部的细胞滋养层构成，此绒毛称初级绒毛干。第 3 周时，胚外中胚层逐渐伸入绒毛干，此时的绒毛改称为次级绒毛干。此后，绒毛干内的胚外中胚层分化为结缔组织和血管，形成第三级绒毛干，绒毛干分支形成许多细小绒毛。绒毛干末端，细胞滋养层增生，穿出合体滋养层，在基蜕膜和包蜕膜内扩展，形成一层细胞滋养层壳，固着于子宫蜕膜上。绒毛间隙内充以从子宫螺旋动脉来的母体血，胎儿靠绒毛吸取母血中的营养成分，并排出代谢产物至绒毛间隙。

早期绒毛膜的绒毛分布均匀，第 8 周后，基蜕膜侧的绒毛因血供充足而生长茂盛，形成丛密绒毛膜，将来参与构成胎盘，包蜕膜侧的绒毛因血供不足而退化，形成平滑绒毛膜。

随着胚胎的发育及羊膜腔扩大，胎儿的羊膜、平滑绒毛膜和子宫包蜕膜凸向子宫腔，最终与壁蜕膜愈合，此时子宫腔消失。

2）羊膜：是一层半透明无血管的薄膜，由羊膜上皮和胚外中胚层构成，随着胚体生长，羊膜腔扩大并逐渐使羊膜与绒毛膜相贴，胚外体腔消失，同时羊膜向胚胎腹侧包裹，将卵黄囊、体蒂、尿囊等包围形成原始脐带。

羊膜腔内充满羊水，羊水由羊膜上皮分泌物和胎儿排泄物组成，足月胎儿的羊水有 1000～1500ml。羊水具有保护作用，可防止胎儿肢体粘连，容许胚胎外形匀称地生长。羊水能缓冲外力的压迫与震荡，分娩时还有扩张宫颈与冲洗产道的作用。

3）卵黄囊：卵黄囊的顶，即胚盘内胚层，向腹侧包卷形成原始消化管，其余部分留在胚体以外，通过细小的卵黄蒂与原始消化管相连，第 6 周末，逐渐与原始消化管脱离，并入脐带中。人类的卵黄囊已失去储存卵黄的意义，但造血干细胞和原始生殖细胞分别来自卵黄囊的胚外中胚层和内胚层。

4）尿囊：是原始消化管尾端向体蒂内伸出的 1 个盲管，人胚尿囊无任何生理功能，尿囊壁的胚外中胚层分化成 1 对尿囊动脉和 1 对尿囊静脉，后来演变为 2 条脐动脉和 1 条脐静脉。随着胚盘的包卷，尿囊被卷入脐带，其根部参与膀胱的形成，从膀胱顶到脐的一段闭锁成为脐中韧带。

5）脐带：是连于胚胎脐部与胎盘间的索状结构，外包羊膜，内含两条脐动脉、一条脐静脉、以及闭锁的卵黄蒂、尿囊和结缔组织，长 40～60cm。

（2）胎盘

1）胎盘的结构：胎盘是由胎儿的丛密绒毛膜与母体的基蜕膜共同组成的圆盘形结构。其胎儿面光滑，表面覆有羊膜；母体面粗糙，为剥脱后的基蜕膜。丛密绒毛膜发出 40～60 根绒毛干，干的末端通过滋养层壳固着于基蜕膜上。脐血管的分支沿绒毛干进入绒毛内，形成毛细血管。由基蜕膜形成的胎盘隔伸入绒毛干之间的间隙内，将胎盘分隔成若干小叶，每个小叶内含 1～4 根绒毛干。子宫螺旋动脉与子宫静脉开口于绒毛间隙。

2）胎盘的血液循环和胎盘膜：胎盘内有母体和胎儿的两套血液循环，两者的血液在各自的封闭管道内循环，互不相混，但可通过胎盘膜进行物质交换。

3）胎盘的功能：进行物质交换是胎盘的主要功能，对于胎儿，胎盘具有相当于生后的小肠、肺和肾的功能。胎盘的合体滋养层能分泌多种激素，对维持妊娠起重要作用。

（大连大学　于新宇）

第三章 病 理 学

实验二十八 细胞和组织的适应与损伤

【实验目的】

1. 掌握各种类型的适应、可逆性损伤及坏死的病变特征。

2. 了解适应、可逆性损伤及坏死对机体的影响及结局。

【实验材料】 大体标本，包括左心室肥大、心肌萎缩、肾盂积水、慢性肾炎、肝脂肪变性、肝细胞肿胀、肺胸膜玻璃样变、脾梗死、阿米巴肝脓肿、足干性坏疽、胃溃疡；切片标本，包括肾近曲小管上皮细胞水肿、肝脂肪变性、玻璃样变性、肾小管萎缩、脾凝固性坏死、干酪样坏死、慢性宫颈炎鳞状上皮化生。

【大体标本】

1. 左心室肥大（left ventricular hypertrophy） 心脏体积增大，重量增加。左心室心肌肥大，室壁厚达 2.0cm。

思考：左心室心肌肥大可见于哪些疾病?

2. 心肌萎缩（myocardial atrophy） 标本系全身营养不良患者心脏。心脏体积缩小，重量减轻，心外膜下脂肪减少，心肌呈深褐色，左心室壁变薄，冠状动脉主干及其分支呈蛇形弯曲。

思考：导致心肌萎缩的常见原因有哪些?

3. 肾盂积水（hydronephrosis） 可见肾脏体积增大，表面高低不平，切面肾盂及肾盏均扩大成囊状，内壁光滑，肾实质变薄，于肾盂内可见一块大小为 2.5cm×1.5cm×1.0cm 的褐色结石。

思考：肾盂积水属于何种类型的萎缩?

4. 慢性肾炎（chronic nephritis） 标本系成人的肾脏，肾脏体积显著缩小，重量减轻，质地变硬，表面呈细颗粒状，又称为“颗粒性固缩肾”。切面见皮质变薄，纹理不清，皮质、髓质分界不明显，被膜不易剥离。

思考：颗粒性固缩肾的患者肾功能有哪些改变?

5. 肝脂肪变性（fatty degeneration of the liver） 标本系药物中毒儿童之肝脏。肝体积增大，重量增加，表面光滑，包膜紧张，边缘钝圆（表示肝脏体积增大），表面及切面均呈土黄色，质软，切面触之有油腻感。

思考：还有哪些病因可导致肝脏脂肪变性?

6. 肝细胞肿胀（cloudy swelling of the liver） 标本系肝脏的一个薄片，切面边缘略有外翻，切面的孔隙（血管或肝内胆管）部位略显塌陷。

思考：为何会发生肝切面孔隙内陷?

7. 肺胸膜玻璃样变（hyalinization of pleura） 标本系肺脏的一个薄片，肺表面胸膜部分明显增厚，色灰白，质韧，似半透明感（呈毛玻璃样）。

思考：标本中的胸膜玻璃样变属于哪种类型?

8. 脾梗死（infarction of the spleen） 标本系切开的脾脏，两个切面上、下端分别可见有 0.5cm×0.8cm、1.0cm×1.0cm 大小的形状不规则坏死灶，上端坏死灶累及被膜，在表面上可见灰白色病灶，稍隆起，表面粗糙。

思考：脾贫血性梗死的发生原因可能是什么?

9. 阿米巴肝脓肿（amebic liver abscess） 标本系肝脏的一个薄片，切面上可见两个较大坏死灶，病灶中肝组织广泛被破坏，残留结构呈破絮状，周围有结缔组织形成的壁围绕，界限较清楚。

10. 足干性坏疽（dry gangrene of the foot） 标本中可见足前 1/3 呈黑褐色，干燥，体积略小，与正常组织间有约 1.0cm 宽的较明显的分界线。

11. 胃溃疡（gastric ulcer） 标本系从胃大弯剪开平放的标本，于黏膜面相当于胃小弯处可见一大小为 1.0cm×1.0cm 的缺损。

【组织切片】

1. 肾近曲小管上皮细胞水肿（epithelial edema of proximal convoluted tubule of kidney）

低倍镜：首先找到肾皮质，认出肾小球及近曲小管、远曲小管，然后着重观察近曲小管的变化。

高倍镜：近曲小管上皮细胞肿胀变大导致管腔狭小并呈星芒状，细胞质内充满致密的大小相近的伊红染色的小颗粒，上皮细胞界限不清楚，少数管腔内可见红色之蛋白样物质（图 2-28-1）。

2. 肝脂肪变性（fatty degeneration of the liver）

低倍镜：全面观察肝组织，复习肝脏组织学特征（中央静脉、肝窦、门管区等）。

高倍镜：可发现一些肝细胞质内含有界限清晰、中空无物、大小不等的空泡，空泡大时肝细胞核被挤压至一侧，与脂肪细胞相似（图 2-28-2）。

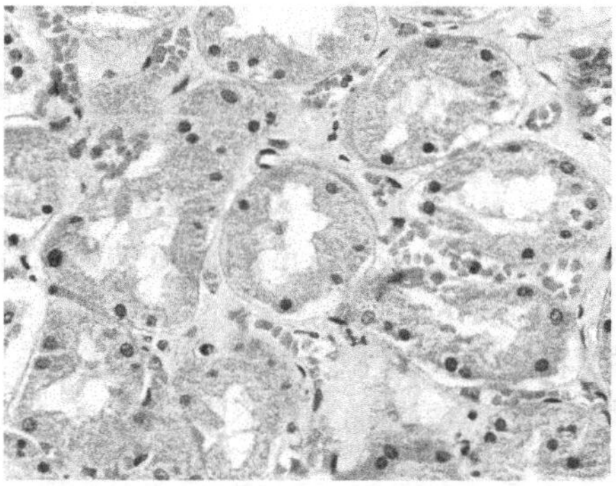

图 2-28-1 肾近曲小管上皮细胞水肿（高倍）

近曲小管上皮细胞肿胀，管腔狭小呈星芒状，有的管腔内可见红染蛋白样物质

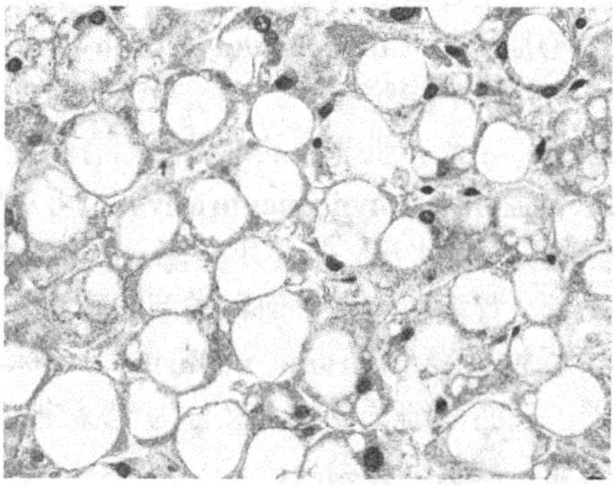

图 2-28-2 肝脂肪变性（高倍）

肝细胞质内含有界限清晰、大小不等的空泡，肝细胞核被挤压至一侧

3. 玻璃样变（hyaline degeneration）

低倍镜：首先找到肾皮质，见大多数肾小球的正常结构消失，而形成无结构的、均质伊红染色的玻璃样小团。

高倍镜：玻璃样变小团内的细胞成分显著减少，甚至完全消失（图 2-28-3）。

4. 肾小管萎缩（renal tubular atrophy）

低倍镜：找到肾皮质，其中可见明显扩张甚至呈小囊状的成簇的肾小管，其附近可见成簇的管腔较小的肾小管。

高倍镜：肾小管上皮细胞萎缩，管腔变小，间质纤维组织增生。

5. 脾凝固性坏死（coagulative necrosis of the spleen）

肉眼观察切片：组织的两侧染色呈紫蓝色，中间染色呈浅粉色。

低倍镜：找到脾脏坏死组织与正常组织分界处，坏死区仅见组织结构轮廓，细胞结构已消失，坏死区边缘可见残存的细胞核碎屑。

高倍镜：病灶呈均质性改变，大多数细胞已消失，边缘有肉芽组织长入。

6. 干酪样坏死（caseous necrosis）

肉眼观察切片：可见到一些散在的小红点。

低倍镜：小红点是呈结节状的结核病灶。

高倍镜：结核病灶中心为干酪样坏死区，组织彻底坏死崩解，不见组织轮廓，呈一片模糊细颗粒状无结构的物质。

7. 慢性宫颈炎鳞状上皮化生（squamous metaplasia in chronic cervicitis）

低倍镜：可见增生的腺体、纤维组织和血管，部分腺体上皮可见变性、坏死脱落，间质中有大量炎性细胞浸润。

高倍镜：部分腺体上皮由单层柱状上皮变为复层鳞状上皮（鳞状上皮化生）（图 2-28-4）。

思考：鳞状上皮化生对人体有何影响？

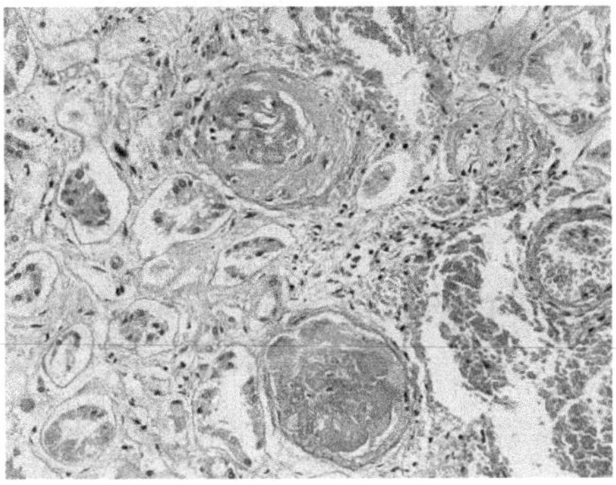

图 2-28-3 玻璃样变性（高倍）

玻璃样变性的肾小球，其正常结构已消失

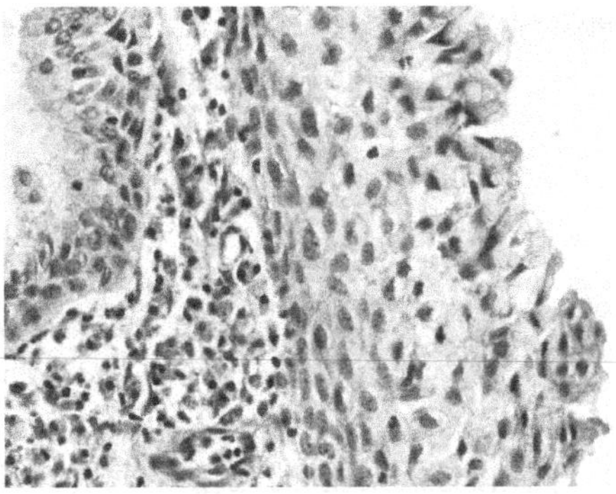

图 2-28-4 慢性宫颈炎鳞状上皮化生（高倍）

腺体上皮发生鳞状上皮化生

（大连大学 陶雅军 陈英杰）

实验二十九 损伤的修复

【实验目的】 掌握肉芽组织病变特征。

【实验材料】 切片标本；肉芽组织。

【组织切片】

肉芽组织（granulation tissue）

低倍镜（图 2-29-1）：表层为炎性渗出物，由纤维素、炎症细胞及坏死组织组成。其下方为肉芽组织，有大量新生的毛细血管和成纤维细胞，毛细血管排列方向与表面垂直，近表面处形成弓状弯曲，深层为致密纤维结缔组织与表面平行，为瘢痕组织。

高倍镜（图 2-29-2）：新生的毛细血管壁由单层内皮细胞构成，细胞肿大，向腔内突出。成纤维细胞位于毛细血管之间，细胞体积较大，细胞质略嗜碱性，呈椭圆形、梭形或星芒状，细胞轮廓不清，核较大，呈椭圆形，染色较淡，有 1～2 个核仁。成纤维细胞逐渐成熟，变成长梭形，细胞质减少，核呈长梭形，深染，称为纤维细胞。

思考：肉芽组织进一步发展变成什么组织？正常的肉芽组织与异常的肉芽组织在大体和组织学形态上有何区别？

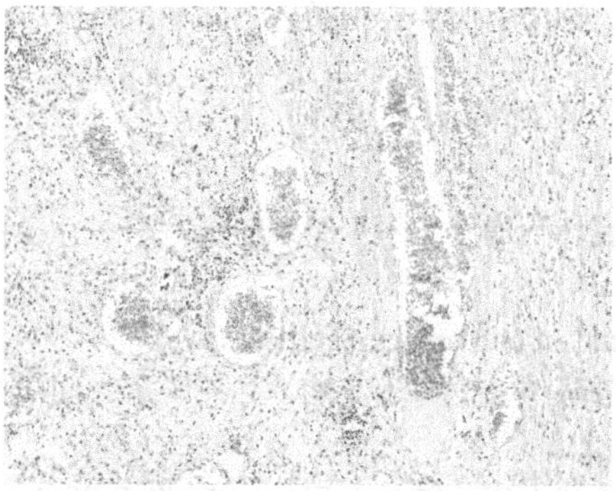

图 2-29-1　肉芽组织（低倍）

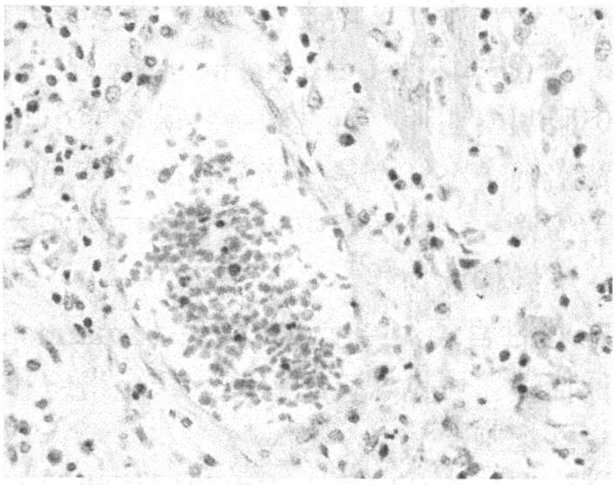

图 2-29-2　肉芽组织（高倍）

肉芽组织由毛细血管、成纤维细胞和大量炎症细胞组成，毛细血管排列方向与表面垂直

（大连大学　陶雅军　刘双萍）

实验三十　局部血液循环障碍

【实验目的】

1. 掌握慢性肝淤血和肺淤血的病变特点。
2. 掌握血栓形成的病变特点。
3. 掌握栓塞的类型及病变特点。
4. 掌握梗死的类型及病变特点。

【实验材料】　大体标本，包括慢性肝淤血、慢性脾淤血、脑出血、皮肤点状出血、肾上腺出血、下肢小静脉内血栓形成、肺动脉血栓栓塞、肺动脉癌栓栓塞、蛔虫栓塞、脾贫血性梗死、心肌梗死及心室附壁血栓、肠出血性梗死；切片标本，包括慢性肺淤血、慢性肝淤血、混合血栓、脾贫血性梗死。

【大体标本】

1. 慢性肝淤血（chronic congestion of the liver）　标本为肝冠状切面的一薄片，切面上可见红黄相间（固定后呈深褐色与灰黄色相间）的斑纹，状似中药槟榔之切面，故又称为槟榔肝。

思考：为何慢性肝淤血的肝脏切面呈红黄相间？

2. 慢性脾淤血（chronic congestion of the spleen）　脾脏体积明显增大，重量增加，包膜紧张，颜色加深。

思考：如何判断为脾以及正常脾的大小、重量、颜色？

3. 脑出血（cerebral hemorrhage）　标本为脑的冠状切面一薄片，相当于内囊及侧脑室区域，有 6.0cm×5.0 cm 大小的形状不规则的黑褐色病灶。

思考：病灶为何呈黑褐色？

4. 皮肤点状出血（punctate hemorrhage of skin）　标本系一块皮肤，表面散在暗红色病灶。

5. 肾上腺出血（adrenal hemorrhage）　标本系脑膜炎双球菌引起的败血症时发生的渗出性、弥漫性出血，致使肾上腺肿大，呈暗紫红色。

6. 下肢小静脉内血栓形成（lower extremity venous thrombosis）　静脉管壁纵向剖开，腔内有黑褐色条状固体物质填充，质脆，表面干燥无光泽。

思考：此血栓脱落最易栓于何处，可能会引起何种严重后果？

7. 肺动脉血栓栓塞（pulmonary thromboembolism） 标本是心脏与左、右两肺相连接的标本，正面系已剪开的右心室及肺动脉主干，于肺动脉内可见有灰黑色块状物填塞于其中。

思考：栓子的运行途径？

8. 肺动脉癌栓栓塞（pulmonary embolism with cancer thrombus） 肺动脉左分支内可见一个 0.7cm×3.0cm 大小的灰白色栓子，肺切面上可见灰白色的癌转移灶。

9. 蛔虫栓塞（ascarid embolism） 系胆道蛔虫患者行胆道—肠吻合术术后死亡之标本。两肺间为右心室，顺右心室上端切口可见一条圆柱状的蛔虫成虫正由右心室钻入肺动脉。

10. 脾贫血性梗死（anemic infarct of the spleen） 梗死灶呈灰白色，质地较坚实，边界清晰，边缘可见充血出血带。

11. 心肌梗死及心室附壁血栓（myocardial infarction and ventricular wall thrombosis） 左心室壁切面（全层）可见不整形、颜色偏暗的病灶，干燥，大小 3.5cm×2.0cm，相应的内膜粗糙并有血栓形成。

12. 肠出血性梗死（intestinal hemorrhagic infarction） 标本为一段小肠，未切开。可见部分肠袢肿胀，呈灰褐色，无光泽，干燥，质脆。

【组织切片】

1. 慢性肺淤血（chronic congestion of the lung）

低倍镜：肺泡壁毛细血管高度扩张，充血，肺泡间隔因而增宽，肺泡腔内有淡红色的漏出液（水肿液）。

高倍镜（图 2-30-1）：肺泡腔内可见散在或成堆的心力衰竭细胞，该细胞体积较大，呈圆形或椭圆形，细胞质内可见棕褐色有折光性的含铁血黄素颗粒，部分细胞内因含铁血黄素颗粒较多而导致细胞核被掩盖，肺泡腔内亦可见无色素的吞噬细胞及红细胞。

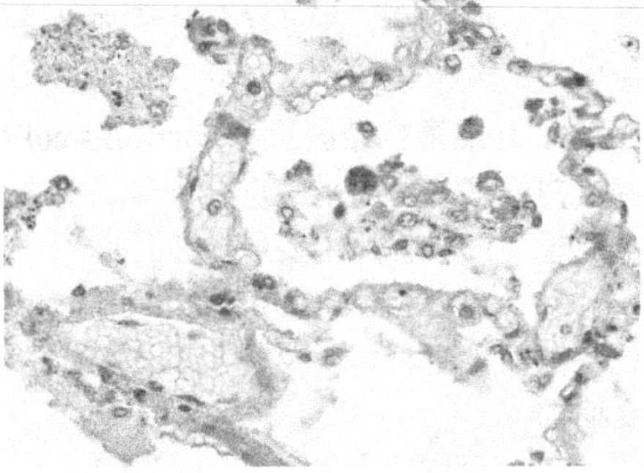

图 2-30-1 慢性肺淤血（高倍）

肺泡壁毛细血管扩张充血，心衰细胞体积较大，呈圆形或椭圆形，细胞质内可见棕褐色有折光性的含铁血黄素颗粒

2. 慢性肝淤血（chronic congestion of the liver）

低倍镜：辨认中央静脉和门管区，中央静脉及其周围肝窦明显扩张淤血。

高倍镜：小叶中央静脉及其周围肝窦明显扩张淤血，肝细胞萎缩甚至消失，小叶周边部肝细胞体积增大，细胞质疏松，染色淡（细胞水肿），有的细胞质内可见脂肪空泡，小叶之间的结缔组织区域纤维组织增生明显。

3. 混合血栓（mixed thrombus）

肉眼观察切片：血管管腔已闭塞。

低倍镜：本标本为一中动脉，管壁结构由外向内依次为动脉的外膜、中膜、内膜，血管腔已被红染物质填充。

高倍镜：管腔内红染物质是由梁状成分和网状成分构成，粗大分支的梁状结构即血小板梁，小梁之间为网状成分，由纤维素网罗了大量红细胞和少许白细胞。

思考：注意观察在部分血管内膜处有成纤维细胞和毛细血管向血栓内长入的现象，此种现象叫什么？有何意义？

4. 脾贫血性梗死（anemic infarct of the spleen）

肉眼观察切片：脾组织中央部分为淡粉色梗死灶。

低倍镜：梗死灶内脾组织已坏死，呈粉红色细颗粒状，尚能认出脾小梁，血管及脾窦轮廓和一些蓝色破碎细胞核。在交界处可见扩张充血的毛细血管和中性粒细胞、淋巴细胞，并有出血，此处为充血出血带，梗死灶之外为正常的脾组织。

实验三十一 炎 症

【实验目的】

1. 掌握各种类型炎症的基本病变特点。
2. 了解各种类型炎症对机体的影响及结局。

【实验材料】 大体标本，包括急性重型肝炎、阿米巴肝脓肿、纤维素性心包炎、纤维素性结肠炎、大叶性肺炎、细菌性肝脓肿、化脓性脑膜炎、肺多发小脓肿、化脓性阑尾炎、坏疽性阑尾炎、慢性胆囊炎、肠息肉；切片标本，包括急性化脓性阑尾炎、宫颈息肉、嗜酸性肉芽肿、纤维素性心外膜炎。

【大体标本】

1. 急性重型肝炎（acute severe hepatitis） 标本系成人肝脏的1个薄片，其体积明显缩小，包膜皱缩，边缘锐薄，左叶尤为显著。正常肝脏切面所看到的小颗粒状略突出的肝小叶轮廓大部分消失，因而切面平滑，色灰绿，质地柔软。

2. 阿米巴肝脓肿（amebic liver abscess） 肝脏切面上可见两个较大的坏死灶，其内肝组织破坏严重，残留肝组织呈破絮状，坏死灶周围有结缔组织围绕，边界清楚。

3. 纤维素性心包炎（fibrinous pericarditis） 标本系8岁小儿的心脏，心包的炎性病变使脏层心包（心外膜）表面有大量纤维素渗出，因而粗糙不平，失去原有的光泽。由于心脏不断搏动，渗出物被摩擦牵拉而呈片状、絮状或细索状，似绒毛，故又名“绒毛心”。

4. 纤维素性结肠炎（fibrinous colitis） 又名假膜性肠炎/细菌性痢疾，整个肠黏膜面因有纤维蛋白假膜附着而呈糠皮样外观，有些部位假膜已脱落，形成一些不规则较浅的溃疡。

思考：假膜的主要成分是什么？

5. 大叶性肺炎（lobar pneumonia） 标本系肺脏的1个薄片，切面见肺的上叶体积增大，色灰白，实变。切面及胸膜表面被覆一薄层渗出物，胸膜粗糙无光泽，此为大叶性肺炎灰色肝样变期。

6. 细菌性肝脓肿（bacterial liver abscess） 标本系沿肝的长轴切开的一部分肝脏，切面见有若干个大小不一的空腔，大者5.0cm×3.0cm，小者1.0cm×1.0cm，脓肿内壁粗糙，有黄褐色内容物，肝表面可见有灰白色、中央略塌陷的病灶（系未切开的脓肿）。

7. 化脓性脑膜炎（purulent meningitis） 标本缸内有2个脑组织，体积小的为正常脑组织，脑沟、脑回明显；体积大的为异常脑组织，可见蛛网膜下隙内有黄色脓液积聚，覆盖于脑表面，脑回肿胀增宽，脑沟不明显，局部脑膜血管扩张充血。

8. 肺多发性小脓肿（multiple pulmonary small abscess） 标本系10岁儿童脓毒败血症之左、右两肺，于肺表面可见散在分布的境界较清楚的约米粒大小的病灶，略隆起于胸膜面，病灶中央呈灰白色（即脓肿）。

9. 化脓性阑尾炎（purulent appendicitis） 标本系切除的阑尾，可见阑尾肿大变粗，浆膜血管扩张充血，表面被覆一层脓性渗出物而显得粗糙。

10. 坏疽性阑尾炎（gangrenous appendicitis） 阑尾的一段显著变粗，部分已坏疽呈黑灰色，阑尾的浆膜面覆盖大量脓性渗出物。

11. 慢性胆囊炎（chronic cholecystitis） 标本系切开的胆囊，可见胆囊的体积增大，胆囊腔扩张，胆囊壁明显增厚，囊腔内容物中混杂数段白色的蛔虫体。

12. 肠息肉（intestinal polyps） 肠黏膜面可见有许多大小不等的突起，系肠黏膜、黏膜腺体及黏膜下结缔组织增生所致。

【组织切片】

1. 急性化脓性阑尾炎（acute suppurative appendicitis）

低倍镜：切片为阑尾的横切面，由腔内向外依次分清阑尾的结构层次（即黏膜层、黏膜下层、肌层和浆膜层），可见阑尾腔内充满大量脓性渗出物，部分区域黏膜上皮坏死脱落，阑尾各层均有充血、水肿及大量中性粒细胞浸润。

高倍镜：阑尾肌层肌纤维间隙增宽，有大量中性粒细胞浸润。中性粒细胞呈圆形，细胞质染成淡粉色，中性颗粒不明显，有的细胞质已溶解破坏，细胞核分叶状，紫蓝色。此外，还可见少量嗜酸性粒细胞，呈圆形，比中性粒细胞稍大，双叶核，细胞质内含有嗜酸性红染颗粒。

2. 宫颈息肉（cervical polyp）

低倍镜：息肉表面被覆单层柱状上皮，结缔组织间质充血、水肿并伴有腺体增生及炎细胞浸润，组织四周均有鳞状上皮覆盖，间质较疏松，毛细血管增生、扩张充血，有较多的炎细胞浸润。

高倍镜（图 2-31-1）：组织内的炎细胞浸润以浆细胞和淋巴细胞为主，浆细胞多呈椭圆形，细胞质丰富，呈嗜碱性染色，核偏位于一侧，核染色质呈车轮状排列；淋巴细胞体积较小，核呈圆形，浓染，细胞质极少。

3. 嗜酸性肉芽肿（eosinophilic granuloma）

低倍镜：镜下见纤维组织增生，大量嗜酸性粒细胞及淋巴细胞浸润。

高倍镜：嗜酸性粒细胞呈圆形，细胞质红染，嗜酸性颗粒不明显，细胞核呈分叶状。

4. 纤维素性心外膜炎（fibrinous pericarditis）

低倍镜（图 2-31-2）：辨认心肌组织与心外膜（薄层结缔组织内含有血管及脂肪组织），心外膜表面可见红染的条状或片状结构。

高倍镜：心外膜表面有大量渗出的纤维素，为红染物质，呈片状、条状，部分区域的纤维素可见肉芽组织机化。

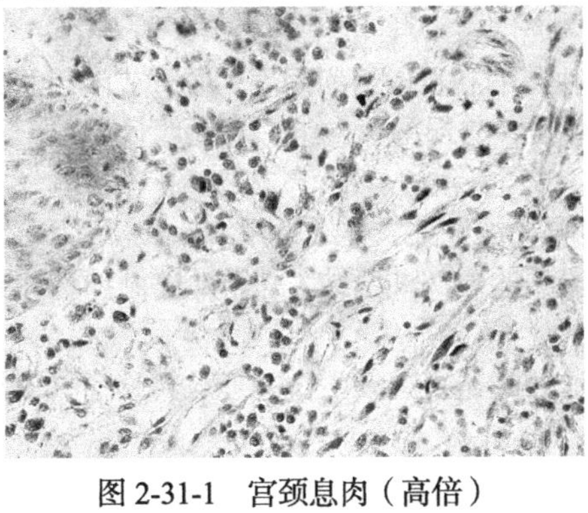

图 2-31-1　宫颈息肉（高倍）

结缔组织间质较疏松，毛细血管增生，有较多的炎症细胞浸润，以浆细胞和淋巴细胞为主

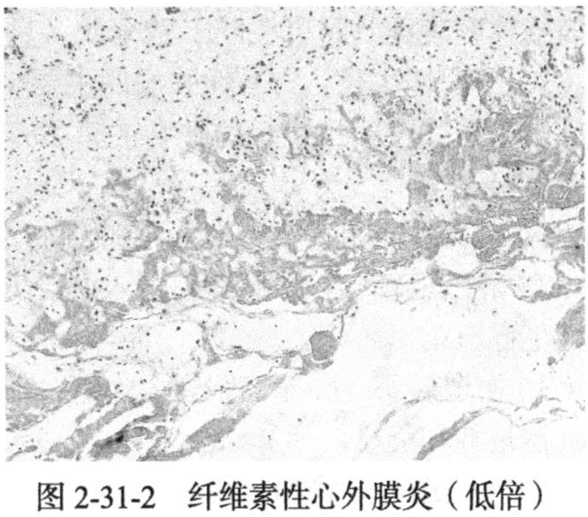

图 2-31-2　纤维素性心外膜炎（低倍）

心外膜表面红染的条状或片状结构的物质即为渗出的纤维素，部分区域的纤维素可见肉芽组织机化

（大连大学　陶雅军　陈英杰）

实验三十二　肿　　瘤

【实验目的】

1. 掌握肿瘤的一般形态特点及生长方式。

2. 掌握肿瘤的扩散途径。

3. 掌握上皮组织、间叶组织来源的良恶性肿瘤的形态特征。

4. 了解其他类型肿瘤的形态特征。

【实验材料】 大体标本，包括：①上皮组织良性肿瘤：皮肤乳头状瘤、甲状腺腺瘤、卵巢黏液性囊腺瘤；②上皮组织恶性肿瘤：乳腺癌、皮肤癌、肾癌、肺转移癌、肺动脉栓塞及肺转移癌、胃癌伴淋巴结转移、阴茎癌、颅骨转移癌；③间叶组织良性肿瘤：脂肪瘤、子宫平滑肌瘤、纤维瘤；④间叶组织恶性肿瘤：纤维肉瘤、骨肉瘤；⑤其他类型肿瘤：畸胎瘤、黑色素瘤。切片标本，包括乳头状瘤、纤维瘤、直肠腺瘤、平滑肌瘤、鳞状细胞癌、直肠腺癌、淋巴结转移性腺癌、纤维肉瘤。

【实验内容】 肿瘤的一般形态及生长方式。

1. 肿瘤一般形态

（1）数目和大小：肿瘤的数目一般为单个，也有多个的。肿瘤大小不一，小的只在显微镜下可见，大的重量可达一百多斤。

（2）形状：由于肿瘤发生部位、组织特性以及生长方式的不同可出现各种不同形态，如结节状、分叶状、囊状、息肉状、乳头状、绒毛状、蕈伞状、溃疡状及弥漫浸润等。

（3）颜色：肿瘤的颜色不一，可为灰白色（如纤维瘤）、淡红色（如某些肉瘤）、暗红色（如血管瘤）、黄色（如脂肪瘤）、黑色（如黑色素瘤）等。

（4）硬度：肿瘤由于组成成分不同，质地不一。有的肿瘤质地纤细柔软如鱼肉，有的肿瘤质地致密坚硬如岩石。

（5）继发改变：肿瘤可出现一些继发改变，如出血、坏死和感染，一般以恶性肿瘤多见。

2. 肿瘤生长方式

（1）膨胀性生长：为实质器官良性肿瘤的生长方式，肿瘤生长速度较慢，有完整的纤维组织被膜，与周围组织分界清楚。

（2）外生性生长：生长在体表、体腔或管道（如食道、肠道）腔面的良性或恶性肿瘤，常突向体表或体腔表面，呈乳头状、蕈伞状、息肉状或菜花状。

（3）浸润性生长：为恶性肿瘤的主要生长方式，肿瘤细胞长入组织间隙、血管或淋巴管，并破坏周围组织。浸润性生长的肿瘤被膜不完整或没有被膜，与周围正常组织常无明显界限。

3. 肿瘤扩散

（1）局部浸润和直接蔓延：肿瘤细胞沿着组织间隙和神经束衣连续地浸润生长。

（2）淋巴道转移：肿瘤细胞侵入淋巴管，随淋巴流到达局部淋巴结，并循淋巴循环转移到下一站其他淋巴结。

（3）血道转移：肿瘤细胞侵入血管，随血流到达远处的器官继续生长并形成转移瘤，最常受累的脏器是肺和肝脏。

4. 恶性肿瘤的分级和分期

（1）分级：目前临床常用的为三级分级法，根据肿瘤的分化程度、异型性、核分裂象等情况进行分级。Ⅰ级：分化良好，恶性程度低；Ⅱ级：中分化，恶性程度中等；Ⅲ级：低分化，恶性程度高。

（2）分期：指恶性肿瘤的生长范围和扩散程度。肿瘤分期有多种方案，目前国际上广泛采用TNM分期系统。T指肿瘤原发灶的大小和邻近组织受累情况，N指区域淋巴结受累情况，M指是否有远处转移。

【大体标本】

1. 上皮组织良性肿瘤

（1）皮肤乳头状瘤（skin papilloma）：标本系切除之皮肤肿物，大小为2.0cm×2.0cm×5.0cm，扁圆球形并有蒂与皮肤相连接，表面凹凸不平，被膜完整，似松塔状。

（2）甲状腺腺瘤（thyroid adenoma）：系已切开之圆形肿物，大小为5.5cm×5.0cm×4.0cm，

周围有完整的包膜，切面呈棕红色和灰白色相间，部分区域可见棕黑色出血灶。

（3）卵巢黏液性囊腺瘤（ovarian mucinous cystadenoma）：系手术摘除的完整肿瘤，重量约60kg。肿瘤呈椭圆形，包膜完整。包膜厚薄不一，薄处略向外膨出，厚处表面有纤维结缔组织黏着。

2. 上皮组织恶性肿瘤——癌

（1）乳腺癌（breast cancer）：系部分切除之乳腺组织，切面见形状不规则结节状肿块。肿瘤呈灰白色，质坚实，局部可见坏死及出血，边缘不整齐并向周围脂肪组织内浸润。乳头内陷，乳头周围皮肤呈橘皮样外观。

思考：为什么会出现乳头内陷及乳头周围皮肤呈橘皮样外观？

（2）皮肤癌（skin cancer）：肿瘤大小 7.0cm×6.0cm×2.5cm，表面凹凸不平，无包膜，灰白色，菜花状，局部可见出血及坏死。肿瘤基底部较宽，呈浸润性生长，边缘部见有皮肤组织。

（3）肾癌（renal carcinoma）：肿瘤体积较大，几乎占据整个右肾，呈浸润性生长，其周围可见多个大小不等的肿块。肿瘤呈灰白色、质脆、干燥，局部有明显的出血及坏死。

（4）肺转移癌（metastatic lung cancer）：标本系肺脏的 1 个薄片，于肺切面的边缘处可见多个散在的大小不一、灰白色、圆形或椭圆形的结节，和周围肺组织的界限清晰。

（5）肺动脉栓塞及肺转移癌（pulmonary embolism and metastatic lung cancer）：肺动脉左分支内可见 1 个 1.0cm×2.0cm 大小的灰白色栓子，肺切面上可见灰白色的癌转移灶。

（6）胃癌伴淋巴结转移（gastric cancer with lymph node metastasis）：标本系沿胃大弯剪开的胃组织（胃的一半），于胃小弯侧可见一 4.0cm×5.0cm 大小的溃疡，溃疡灶较平坦，边缘隆起，形状不规则，于胃的大小弯处均见有肿大的淋巴结。

（7）阴茎癌（penis carcinoma）：标本系切除之阴茎癌组织，肿瘤呈菜花状，无完整包膜，基底部较宽，位于冠状沟处。

（8）颅骨转移癌（metastatic carcinoma of skull）：于颅骨上可见有 4.0cm×3.5cm 之破损区，边缘不整齐，系肺癌经血道转移而来。

3. 间叶组织良性肿瘤

（1）脂肪瘤（lipoma）：肿瘤呈椭圆形，色黄，质软，与正常脂肪组织相似，有完整包膜。

（2）子宫平滑肌瘤（leiomyoma of uterus）：标本系矢状切开之子宫。子宫壁内及浆膜面见有数个大小不等的肿物，包膜完整，与周围组织界限清楚。肿瘤的切面呈编织状，色灰白，质地坚硬。

（3）纤维瘤（fibroma）：肿物的大小 8.0cm×9.0cm×9.0cm，包膜完整，色灰白，质地坚硬，切面可见纵横交错的纤维束呈编织状。

4. 间叶组织恶性肿瘤——肉瘤

（1）纤维肉瘤（fibrosarcoma）：系切除肿物的一部分。肿瘤大小 8.0cm×10.0cm，表面粗糙，无完整包膜，切面呈灰白色，质地细腻似鱼肉状，部分区域暗褐色（出血处），个别部位粗糙似组织破碎感。

（2）骨肉瘤（osteosarcoma）：胫骨近侧端因肿瘤生长几乎全部被破坏，仅残留月牙状部分骨组织。见有一大小为 15.0cm×13.0cm 的瘤组织，与周围组织分界不清，切面较细腻，色灰白，似鱼肉状，周围的软组织已被侵及，肿物表面的皮肤组织见有较深的缺损。

5. 其他类型肿瘤

（1）畸胎瘤（teratoma）：该肿瘤为良性畸胎瘤，其内可见数个白色的牙齿和褐色的甲状腺组织。

（2）黑色素瘤（melanoma）：于右手拇指可见灰黑色的肿瘤，因其细胞内含有大量黑色素，故外观呈黑褐色，部分皮肤已破损。

【组织切片】

1. 乳头状瘤（papilloma）

低倍镜：肿瘤组织被覆鳞状上皮并过度向上生长形成许多分枝状乳头，乳头中心为纤维组织和血管（图 2-32-1）。

高倍镜：瘤细胞与正常鳞状上皮细胞相似，未见明显异型性，未见向基底膜下方浸润。

2. 纤维瘤（fibroma）

低倍镜：肿瘤实质由形态较一致的长梭形瘤细胞构成，似正常纤维细胞，其排列纵横交错，间质为少许血管和疏松结缔组织。

高倍镜：瘤细胞核大小较均匀一致，呈长杆状，两端略尖，细胞质红染（图 2-32-2）。

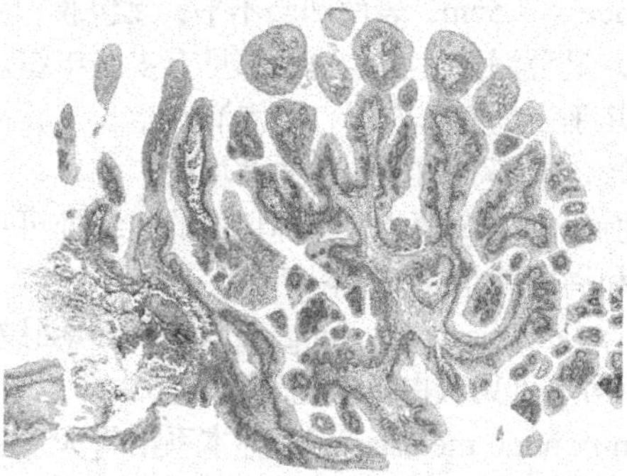

图 2-32-1　乳头状瘤（低倍）

肿瘤形成许多分枝状乳头突起，表面被覆鳞状上皮，乳头中心为纤维组织和血管

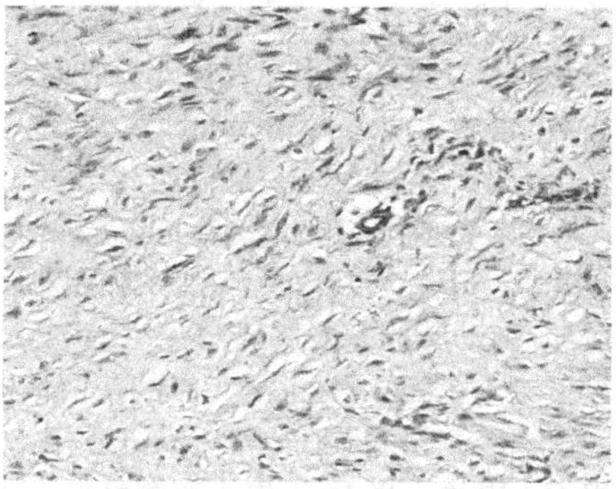

图 2-32-2　纤维瘤（高倍）

肿瘤细胞呈长梭形，排列纵横交错，瘤细胞核大小较均匀一致，呈长杆状，似正常纤维细胞

3. 直肠腺瘤（rectal adenoma）

低倍镜：瘤组织由分化好的腺体及间质所构成，腺体的大小不等，分布不均。

高倍镜：腺体由单层高柱状上皮细胞组成，细胞核位于基底部，细胞大小形态较一致，并可见杯状细胞，与正常直肠黏膜腺体的上皮细胞相似。间质内血管扩张充血，有淋巴细胞、浆细胞及嗜酸性粒细胞等浸润（图 2-32-3）。

4. 平滑肌瘤（leiomyoma）

低倍镜：瘤组织由梭形细胞构成，呈编织状、旋涡状排列。

高倍镜：瘤细胞似分化成熟的平滑肌细胞，细胞质红染。核呈长杆状，位于细胞中央，染色较淡，大小一致，不见核分裂象。间质内可见纤维组织、血管及少量炎细胞。

思考：平滑肌瘤好发生在哪些部位?

5. 鳞状细胞癌（squamous cell carcinoma）

低倍镜：见大小不等、形态不一的癌细胞团浸润至深层组织形成癌巢，癌巢间质有纤维结缔组织及淋巴细胞、浆细胞浸润。

高倍镜：癌巢内的癌细胞具有鳞状上皮细胞的某些特征，癌巢周边部的癌细胞体积较小，着色较深，呈柱状或立方形，与鳞状上皮基底细胞相似；其内侧的癌细胞着色浅，多角形，核体积大，呈圆形或椭圆形，与鳞状上皮棘细胞相似，癌细胞之间可见较多细胞间桥。癌巢中心部的癌细胞变扁，形态不清，粉红色，呈同心圆状排列，核大部分消失，此即角化珠（癌珠）。癌巢内核分裂少见，间质中有淋巴细胞和浆细胞浸润（图 2-32-4）。

6. 直肠腺癌（rectum adenocarcinoma）

低倍镜：镜下见肿瘤由癌巢及间质组成，肿瘤两端可见正常肠黏膜。

高倍镜：癌巢内可见分化较差的腺体，细胞排列紊乱，层次增多。癌细胞多为高柱状，核浆比增大，细胞核的大小形状及染色差别较大，可见核分裂。间质血管充血，可见淋巴细胞浸润。

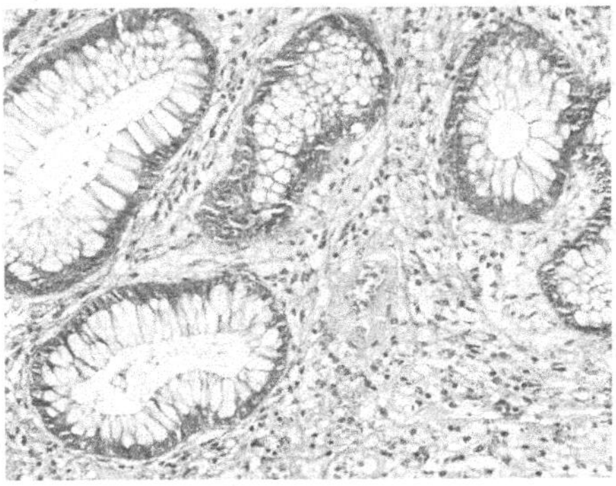

图 2-32-3 直肠腺瘤（高倍）

腺体由单层高柱状上皮细胞组成，细胞核位于基底部，细胞大小形态较一致，并可见杯状细胞，间质内血管扩张充血，有慢性炎症细胞浸润

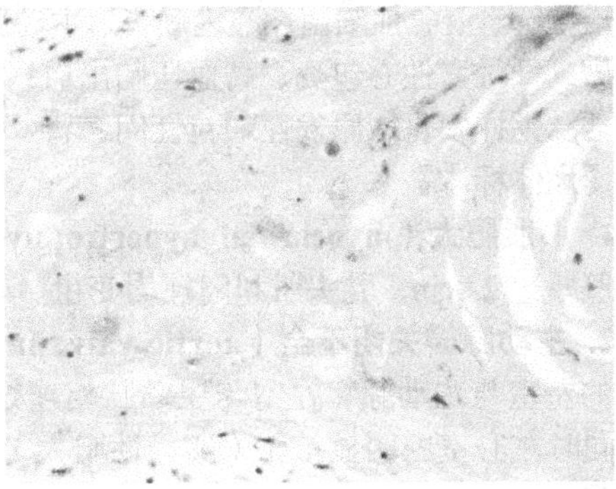

图 2-32-4 鳞状细胞癌（高倍）

癌巢周边部的细胞较小，着色较深，呈柱状或立方形的与鳞状上皮基底细胞相似；其内侧的细胞着色浅，多角形，核大呈圆形或椭圆形，与鳞状上皮棘细胞相似，癌细胞间可见细胞间桥。癌巢中心部可见同心圆状排列的角化珠，间质中有淋巴细胞和浆细胞浸润

7. 淋巴结转移性腺癌（metastatic adenocarcinoma of lymph node）

低倍镜：可见正常的淋巴结结构被破坏，被大量癌巢所代替。癌巢内癌细胞多排列成腺管样，少量癌细胞呈条状或片块状排列。

高倍镜：癌细胞呈柱状或立方形，大小不一，细胞核体积较大，核仁清晰，核分裂象多见（图 2-32-5）。

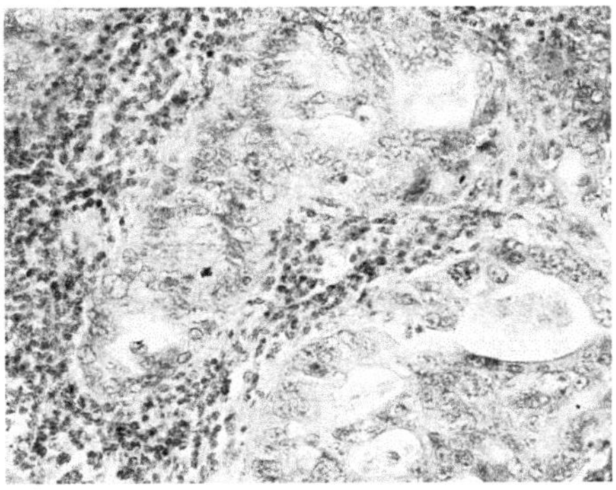

图 2-32-5 淋巴结转移性腺癌（高倍）

癌细胞呈柱状或立方形，大小不一，细胞核体积大，核仁清晰，核分裂象多见。

8. 纤维肉瘤（fibrosarcoma）

低倍镜：瘤细胞呈分散存在，无巢状结构。

高倍镜：瘤细胞多呈梭形，细胞核呈椭圆形或不规则形，大小极不一致，可见瘤巨细胞，病理性核分裂象亦常见。间质含少量胶原纤维和较丰富的毛细血管，某区域瘤细胞核破碎，溶解变伊红色，均质无结构区域（坏死区域）。

（大连大学 陶雅军，延边大学医学院 孙 抒）

实验三十三 心血管系统疾病

【实验目的】

1. 掌握风湿病的基本病变和风湿性心脏病的病理变化。
2. 掌握细菌性心内膜炎心瓣膜上赘生物的形态特点。
3. 掌握高血压病各种内脏病变的病变特点。
4. 掌握动脉粥样硬化的病变特点。

5. 掌握心肌梗死及其并发症的病变特点。

【实验材料】 大体标本，包括心肌肥大、主动脉瓣关闭不全、主动脉瓣狭窄并关闭不全、二尖瓣狭窄、亚急性细菌性心内膜炎、主动脉粥样硬化、冠状动脉及主动脉粥样硬化、心肌梗死、室壁瘤、纤维素性心包炎、高血压脑出血；切片标本，包括风湿性心肌炎、风湿性心外膜炎并机化、动脉粥样硬化、原发性颗粒性固缩肾、克山病。

【大体标本】

1. 心肌肥大（myocardial hypertrophy） 本标本系高血压患者的心脏。心脏体积增大，左心室壁厚达 2.0cm，乳头肌和肉柱均变粗。心脏无明显扩张，各瓣膜亦不见有特异改变。

2. 主动脉瓣关闭不全（aortic valve insufficiency） 本标本系梅毒患者心脏，正面观系已剪开的左室与主动脉，左室与主动脉相连处系半月瓣。主动脉的三个半月瓣均变厚、变短及变形，同时左心室腔明显扩张（离心性肥大），心室壁轻度增厚。主动脉内膜有许多皱纹，呈树皮样外观。

3. 主动脉瓣狭窄并关闭不全（stenosis and insufficiency of aortic valve） 心脏体积明显增大，左室壁显著增厚（近 2.0cm），但心腔变化不明显，二尖瓣正常。于对侧（主动脉剪开处）可见直径约 1.0cm 之圆孔（主动脉瓣处），似鱼嘴样外观，可见主动脉瓣明显增厚并粘连，已无法识别半月瓣的形态。

4. 二尖瓣狭窄（mitral stenosis） 标本系 10 岁小儿之心脏，正面观右侧为左室，左侧为右室。左室壁萎缩变薄，腔变小，右室壁肥大增厚，腔变大。左室对应的上部为扩张的左房，从左房向左室方向观察，可见二尖瓣口明显变狭窄。与右室相连的肺动脉被剖开，可见肺动脉瓣正常。

5. 亚急性细菌性心内膜炎（subacute bacterial endocarditis） 标本暴露左心室与主动脉，可见主动脉瓣明显增厚，卷缩，上面可见大小不等的多个息肉状疣赘物，箭头所指为较大的一个。疣赘物污秽，呈灰黄色，干燥而质软，极易脱落。

思考：赘生物由哪些成分构成？其脱落后可能产生哪些并发症？

6. 主动脉粥样硬化（atherosclerosis of aorta） 标本系纵行切开之主动脉内膜面，病变散在分布且多样化，以主动脉弓处动脉分支开口处尤为明显，有如下几种改变：①脂纹：色淡黄，略隆起于腔面。②纤维斑块：表面光滑灰白呈腊滴状，明显隆起。③粥样溃疡灶：斑块表面脱落而缺损，底部附有灰黄色粥糜样坏死物。

思考：为什么动脉粥样硬化好发生在动脉分支开口附近？

7. 冠状动脉及主动脉粥样硬化（coronary and aorta atherosclerosis） 标本系已切开之左心室及主动脉根部（起始部），可见主动脉表面有凹凸不平之粥样硬化斑块，相当于冠状沟处的切面（箭头所指处）系冠状动脉之横切面，其内侧壁（近心肌侧）呈半月状增厚，管腔变小。

8. 心肌梗死（myocardial infarction） 系一老妇打架后死亡之标本，尸检时发现心壁破裂，心包腔内充满血液。于标本左心室壁切面（全层）可见形状不规则的暗红色病灶（大小 3.0cm×2.0cm），相应的内膜粗糙并有附壁血栓形成，而对应之外膜表面则见有纤维素样渗出。

9. 室壁瘤（ventricular aneurysm） 为已剖开左心室及主动脉的标本，可见左心室前壁明显扩张、心室壁变薄，心室壁切面及心内膜面可见有灰白色的瘢痕组织。

10. 纤维素性心包炎（fibrinous pericarditis） 又名绒毛心，于心外膜表面可见大量纤维素渗出，粗糙不平，失去原有的光泽，渗出物呈片状、絮状或细索状，似绒毛。

11. 高血压脑出血（hypertensive cerebral hemorrhage） 系高血压老妇洗头时突然死亡之标本，相当于内囊及侧脑室区域有黑灰色的出血灶。

【组织切片】

1. 风湿性心肌炎（rheumatic myocarditis）

低倍镜：首先找到心肌组织，然后在心肌纤维之间找到心肌间质，见小血管旁有成簇的细胞构成的病灶，即风湿小体。

高倍镜(图 2-33-1)：典型的风湿小体主要由伊红色碎块状纤维素样坏死物质及风湿细胞组成，其内还可见淋巴细胞和单核细胞浸润。风湿细胞体积较大，细胞质丰富，呈嗜碱性，细胞核亦较大，呈卵圆形空泡状，染色质浓集于中央，核的横切面状似枭眼，纵切面染色质状如毛虫。

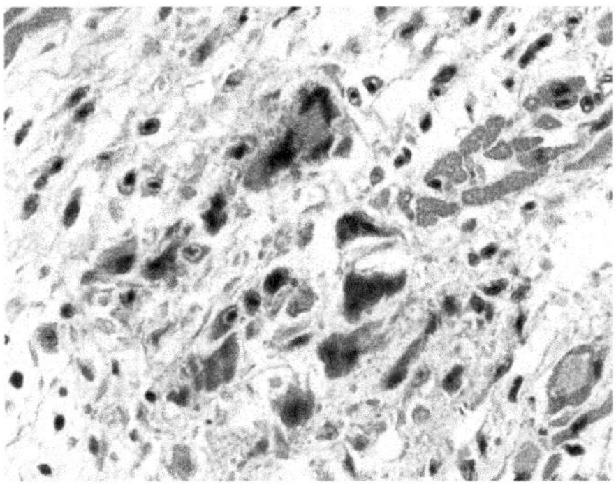

图 2-33-1　风湿性心肌炎（高倍）

风湿小体位于心肌细胞间的心肌间质，主要由伊红色碎块状纤维素样坏死物质及风湿细胞组成，风湿细胞体积较大，细胞质丰富，呈嗜碱性，细胞核亦较大，呈卵圆形空泡状，染色质浓集于中央，核的横切面状似枭眼样，纵切面染色质状如毛虫样

2. 风湿性心外膜炎并机化（rheumatic pericarditis complicated with organization）

低倍镜：首先找到心肌组织及心外膜（含较多脂肪组织），心外膜的外层为大量纤维素，并可见肉芽组织机化。

高倍镜：纤维素为红染的丝状、块状物，新生的毛细血管和成纤维细胞向其中长入。

3. 动脉粥样硬化（atherosclerosis）

低倍镜（图 2-33-2）：首先找到动脉内膜，观察最突起处即粥样斑块所在处。斑块表面增生的纤维组织（纤维帽），可见有玻璃样变性。在内膜深层近中膜处，可见有多量均匀无结构的红染物质，其中有一些无一定排列方向的针状空隙（胆固醇结晶），病灶中可见吞噬了脂质的巨噬细胞（泡沫细胞）。

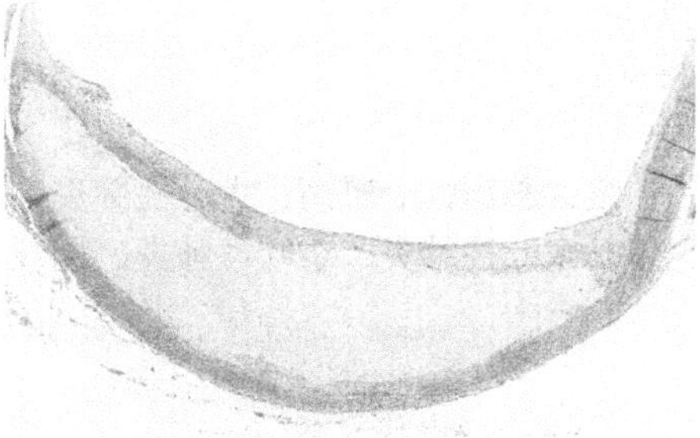

图 2-33-2　动脉粥样硬化（低倍）

动脉内膜最突起处即粥样斑块所在处。斑块表面增生的纤维组织（纤维帽），可见有玻璃样变，在内膜深层近中膜处，可见有多量均匀无结构的红染物质

高倍镜（图 2-33-3）：纤维帽下含有大量不定形的坏死崩解产物、胆固醇结晶，泡沫细胞大小不一，呈圆形或椭圆形，细胞质空亮或呈疏松泡沫状，细胞核呈圆形，位于细胞中央。斑块底部和边缘可见肉芽组织长入。

4. 原发性颗粒性固缩肾(primary granular atrophy of the kidney)

低倍镜：可见肾皮质内大部分肾小球萎缩、纤维化或玻璃样变，所属肾小管萎缩或消失。部分肾小球肥大，所属肾小管扩张，部分肾小管腔内可见红染的管型。

高倍镜（图 2-33-4）：见肾小球附近细动脉（入球小动脉）管壁增厚，有明显玻璃样变性，呈红染均质状，致使管腔变小或闭塞。有的肾小球萎缩，有的纤维化甚至玻璃样变性，其所属的肾小管也发生萎缩消失。而有的肾小球体积代偿性增大，所属的小管亦代偿性扩张，部分扩张的肾小管腔中可见各种管型，间质内有大量纤维组织增生及淋巴细胞浸润。

5. 克山病（Keshan disease）

低倍镜：在正常心肌间可见大片心肌纤维变性坏死区域。

高倍镜：心肌细胞变性、坏死，心肌细胞核消失，肌原纤维崩解，肉芽组织增生且有瘢痕形成。

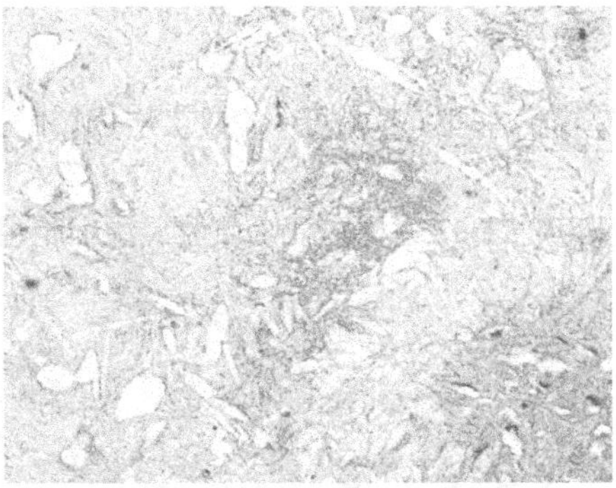

图 2-33-3 动脉粥样硬化（高倍）

纤维帽下可见大量不定形的坏死崩解产物、胆固醇结晶、泡沫细胞，斑块底部和边缘可见肉芽组织长入

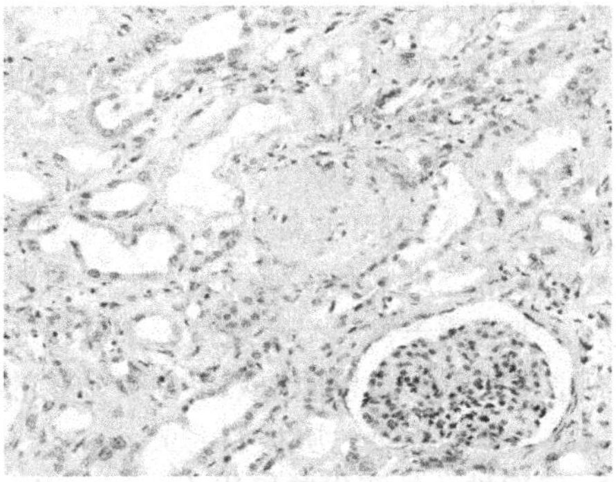

图 2-33-4 原发性颗粒性固缩肾（高倍）

肾小球附近细动脉管壁增厚，呈红染均质状，管腔变小或闭塞；有的肾小球萎缩、玻璃样变性，其所属的肾小管也萎缩消失；有的肾小球代偿性增大，所属的小管亦代偿性扩张，部分扩张的肾小管腔中可见各种管型，间质内有大量纤维组织增生及淋巴细胞浸润

（大连大学 陶雅军 陈英杰）

实验三十四 呼吸系统疾病

【实验目的】

1. 掌握大叶性肺炎和小叶性肺炎的病变特点及鉴别要点。
2. 掌握慢性支气管炎、肺气肿、肺心病、硅肺的病变特点。
3. 了解支气管扩张症、肺癌的病变特点。

【实验材料】 大体标本，包括支气管扩张症、肺气肿、慢性肺源性心脏病、大叶性肺炎、小叶性肺炎、原发性肺癌、转移性肺癌、硅肺；切片标本，包括大叶性肺炎、小叶性肺炎、慢性支气管炎、肺气肿、硅肺。

【大体标本】

1. 支气管扩张症（bronchiectasis） 于肺的切面可见病变支气管呈囊状或圆柱状扩张，以边缘部靠近胸膜尤为明显，有的管腔内充满灰白色半透明状内容物（囊壁经切片证实为被覆有纤毛柱状上皮）。

2. 肺气肿（pulmonary emphysema） 标本系肺的剖面，可见肺组织体积增大，边缘圆钝。切面呈蜂窝状，部分区域可见呈黑灰色的肺淤血病灶。

3. 慢性肺源性心脏病（chronic cor pulmonale） 系 3 岁小儿心脏的正面观，可见肥大的心尖由右心室构成，右室腔明显扩张，大于左心室。经病理检查证实，患儿有原发性肺小动脉硬化症。

4. 大叶性肺炎（lobar pneumonia） 标本为大叶性肺炎灰色肝样变期，可见左肺上叶体积增大，质地变实，含气量减少。切面肺组织质实如肝，灰白色，呈细颗粒状，病变肺叶的切面及表面的胸膜有纤维素渗出。

5. 小叶性肺炎（lobular pneumonia） 于肺表面及切面可见多发性散在分布的病灶，为以小支气管为中心、灰白或灰黄色的实变区，部分融合成片，病灶间的肺组织无明显改变。

6. 原发性肺癌（primary lung cancer） 于肺上叶近肺门处见一大小为 5.0cm×5.0cm 的肿块

（肿瘤已被从中央剖开）。肿瘤呈灰白色，表面不平，质脆，无包膜，与周围界限较清楚，局部有出血、坏死。

思考：该肺癌属于肺癌大体分型中的哪一种？

7. 转移性肺癌（metastatic lung cancer）　于肺切面的边缘处可见多个散在的大小不一、灰白色、圆形或椭圆形的结节，界限清晰。

8. 硅肺（silicosis）　为硅肺患者标本，可见肺内有大小不一、圆形或椭圆形的结节，色黑，散在分布，结节边缘整齐，与周围肺组织交界清楚。病变肺组织质地变实，含气量减少，肺门处可见多个灰白色肿大的淋巴结。

【组织切片】

1. 大叶性肺炎（lobar pneumonia）

低倍镜：此标本为大叶性肺炎灰色肝样变期，弥漫性肺组织实变，肺泡腔内充满大量渗出物。

高倍镜（图 2-34-1）：肺泡壁变窄，毛细血管被压，肺泡腔内可见大量纤维素和中性粒细胞，纤维素借肺泡间孔与邻近肺泡相通。

2. 小叶性肺炎（lobular pneumonia）

低倍镜：病变呈灶状分布，多数实变区有小支气管。周围肺组织充血，可见有浆液性渗出，部分肺泡呈代偿性肺气肿。

高倍镜（图 2-34-2）：病灶中的小支气管黏膜上皮被破坏，部分脱落，管腔中有炎性渗出物，主要是中性粒细胞。支气管壁内血管扩张、充血、并有中性粒细胞浸润。支气管周围的肺组织变实，肺泡内也充满炎性渗出物，主要为中性粒细胞。

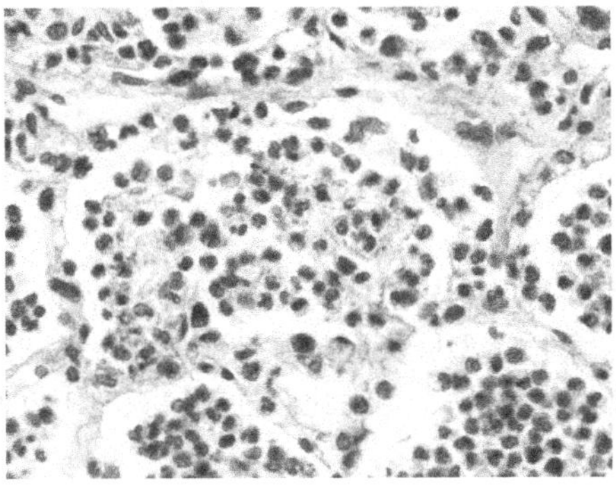

图 2-34-1　大叶性肺炎（灰色肝样变期）（高倍）

肺泡壁毛细血管受压变窄，肺泡腔内可见大量纤维素和中性粒细胞，纤维素借肺泡间孔与邻近肺泡相通

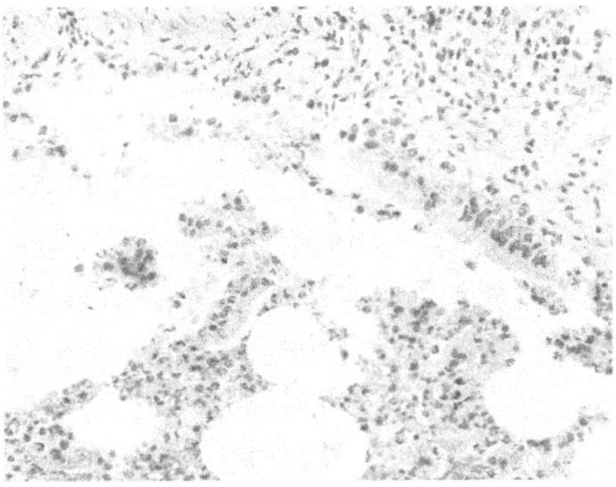

图 2-34-2　小叶性肺炎（中倍）

病灶中的小支气管黏膜上皮被破坏，部分脱落，管腔中有炎性渗出物，主要是中性粒细胞

3. 慢性支气管炎（chronic bronchitis）

镜下（图 2-34-3）：支气管黏膜上皮的纤毛粘连，倒伏甚至脱失，有的黏膜上皮萎缩或坏死脱落，管壁平滑肌断裂、萎缩，管壁内有大量慢性炎症细胞浸润。支气管黏膜上皮杯状细胞增多，黏液腺泡增生、肥大，浆液腺泡部分黏液化。

4. 肺气肿（pulmonary emphysema）

低倍镜（图 2-34-4）：肺泡呈弥漫性扩张，肺泡壁变窄，肺泡壁毛细血管数目减少，部分肺泡壁断裂，相邻 2 个或数个肺泡融合成大泡。

5. 硅肺（silicosis）

肉眼观察切片：见若干个大小不等的红点。

低倍镜：可见肺组织内有多个散在粉染的结节，结节由同心圆状的纤维组织构成，且多已发生透明变性。结节中央或周边可见吞噬炭末的巨噬细胞，结节周围还可见增生的纤维组织及大量炎症细胞浸润，临近的肺组织可出现肺间质纤维化或代偿性肺气肿。

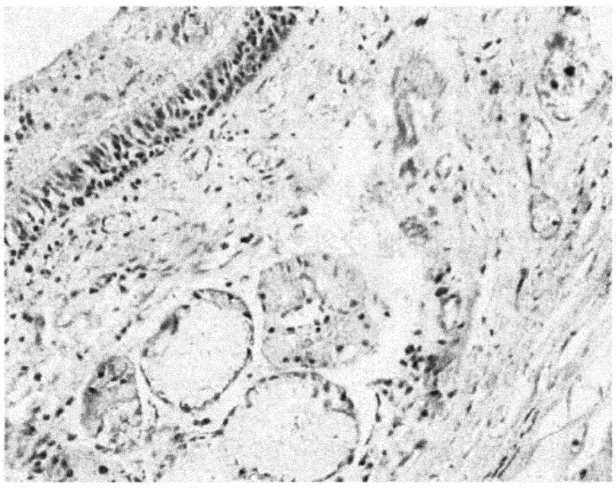

图 2-34-3　慢性支气管炎（中倍）

支气管壁内黏液腺泡增生、肥大，浆液腺泡部分黏液化，管壁充血，管壁内有大量慢性炎症细胞浸润

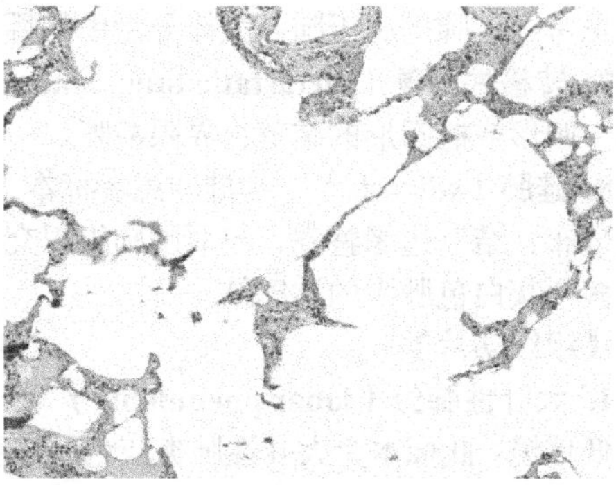

图 2-34-4　肺气肿（低倍）

部分肺泡壁断裂，相邻 2 个或数个肺泡融合成大泡

（大连大学　陶雅军，中国医科大学附属盛京医院　杨向红）

实验三十五　消化系统疾病

【实验目的】

1. 掌握胃溃疡、溃疡型胃癌的病变特点及鉴别要点。
2. 掌握急性化脓性阑尾炎和急性坏疽性阑尾炎的病变特点及鉴别要点。
3. 掌握各型肝炎的主要病变特点。
4. 掌握门脉性肝硬化、坏死后性肝硬化的病变特点及鉴别要点。
5. 了解肝癌、大肠癌的主要病变特点。

【实验材料】　大体标本，包括慢性胃溃疡、胃溃疡穿孔、胃癌、胃癌伴淋巴结转移、急性化脓性阑尾炎、急性坏疽性阑尾炎、肠梗阻、大肠癌、急性重型肝炎、门脉性肝硬化、坏死后性肝硬化、原发性肝癌、慢性胆囊炎；切片标本，包括慢性胃溃疡、急性化脓性阑尾炎、中度慢性肝炎、门脉性肝硬化、胃腺癌、肝细胞癌。

【大体标本】

1. 慢性胃溃疡（chronic gastric ulcer）　标本系从胃大弯剪开平放的胃，表面为黏膜，可见黏膜皱襞，于标本的中轴线（相当于胃小弯处）有一椭圆形溃疡，大小为 1.0cm×1.5cm，深度为 0.5cm。溃疡边缘整齐，底部较平坦，边缘的黏膜皱襞向溃疡灶集中。

2. 胃溃疡穿孔（gastric ulcer perforation）　于胃壁可见一大小为 0.5cm×1.0cm 的溃疡，溃疡穿透浆膜面形成穿孔。

3. 胃癌（cancer of the stomach）

（1）溃疡型胃癌：标本系从胃大弯剪开平放的胃，于胃小弯靠近幽门处可见一大小约为 3.0cm×4.0cm 的溃疡。溃疡灶形状不规则，边缘呈堤状隆起于黏膜表面，呈喷火口状，溃疡周围的胃黏膜皱襞已消失，底部粗糙不平坦。

（2）息肉型胃癌：于标本相当于胃小弯处可见一大小为 5.0cm×5.0cm 的肿物，灰白色，呈息肉状或蕈伞状向黏膜表面生长，突入胃腔内。肿物无包膜，与周围胃黏膜无明显界限，中心局部有出血坏死。

4. 胃癌伴淋巴结转移（Gastric cancer with lymph node metastasis）　于胃小弯侧可见一大小为 4.0cm×5.0cm 的溃疡灶，溃疡底部平坦、周边黏膜皱襞隆起、中断，形状不规则，于胃的大小弯处均可见有肿大的淋巴结。

5. 急性化脓性阑尾炎（acute suppurative appendicitis） 阑尾体积增大变粗，浆膜血管扩张充血，表面被覆一层脓性渗出物而显得粗糙。

6. 急性坏疽性阑尾炎（acute gangrenous appendicitis） 阑尾的浆膜面覆盖大量脓性渗出物，阑尾的一段显著变粗，部分已坏疽呈黑灰色。

7. 肠梗阻（intestinal obstruction） 肠管的一段发生充血、水肿，显著扩张，表面呈紫黑色。

8. 大肠癌（colorectal carcinoma） 标本系结肠的一段，两端的环形皱襞清晰可见，中间的肠壁明显增厚，管腔极度狭窄，黏膜皱襞均消失，系因癌组织浸润生长所致，浆膜面可见肿大的淋巴结。

9. 急性重型肝炎（acute severe hepatitis） 肝脏体积明显缩小，包膜皱缩，边缘锐薄，左叶尤为显著。肝脏切面肝小叶轮廓大部分消失，色灰绿，质地柔软。

10. 门脉性肝硬化（portal cirrhosis） 肝脏体积缩小，边缘锐利，重量减轻，质地变硬。表面呈结节状，结节直径在0.2～0.8cm之间，肝脏被膜增厚。切面见肝脏正常结构已消失，被与肝脏表面大小相近之圆形或椭圆形结节所取代，结节周围被增厚的纤维组织所包绕，形成纤维间隔。纤维间隔多为灰白色，厚薄比较均匀。

11. 坏死后性肝硬化（postnecrotic cirrhosis） 与门脉性肝硬化相比，肝脏表面及切面可见体积较大的结节且大小不一，有的直径超出1.0cm，包绕结节的纤维间隔较厚且厚薄不均匀。

12. 原发性肝癌（primary hepatocellular carcinoma） 标本系从坏死后性肝硬化发展恶变而来，表面可见与坏死后性肝硬化相似的半球形结节，切面亦见有大小不一的圆形或椭圆形结节，大者1.5cm×1.0cm，暗绿色或黄褐色，有些结节的中心或整个结节已破碎，结节周围有纤维间隔包绕。

13. 慢性胆囊炎（chronic cholecystitis） 标本系切开的胆囊，可见胆囊的体积增大，胆囊腔扩张，胆囊壁明显增厚，囊腔内容物中混杂数段白色的蛔虫体。

【组织切片】

1. 慢性胃溃疡（chronic gastric ulcer）

肉眼观察：见切片标本中央有一缺损，即溃疡。

低倍镜：溃疡处黏膜已完全破坏，最表面为炎性渗出物层，其下方为坏死层，染成粉红色的纤维蛋白及坏死物质，再下方为肉芽组织层，最下方有大量结缔组织，其中胶原纤维较多。

高倍镜：详细观察各层改变，注意观察小动脉壁的变化。

2. 急性化脓性阑尾炎（acute suppurative appendicitis）

低倍镜：可见炎性病变呈扇面形由表浅层向深层扩延，直达肌层及浆膜层。

高倍镜：阑尾壁各层皆为大量中性粒细胞弥漫浸润，并有炎性水肿及纤维素渗出。

3. 中度慢性肝炎（moderate chronic hepatitis）

低倍镜：肝细胞变性坏死明显，门管区周围可见部分肝细胞碎片状坏死，并可见小叶之间或小叶内条带状桥接坏死。

中倍镜（图2-35-1）：大部分小叶结构完好，坏死区域可见淋巴细胞浸润，纤维组织增生。

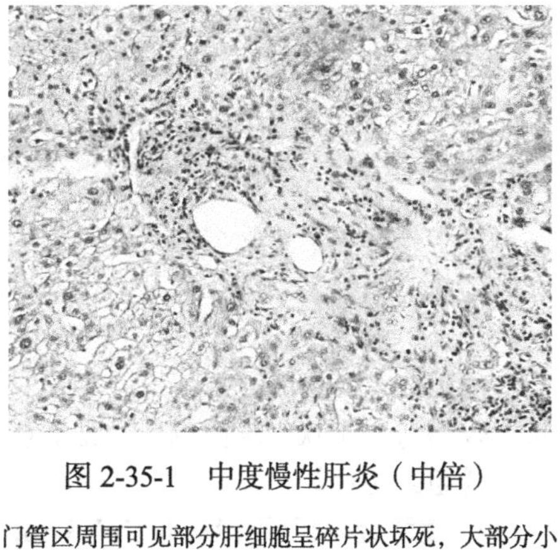

图2-35-1　中度慢性肝炎（中倍）

门管区周围可见部分肝细胞呈碎片状坏死，大部分小叶结构完好，坏死区域可见淋巴细胞浸润，纤维组织增生

4. 门脉性肝硬化（portal cirrhosis）

肉眼观察：见切片组织由大小不等的结节组成。

低倍镜（图2-35-2）：正常的肝小叶结构消失，代之以大小不一、略成圆形或类圆形的肝细胞团，其周围有纤维包绕，即假小叶。假小叶内肝细胞大小不等，有的萎缩，有的排列紊乱，中央静脉缺如或偏位。假小叶周围增生的结缔组织中有炎细胞浸润及许多新生的小胆管。

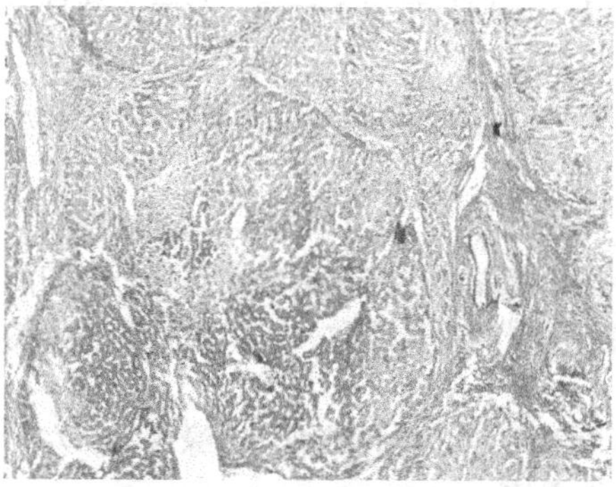

图 2-35-2　门脉性肝硬化（低倍）

正常肝小叶结构消失，被假小叶取代；假小叶内肝细胞索排列紊乱，中央静脉缺如、偏位或有 2 个以上中央静脉，小叶间隔中有炎症细胞浸润及许多新生的小胆管

高倍镜：再生的肝细胞体积较大，细胞质呈深粉色，核大，可有双核。

5. 胃腺癌（gastric adenocarcinoma）

低倍镜：胃壁结构被破坏，癌组织向胃壁各层浸润性生长，癌细胞排列成大小不等，形态不规则的腺腔样结构。

高倍镜（图 2-35-3）：癌细胞多呈柱状和立方形，异型性不很明显。

6. 肝细胞癌（hepatocellular carcinoma）

低倍镜：见许多大小不等排成条索状或腺腔样的癌细胞团，其间为血窦，癌组织被大量结缔组织分割包绕。

高倍镜（图 2-35-4）：癌细胞分化高者极似肝细胞，呈多角形，细胞质丰富，嗜酸性，颗粒状，核大深染；分化低者癌细胞大小不等，形态不一，可见核分裂象及多核瘤巨细胞。

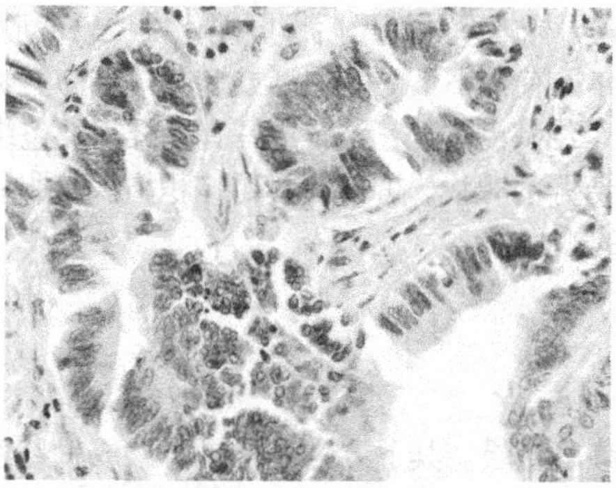

图 2-35-3　胃腺癌（高倍）

癌细胞排列成大小不等，形态不规则的腺腔样结构。癌细胞多呈柱状和立方形，异型性不很明显

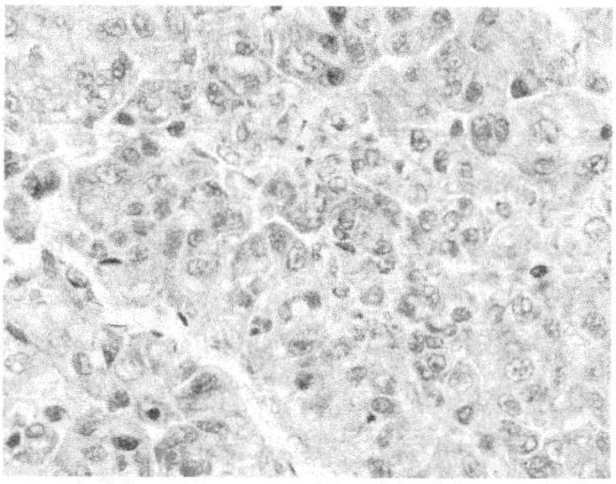

图 2-35-4　肝细胞癌（高倍）

癌细胞大小不等，形态不一，核分裂象多见

（大连大学　陶雅军，吉林大学基础医学院　王悦增）

实验三十六　淋巴造血系统疾病

【实验目的】　掌握恶性淋巴瘤的病变特点。

【实验材料】　大体标本，包括淋巴瘤；切片标本，包括霍奇金淋巴瘤、非霍奇金淋巴瘤。

【大体标本】

淋巴瘤（lymphoma）　标本见许多淋巴结相互粘连，形成结节状的巨大肿块。切面呈鱼肉状，较均匀，质软，灰白色，可见散在的黄色小坏死灶。

【组织切片】

1. 霍奇金淋巴瘤（Hodgkin's lymphoma）

低倍镜：淋巴结正常结构被破坏消失，以大量的淋巴细胞为背景，其中可见大小不等、奇形怪状的巨细胞。

高倍镜（图 2-36-1）：巨细胞为单核或双核，核膜清楚，核仁明显，体积大，嗜酸染色，核仁周围有空晕。单核巨细胞称为霍奇金细胞，多核巨细胞称为 R-S 细胞（Reed-Sternberg 细胞），双核相对而立的称为镜影细胞。

2. 非霍奇金淋巴瘤（non-Hodgkin's lymphoma）

低倍镜：淋巴结正常组织结构已破坏。

高倍镜（图 2-36-2）：肿瘤细胞大小形态较一致，细胞体积较大，核圆形或卵圆形，染色质分布于核膜内侧，有单个或多个核仁。

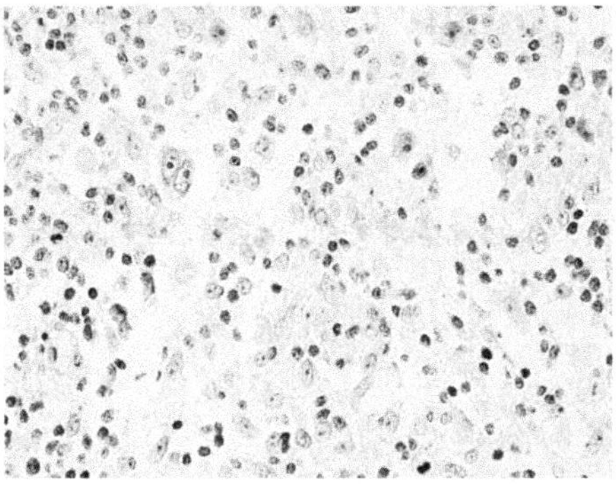

图 2-36-1　霍奇金淋巴瘤（高倍）

巨细胞为单核或双核，核膜清楚，核仁明显，体积大，嗜酸染色，核仁周围有空晕，双核相对而立的为镜影细胞

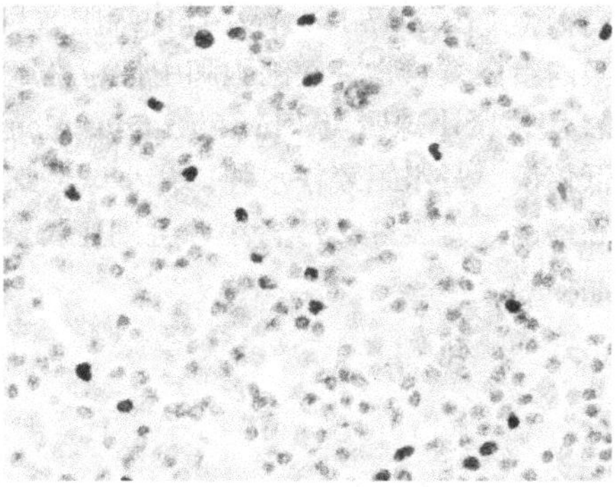

图 2-36-2　非霍奇金淋巴瘤（高倍）

肿瘤细胞体积较大，核圆形或卵圆形，染色质分布于核膜内侧，有单个或多个核仁

（大连大学　陶雅军）

实验三十七　泌尿系统疾病

【实验目的】

1. 掌握各种类型急性肾小球肾炎的病变特点。
2. 掌握慢性肾小球肾炎的病变特点。
3. 了解肾盂积水和肾癌的病变特点。

【实验材料】　大体标本，包括急性肾小球肾炎、慢性肾小球肾炎、肾癌、肾盂积水；切片标本，包括弥漫性毛细血管内增生性肾小球肾炎、膜性肾小球肾炎、弥漫性硬化性肾小球肾炎、急进性肾小球肾炎。

【大体标本】

1. 急性肾小球肾炎（acute glomerulonephritis）　标本系体积增大的肾脏，表面光滑，包膜易剥离。新鲜肾脏颜色略红，故有“大红肾”之称，表面可见少数针眼大的出血点，又称为“蚤咬肾”。肾脏切面可见肾皮质增厚，纹理不清。

2. 慢性肾小球肾炎（chronic glomerulonephritis）　标本系成人的肾脏，体积显著缩小，重量减轻，质地变硬，颜色苍白，表面见许多大小较一致的细颗粒，故有“颗粒性固缩肾”之称。切面可见皮质变薄，纹理不清，皮髓质分界不明显。包膜不易剥离，表面肾动脉、切面小动脉壁增厚。

3. 肾癌（renal carcinoma）　肾切面可见癌组织浸润性生长，呈灰白色，干燥、质软、无包膜，与周围组织界限不清，局部有出血、坏死。

4. 肾盂积水（hydronephrosis） 肾体积增大，表面高低不平，切面肾盂及肾盏均扩大成囊状，内壁光滑，肾实质变薄，于肾盂内可见一块大小为 2.5cm×1.5cm×1.0cm 的褐色结石。

【组织切片】

1. 弥漫性毛细血管内增生性肾小球肾炎（diffuse endocapillary proliferative glomerulonephritis）

低倍镜：肾小球体积增大，细胞数目明显增多，部分肾小管上皮细胞发生细胞水肿，腔内含有各种管型，间质血管扩张充血。

高倍镜（图 2-37-1）：肾小球内细胞数目增多，毛细血管管腔狭窄或完全闭塞，肾小管内有少量红染的蛋白絮状物、红细胞和中性粒细胞渗出。

2. 膜性肾小球肾炎（membranous glomerulonephritis）

低倍镜：肾组织疏松水肿，肾小球毛细血管清晰可见。

高倍镜（图 2-37-2）：肾小球毛细血管壁弥漫性增厚，部分肾小球毛细血管管腔因基膜样物质增多而塌陷。

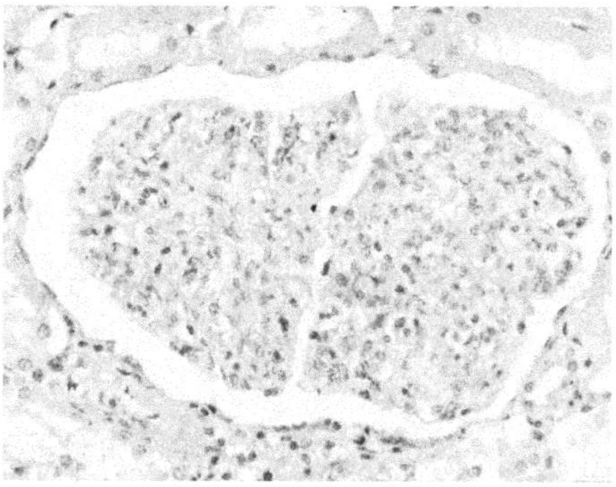

图 2-37-1 弥漫性毛细血管内增生性肾小球肾炎（高倍）

肾小球内细胞数目增多，毛细血管管腔狭窄或完全闭塞，肾小管内可见蛋白性物质、红细胞和中性粒细胞

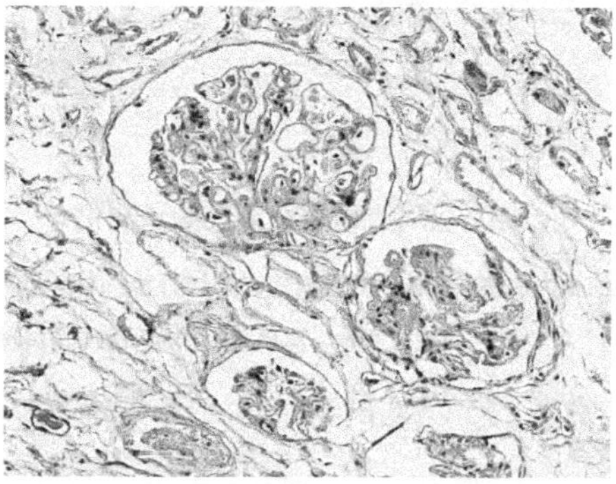

图 2-37-2 膜性肾小球肾炎（高倍）

肾小球毛细血管壁弥漫性增厚，部分肾小球毛细血管管腔因基膜样物质增多而塌陷

3. 弥漫性硬化性肾小球肾炎（diffuse sclerosing glomerulonephritis）

低倍镜：见大部分肾小球发生萎缩、纤维化及玻璃样变且互相靠近集中，其所属的肾小管萎缩消失被纤维组织所代替。残留的肾单位发生代偿性肥大，表现为肾小球体积增大，肾小管扩张，部分扩张的肾小管内含有各种管型。

高倍镜（图 2-37-3）：萎缩的肾小球发生纤维化及玻璃样变，其所属的肾小管萎缩消失被纤维组织所代替，代偿性肥大的肾小球体积增大，肾小管扩张，扩张的肾小管内含有各种管型。间质可见明显的结缔组织增生，并有淋巴细胞等慢性炎细胞浸润。

4. 急进性肾小球肾炎（rapidly progressive glomerulonephritis）

低倍镜：见大部分肾小球球囊壁层上皮细胞明显增生，堆积成层，围绕毛细血管丛形成新月体或环形体，某些球丛毛细血管发生纤维素样坏死和出血；肾小管上皮细胞发生细胞水肿，有的管腔内可见因蛋白凝固而形成的蛋白管型。

高倍镜（图 2-37-4）：增生的肾小球囊壁层上皮细胞呈梭形或立方形，有些新月体内的上皮细胞完全由纤维组织替代（纤维性新月体），间质内可见纤维结缔组织增生及淋巴细胞等炎细胞浸润。

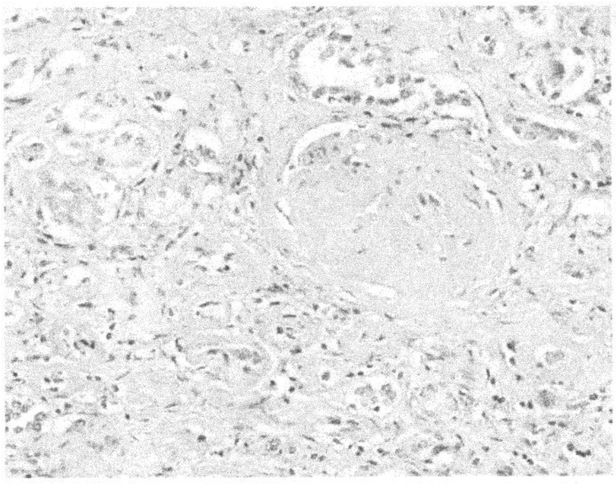

图 2-37-3　弥漫性硬化性肾小球肾炎（高倍）

萎缩的肾小球纤维化及玻璃样变，所属的肾小管萎缩消失被纤维组织所代替，间质可见明显的结缔组织增生，并有淋巴细胞等慢性炎症细胞浸润

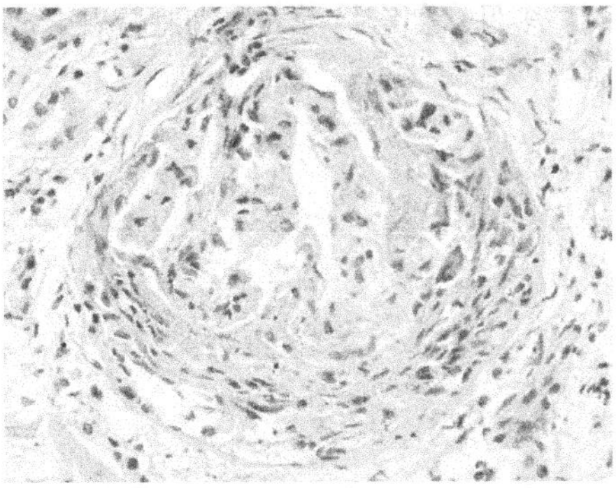

图 2-37-4　急进性肾小球肾炎（高倍）

增生的肾小球囊壁层上皮细胞呈梭形或立方形，间质内可见纤维结缔组织增生及淋巴细胞等炎症细胞浸润

（大连大学　陶雅军　陈英杰）

实验三十八　生殖系统和乳腺疾病

【实验目的】

1. 掌握子宫平滑肌瘤、乳腺癌、畸胎瘤的病变特点。

2. 了解葡萄胎、卵巢囊腺瘤、绒毛膜癌等的病变特点。

【实验材料】 大体标本，包括乳腺癌、卵巢黏液性囊腺瘤、卵巢浆液性囊腺瘤、子宫平滑肌瘤、卵巢畸胎瘤；切片标本，包括葡萄胎、绒毛膜癌、宫颈息肉、卵巢浆液性囊腺瘤、乳腺导管内原位癌。

【大体标本】

1. 乳腺癌（breast cancer） 系部分切除之乳腺组织，切面见形状不规则的结节状肿块。肿瘤呈灰白色，质地坚实，局部可见坏死及出血，边缘不整齐并向周围脂肪组织内浸润。乳头内陷，乳头周围皮肤呈橘皮样外观。

2. 卵巢黏液性囊腺瘤（ovarian mucinous cystadenoma） 系手术摘除的完整肿瘤，重量约为60 kg。肿瘤呈椭圆形，包膜完整，包膜厚薄不一，薄处略向外膨出，厚处表面有纤维结缔组织粘着。

3. 卵巢浆液性囊腺瘤（ovarian serous cystadenoma） 肿瘤呈椭圆形，大小为 8.0cm×10.0cm，包膜较薄但完整，囊壁光滑，囊内可见清亮液体。

4. 子宫平滑肌瘤（leiomyoma of uterus） 标本系矢状切开之子宫。子宫壁内及浆膜面见有数个大小不等的肿物，包膜完整，与周围组织界限清楚。肿瘤的切面呈编织状，色灰白，质地坚硬。

5. 畸胎瘤（teratoma） 该肿瘤为良性畸胎瘤，其内可见数个白色的牙齿和褐色的甲状腺组织。

【组织切片】

1. 葡萄胎（hydatidiform mole）

低倍镜（图 2-38-1）：绒毛体积增大，间质水肿，滋养层细胞灶性增生，层次增多，染色较深。

高倍镜：绒毛间质高度疏松水肿，体积显著增大，间质血管减少或消失。

2. 绒毛膜癌（choriocarcinoma）

低倍镜：癌细胞呈巢状或条索状排列，癌细胞间无血管和间质，没有绒毛结构，可见癌细胞侵犯肌层。

高倍镜（图 2-38-2）：瘤组织由似细胞滋养层和似合体滋养层两种瘤细胞组成，似细胞滋养层瘤细胞体积较大，形状不一，细胞质较丰富，核呈空泡状，核膜厚，核仁清晰，核异型性明显，核分裂象多见；似合体滋养层细胞常融合成片，细胞形态不规则，细胞质红染，核染色较深，有的细胞内可见多核。

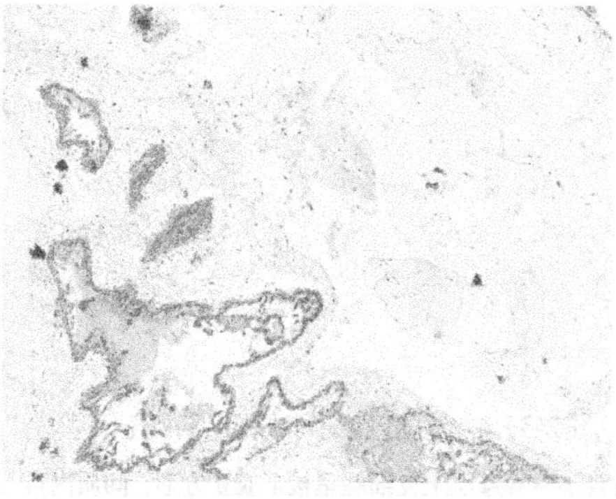

图 2-38-1　葡萄胎（低倍）

绒毛体积增大，间质水肿，滋养层细胞灶性增生，层次增多，染色较深

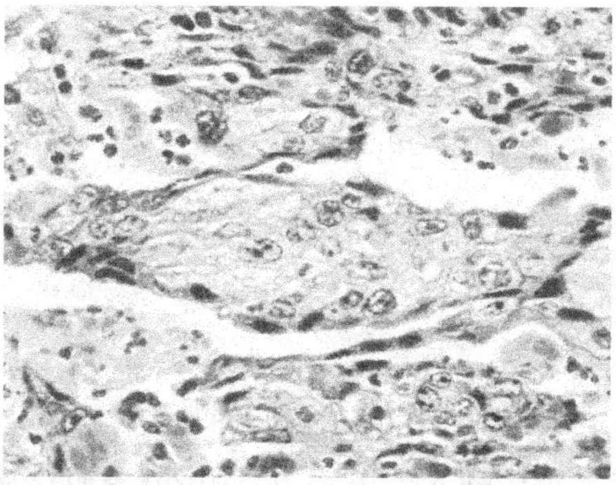

图 2-38-2　绒毛膜癌（高倍）

瘤组织由似细胞滋养层和似合体滋养层两种瘤细胞组成，似细胞滋养层瘤细胞体积较大，细胞质丰富，核呈空泡状，核膜厚，核仁清晰，核异型性明显，核分裂象多见；似合体滋养层细胞常融合成片，细胞形态不规则，细胞质红染，核染色较深，有的细胞内可见多核

3. 宫颈息肉（cervical polyp）

低倍镜：息肉表面被覆单层柱状上皮，结缔组织间质充血、水肿并伴有腺体增生及炎细胞浸润，组织四周均有鳞状上皮覆盖，间质较疏松，毛细血管增生、扩张充血，有较多的炎细胞浸润。

高倍镜：组织内的炎细胞浸润以浆细胞和淋巴细胞为主，浆细胞多呈椭圆形，细胞质丰富，呈嗜碱性染色，核偏位于一侧，核染色质呈车轮状排列；淋巴细胞体积较小，核呈圆形，浓染，细胞质极少。

4. 卵巢浆液性囊腺瘤（mucinous cystadenoma of ovary）

低倍镜（图 2-38-3）：肿瘤为多房，囊腔被覆上皮为单层立方上皮或矮柱状上皮，具有纤毛，囊腔内含淡红染液体。

高倍镜：囊腔被覆上皮细胞大小较一致，无异型性，部分囊腔内含有淡红色液体。

5. 乳腺导管内原位癌（intraductalcarcinoma in stir of the breast）

低倍镜：癌细胞局限于扩张的导管内，管壁基底膜完整。

高倍镜（图 2-38-4）：癌细胞体积较大，异型性明显，核仁较清晰，可见较多核分裂象。

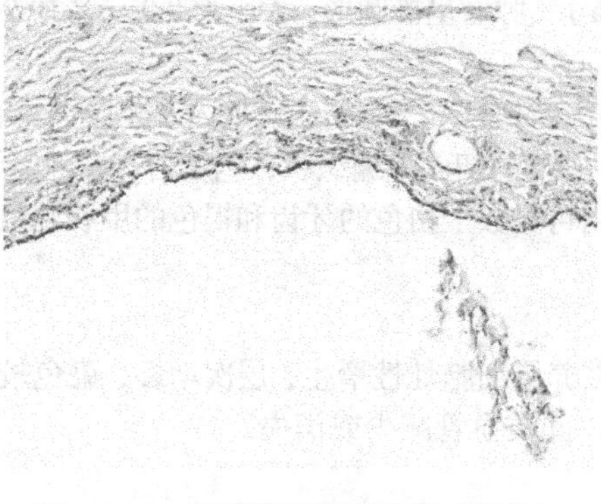

图 2-38-3　卵巢浆液性囊腺瘤（低倍）

囊腔被覆上皮为单层立方上皮或矮柱状上皮，具有纤毛，囊腔内含淡红染液体

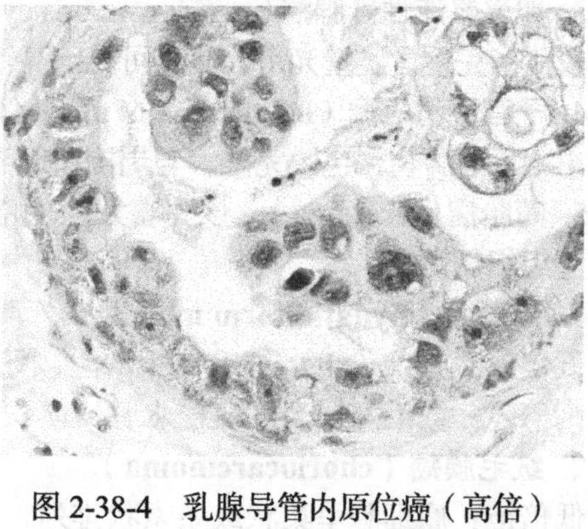

图 2-38-4　乳腺导管内原位癌（高倍）

癌细胞体积较大，大小不一，局限于扩张的导管内，管壁基膜完整。癌细胞核仁清晰，可见较多核分裂象

（大连大学　陶雅军）

实验三十九 内分泌系统疾病

【实验目的】

1. 掌握各型甲状腺肿的病变特点。

2. 了解甲状腺腺瘤和肾上腺嗜铬细胞瘤的病变特点。

【实验材料】 大体标本，包括甲状腺腺瘤、肾上腺嗜铬细胞瘤；切片标本，包括胶样甲状腺肿、结节性甲状腺肿、毒性甲状腺肿。

【大体标本】

1. 甲状腺腺瘤（thyroid adenoma） 系已切开之圆形肿物，大小5.5cm×5.0cm×4.0cm，周围有完整的包膜，切面呈棕红色和灰白色相间，部分区域可见出血。

2. 肾上腺嗜铬细胞瘤（adrenal pheochromocytoma） 肿瘤位于肾脏的上极，呈结节状，包膜完整，切面呈黄褐色。

【组织切片】

1. 胶样甲状腺肿（colloid goiter）

低倍镜（图 2-39-1）：可见甲状腺滤泡扩大并大小不一，滤泡内充满较浓厚的胶质，染成均一粉红色。

高倍镜：上皮细胞受压变扁平。

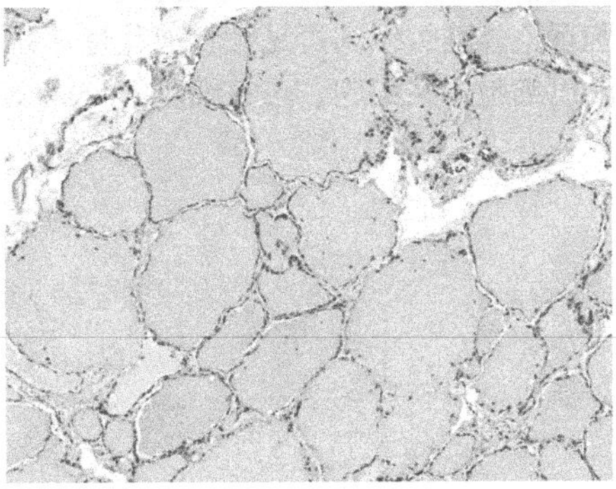

图 2-39-1 胶样甲状腺肿（低倍）

可见甲状腺滤泡扩大并大小不一，滤泡内充满较浓厚的胶质

2. 结节性甲状腺肿（nodular goiter）

低倍镜：镜下可见大小不等的结节形成，结节间有厚薄不等的纤维细胞包绕。

高倍镜(图 2-39-2)：有的甲状腺滤泡过度扩张，充满大量胶质；有的滤泡甚小，含少量或几乎不含胶质；有的滤泡上皮细胞呈乳头状增生；此外还可见出血、坏死等改变。

3. 毒性甲状腺肿（toxic goiter）

低倍镜：镜下可见甲状腺滤泡增生，滤泡大小不等，以小型滤泡为主。

高倍镜（图 2-39-3）：小型滤泡上皮呈立方形，大型滤泡上皮呈高柱状，并常增生，向滤泡腔内形成乳头状突起。滤泡腔内胶质少而稀薄，在靠近滤泡上皮的胶质周边部出现许多大小不等的空泡。间质血管丰富，显著充血，并有淋巴细胞浸润。

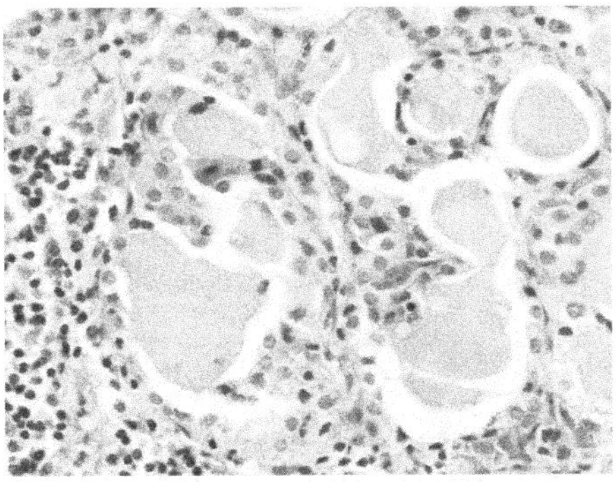

图 2-39-2 结节性甲状腺肿（高倍）

有的甲状腺滤泡过度扩张，充满大量胶质；有的滤泡甚小，含少量或几乎不含胶质；有的滤泡上皮细胞呈乳头状增生

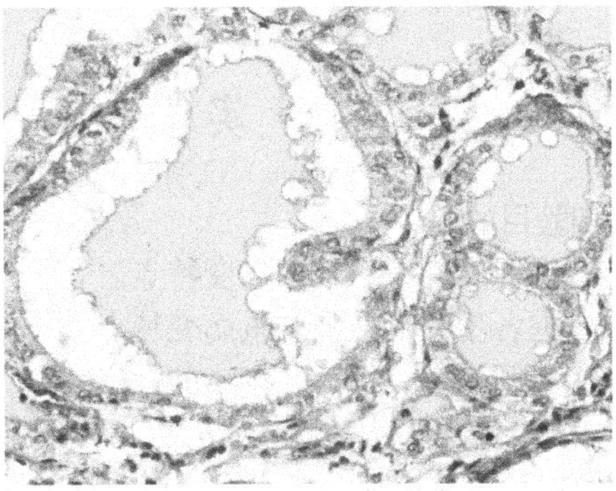

图 2-39-3 毒性甲状腺肿（高倍）

甲状腺滤泡上皮增生，向滤泡腔内形成乳头状突起。滤泡腔内胶质少而稀薄，在靠近滤泡上皮的胶质周边部出现许多 大小不等的空泡

（大连大学 陶雅军 陈英杰）

实验四十 神经系统疾病

【实验目的】

了解流行性脑脊髓膜炎、流行性乙型脑炎的病变特点。

【实验材料】 切片标本，包括流行性脑脊髓膜炎、流行性乙型脑炎。

【组织切片】

1. 流行性脑脊髓膜炎（epidemic cerebrospinal meningitis）

低倍镜（图 2-40-1）：蛛网膜下隙变宽，血管高度扩张充血。

高倍镜：蛛网膜下隙内大量中性粒细胞、浆液及纤维素渗出。

2. 流行性乙型脑炎（epidemic encephalitis B）

低倍镜：脑血管扩张充血，组织水肿，血管周围间隙增宽。

高倍镜（图 2-40-2）：神经细胞肿胀，尼氏体消失，细胞质内出现空泡，核偏位，出现噬神经细胞现象。脑组织内可见灶状液化性坏死形成的筛网状结构，小胶质细胞弥漫性增生。间质内可见淋巴细胞、浆细胞、单核细胞等炎症细胞浸润，围绕血管周围间隙形成淋巴细胞血管套。

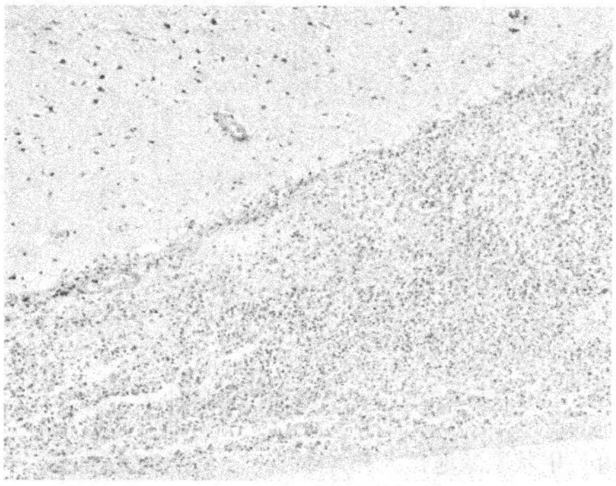

图 2-40-1 流行性脑脊髓膜炎（低倍）

蛛网膜下隙变宽，血管高度扩张充血

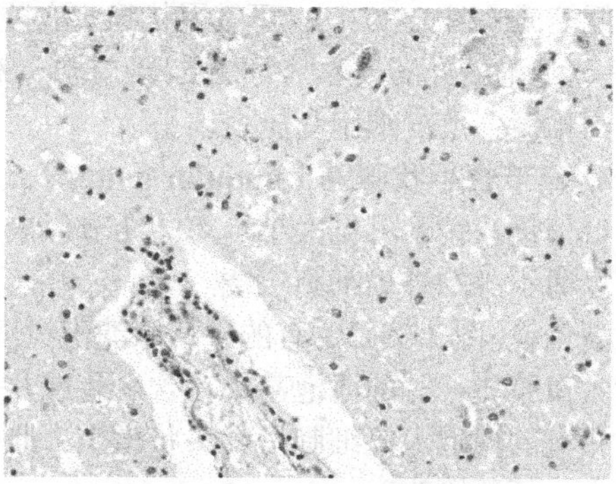

图 2-40-2 流行性乙型脑炎（高倍）

可见神经细胞肿胀，核偏位，出现噬神经细胞现象，神经组织液化性坏死形成筛网状结构，小胶质细胞弥漫性增生，炎症细胞围绕血管周围间隙形成淋巴细胞血管套

（大连大学 陶雅军 刘双萍）

实验四十一 传 染 病

【实验目的】

1. 掌握原发性肺结核的病变特点。
2. 掌握各型继发性肺结核病变特点。
3. 了解肠伤寒、细菌性痢疾的病变特点。

【实验材料】 大体标本，包括原发性肺结核、浸润型肺结核、慢性纤维空洞型肺结核、结核性胸膜炎、粟粒性肺结核、脾结核、肾结核、肠伤寒、细菌性痢疾、梅毒性主动脉炎；切片标本，包括结核结节、肺结核空洞、肠伤寒、细菌性痢疾。

【大体标本】

1. 原发性肺结核（primary pulmonary tuberculosis） 标本系已切开的小儿的右侧肺脏，可见肺门部的淋巴结肿大，呈干酪样坏死外观。于肺底部边缘处可见 1 个黄豆大的界线清楚的淡黄色原发灶，肺剖面上可见结核病变经支气管播散形成的实变区及散在的灰白色点状病灶（此标本未见淋巴管炎）。

2. 浸润型肺结核（infiltrating tuberculosis） 于肺尖处可见明显的病灶，已形成小空洞，洞壁稍厚，于中下叶有少量散在的粟粒样结节。

3. 慢性纤维空洞型肺结核（chronic fibrous cavity tuberculosis） 肺切面可见肺上叶完全变实，可见 3 个较明显的空洞。上面的空洞直径为 1.5cm×2.0cm，中间的空洞体积较大，椭圆形，大小为 5.0cm×7.0cm，下面的空洞直径约为 1.0cm。空洞内侧壁均较光滑，洞壁外周有纤维组织包绕，下面的 2 个空洞内尚有少量干酪样物质，肺表面粗糙，部分脏、壁两层胸膜粘连。

4. 结核性胸膜炎（tuberculous pleurisy） 肺表面胸膜部分明显增厚、色灰白、质韧、呈半透明毛玻璃样，切面可见肺组织内有较多大小不等的灰白色干酪样坏死灶。

5. 粟粒性肺结核（granular pulmonary tuberculosis） 肺组织实变，表面散在灰白色粟粒大小的结节。

6. 脾结核（granular splenic tuberculosis） 脾的表面可见弥漫性分布的灰白色粟粒大小的结节，切面可见大小 3.0cm×6.6cm 的干酪样坏死灶。

7. 肾结核（renal tuberculosis） 肾脏体积明显增大，表面凸凹不平，被膜增厚，切面可见皮髓质分界不清。肾实质大部分被破坏，形成多个空洞，洞壁有干酪样坏死物附着。

8. 肠伤寒（intestinal typhoid fever） 于肠黏膜表面可见明显肿胀隆起的椭圆形或圆形集合淋巴小结，小结质软、表面高低不平，形似脑沟回外观，其长轴与肠长轴平行，另有散在米粒大的圆形隆起病灶为肿胀的孤立淋巴小结。

思考：此标本为肠伤寒的哪个病变时期?

9. 细菌性痢疾(bacterial dysentery） 整个肠黏膜面因有纤维蛋白假膜附着而呈糠皮样外观，有些部位假膜已脱落，形成一些不规则较浅的溃疡。

10. 梅毒性主动脉炎（syphilitic aortitis） 主动脉内膜面可见许多皱纹，呈树皮样外观。主动脉瓣变厚、变短及变形。左心室腔明显扩张，心室壁轻度增厚。

【组织切片】

1. 结核结节（tuberculous nodule）

肉眼观察切片：切片可见一些散在的小红点，再用显微镜观察，小红点即结核结节。

低倍镜（图 2-41-1）：于肺组织内可见散在的结节样结构。

高倍镜（图 2-41-2）：结节内可见上皮样细胞、朗汉斯巨细胞以及外周局部聚集的淋巴细胞和少量反应性增生的成纤维细胞，部分结节中央有干酪样坏死。上皮样细胞呈梭形或多角形，细胞质丰富，HE 染色呈淡红色，境界不清，核呈圆形或卵圆形，染色质甚少，甚至可呈空泡状，核内有 1～2 个核仁。朗汉斯巨细胞体积大，细胞质丰富，核的数目较多，排列在细胞质周围呈花环状、马蹄形或密集于胞体的一侧。

2. 肺结核空洞（pulmonary tuberculous cavity）

低倍镜：可见厚壁空洞，中央空白为洞腔，其内有较多干酪样坏死物质，呈一致性红染、无结构的细颗粒状。

高倍镜：洞壁大致为 3 层结构，内层为干酪样坏死，染色红，较厚，外侧为结核性肉芽组织和纤维组织。

3. 肠伤寒（intestinal typhoid fever）

肉眼观察切片：切片为回肠的一段，平坦一侧为浆膜面，黏膜面局部隆起。

低倍镜：可见黏膜层被破坏，其中的淋巴组织被大量增生的巨噬细胞代替，并杂有淋巴细胞及扩张的毛细血管。

高倍镜（图 2-41-3）：可见大量巨噬细胞浸润，该细胞细胞质丰富，染色浅淡，核圆形或肾形，常偏于胞体一侧，有的巨噬细胞细胞质中吞噬有淋巴细胞、红细胞及坏死细胞的碎屑，称为伤寒细胞。伤寒细胞常聚集成团，形成伤寒肉芽肿。

4. 细菌性痢疾（bacterial dysentery）

低倍镜（图 2-41-4）：肠黏膜表面可见呈带状红染物质（假膜），其中可见一些炎细胞。

高倍镜：红染带状物为纤维素，并可见脱落的黏膜上皮，炎细胞为中性粒细胞。

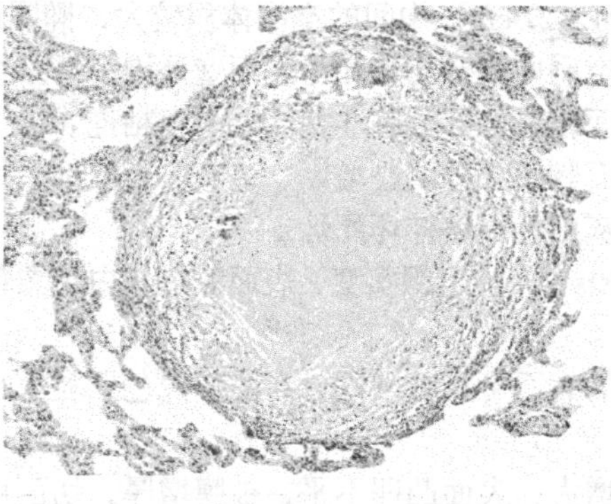

图 2-41-1　结核结节（低倍）

结核结节中央可见均质红染的干酪样坏死

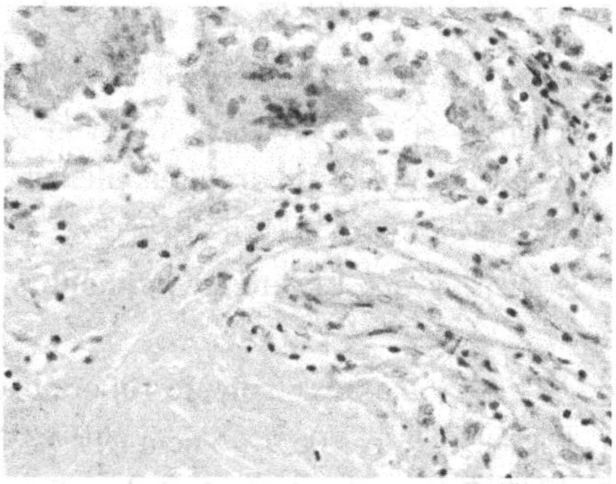

图 2-41-2　结核结节（高倍）

结节内可见上皮样细胞、朗汉斯巨细胞以及外周局部聚集的淋巴细胞和反应性增生的成纤维细胞，结节中央有干酪样坏死

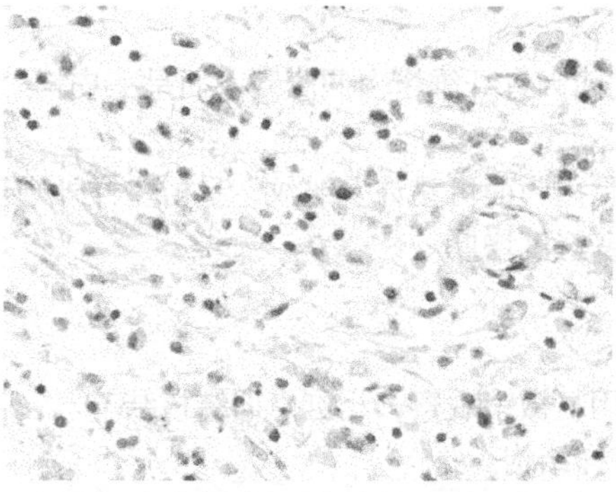

图 2-41-3　伤寒肉芽肿（高倍）

黏膜组织内可见大量的巨噬细胞、伤寒细胞

图 2-41-4　细菌性痢疾（低倍）

肠黏膜表面可见呈带状红染物质（假膜）

（大连大学　陶雅军　陈英杰）

第三篇　综合性实验

实验一　亚急性细菌性心内膜炎的临床病理特征分析

亚急性细菌性心内膜炎，也称为亚急性感染性心内膜炎，其病原体主要有草绿色葡萄球菌、肠球菌、革兰氏阴性杆菌、立克次体、真菌等。这些病原体可从感染灶（扁桃体炎、牙周炎、咽喉炎、骨髓炎等）入血，形成菌血症，再随血流侵入心瓣膜，也可因拔牙、心血管介入术及心脏手术等医源性操作致细菌入血侵袭心瓣膜。临床上，该病患者除有心脏体征外，还有长期发热、点状出血、栓塞、脾大及贫血等败血症表现。病程较长，可迁延数月至 1 年以上。

【实验目的】　观察正常心脏及心瓣膜大体及组织学结构、亚急性细菌性心内膜炎之心脏及心瓣膜病理变化，分析亚急性细菌性心内膜炎患者相关临床表现的发生机制。

【实验内容】

1. 正常心脏及心瓣膜解剖学结构　心脏位于中纵隔内、膈之上、两侧纵隔胸膜之间，约 2/3 在正中线左侧，1/3 在右侧。心包的前方大部分被肺和胸膜遮盖，未被遮盖的为心包裸区。

心脏呈圆锥状，心底朝向右后上方，心尖朝向左前下方，故心的长轴是倾斜的。在心脏的表面，可见房、室之间有环行的冠状沟，其前方被肺动脉干和升主动脉所中断。冠状沟以下的部分为心室，左、右心室间在胸肋面有前室间沟，在膈面有后室间沟。心脏分为四腔，即右心房、右心室、左心房与左心室。右心房的后上方和后下方分别有上腔静脉和下腔静脉注入的开口。

心脏的胸肋面即前面，大部分由右心房和右心室构成；膈面即下面，与膈相贴，大部分由左心室、小部分由右心室构成。

心脏有三缘：右缘垂直，由右心房构成；左缘圆钝，主要由左心室构成；下缘近乎水平，主要由右心室及心尖构成。

右心房为心的右上部。分为固有心房（前部）和腔静脉窦（后部），两部之间以界沟为界。界沟为位于上、下腔静脉口之间心房表面的一纵形浅沟。界沟内面对应的肌嵴为界嵴。固有心房前壁呈锥形的突起为右心耳。右心房内面从界嵴向前发出平行排列的梳状肌。腔静脉窦的内面光滑，入口有上腔静脉口、下腔静脉口和冠状窦口。上、下腔静脉口分别位于腔静脉窦的上、下方。下腔静脉口的前缘有下腔静脉瓣。冠状窦口位于下腔静脉口与右房室口之间。固有心房出口为右房室口，位于下腔静脉口的左前方。房间隔位于右心房和左心房之间，构成右心房的后内侧壁，下部有一浅凹，称卵圆窝，是胚胎时期卵圆孔闭锁的遗迹。

右心室位于右心房的左前下方。右心室腔被室上嵴分为窦部（流入道）和漏斗部（流出道）。室上嵴是位于右房室口与肺动脉口之间的右心室壁上的横行肌隆起。窦部的入口为右房室口，口周缘有三尖瓣环，其上附着 3 个三角形的右房室瓣（三尖瓣），分别称前尖（瓣）、后尖（瓣）和隔侧尖（瓣）。在右心室壁的内面，可见有许多纵、横交错的肌性隆起，名肉柱，其中呈圆锥形，突向心室腔内的称乳头肌，有前、后和隔侧 3 个。乳头肌的顶端借许多腱索，连于右房室瓣。前乳头肌的基部常有一肌束，横过心室腔而连于室间隔，该肌束名隔缘肉柱（节制带）。三尖瓣环、三尖瓣、腱索和乳头肌合称三尖瓣复合体。漏斗部是窦部向左上方延伸的部分，形如倒置的漏斗，称为动脉圆锥。动脉圆锥上端有肺动脉口，肺动脉干由此起始。肺动脉口周缘有肺动脉瓣环，其上附有 3 个半月形的瓣膜，称肺动脉瓣，每个瓣膜游离缘的中央有 1 个小结节，称半月瓣小结。

左心房在前面仅可以见到左心房的心耳，其余部分偏于后方。左心房的入口为 4 个肺静脉口，每侧各有 2 个，开口于左心房后部两侧。左心房的出口为左房室口，较右房室口稍小。

左心室位于左心房的左前下方，左心室腔分为窦部（流入道）和主动脉前庭（流出道），两者之间的界线为二尖瓣的前瓣。窦部入口为左房室口，口周缘有二尖瓣环，其上附着 2 个三角形的左房室瓣，分为前尖（瓣）和后尖（瓣），其尖与腱索的关系与右房室瓣相同。左房室瓣又称二尖瓣或僧帽瓣。二尖瓣环、二尖瓣、腱索和乳头肌合称二尖瓣复合体。主动脉前庭的出口称主动脉口，口周缘有主动脉瓣环，其上附有 3 个半月形的主动脉瓣。瓣膜相对的动脉壁向外侧膨出，瓣膜与动脉壁之间内腔称主动脉窦，可分为左、右、后 3 个窦。左心室内部与右心室相似，但乳头肌较为粗大（有前、后两组）。左心室壁的厚度约为右心室壁的 3 倍。

心壁由心内膜、心肌和心外膜 3 层构成。心内膜是被覆心腔面的一层光滑的膜。心内膜向心腔折叠成双层，其间夹一层致密结缔组织则形成心的各瓣膜。心肌由心肌细胞构成，分心房肌和心室肌，两者互不连续。心外膜是被覆心肌表面的一层光滑的膜，为浆膜心包的脏层。房间隔在左、右心房间，由两层心内膜之间夹以结缔组织和少量心肌细胞组成。室间隔在左、右心室间，大部分由心肌构成，称肌部。其上部有一卵圆形缺乏肌质的部分称室间隔膜部，应注意观察。

营养心脏的动脉是左、右冠状动脉。左冠状动脉起自主动脉左窦，其主要分支有：前室间支沿前室间沟下行，分布至左、右心室前壁一部分和室间隔的前 2/3。旋支沿冠状沟绕心左缘至膈面，分布至左心房和左心室。右冠状动脉起自主动脉右窦，沿冠状沟行向右下，绕心右缘至膈面。其主要分支有：窦房结支分布至窦房结。房室结支分布至房室结。动脉圆锥支起始后向左横过动脉圆锥的前面，与前室间支的分支吻合。后室间支分布至左、右心室后壁及室间隔后 1/3 部。左室后支分布至左心室后壁一部分。右缘支沿心下缘走行，分布至右心室。

心脏的静脉由冠状窦、心前静脉和心最小静脉组成。冠状窦位于冠状沟后部，左房、室之间，借冠状窦口开口于右心房。其主要属支有：心大静脉，行于前室间沟，绕冠状沟终于冠状窦左端。心中静脉，沿后室间沟上行，注入冠状窦右端。心小静脉，位于冠状沟右侧半内，注入冠状窦右端。心前静脉起于右心室前壁，有 2～3 条，直接开口于右心房。心最小静脉是心壁内的一些小静脉，直接开口于心的各腔。

心包为包在心脏及大血管根部外面的一个锥形囊，分为纤维心包和浆膜心包。纤维心包由致密的纤维结缔组织构成。浆膜心包又分为脏层和壁层，脏层即心外膜，壁层贴附于纤维心包内面，此两层不易分开。脏层包裹着全心及出入心的大血管根部，在此返折而成为壁层。浆膜心包脏层与壁层之间的腔隙称心包腔。在心包腔内注意查看心包横窦（升主动脉和肺动脉干与上腔静脉和左心房前壁之间）及心包斜窦（在左心房后壁，左、右肺静脉，下腔静脉与心包后壁之间）。

2. 正常心脏及心瓣膜组织学结构　心肌壁由内向外分 3 层：心内膜表面为内皮，其下方为一薄层结缔组织构成的内皮下层，深部为心内膜下层，心室部较厚。心肌膜，可见各种切面的心肌纤维。心外膜由疏松结缔组织构成，表面为间皮。心内膜下层中可见浦肯野纤维，较心肌纤维粗而短，染色浅，核位于细胞中央。心肌纤维呈短柱状，有分支。相邻心肌纤维的连接处呈深红色，为闰盘。心肌细胞细胞质呈嗜酸性，可见明暗相间的横纹，但不明显。细胞核呈卵圆形，1～2 个，居于心肌细胞的中央。

3. 亚急性细菌性心内膜炎的病理变化　本病主要侵犯二尖瓣和主动脉瓣，常在已有病变的瓣膜上形成赘生物。受累瓣膜可出现增厚、蜷缩或根部粘连，易发生溃疡和穿孔。在瓣膜上可见大小不一的单个或多个息肉状或菜花状的疣赘物，呈灰黄或灰绿色，污秽，干燥而质软，极易脱落。光镜下疣状赘生物由血小板、纤维蛋白、细菌菌落、坏死组织、中性粒细胞组成，溃疡灶底部可见肉芽组织增生、淋巴细胞和单核细胞浸润。

【临床病理讨论】

患者，女性，30 岁。

主诉：间歇性心悸、气短 10 年，突发腰痛、血尿 1 天。

现病史：患者于10年前开始逐渐出现活动后心悸、气短，近2年偶尔出现夜间阵发性呼吸困难、不能平卧。1周前患“急性扁桃体炎”，经抗生素治疗咽部肿痛好转但一直持续低热，1天前突然出现腰痛并有血尿前来就诊。

体格检查：T 39℃，P 110次/分，R 30次/分，BP 90/50mmHg。神志清楚，端坐呼吸，呼吸短促，贫血貌，口唇发绀，胸壁及上肢皮肤可见多个出血点。颈静脉怒张，心率110次/分，律不齐。听诊于心尖部听到收缩期吹风样杂音以及在胸骨左缘3、4肋间听到舒张期杂音，肺内听到湿啰音。在肋下缘1.5cm处可触及肝脏，质韧，肝颈静脉回流征阳性，下肢中度水肿。腹软，无压痛及反跳痛。

既往史：17年前在一次感冒后出现膝关节疼痛、发热、四肢内侧和胸部皮肤上出现环形红斑，肘部和膝关节皮下出现多个质硬无压痛的小结节，当时诊断为“风湿热”。

辅助检查：

实验室检查——血常规：Hb 75.0g/L，WBC 15.2×10^{9}/L，N 78.6%。尿常规：RBC 40～45个/HP，尿蛋白（+）。血培养：有草绿色链球菌生长。

X线胸片：心界向左右两侧扩大。

临床诊断：亚急性细菌性心内膜炎。

治疗经过：入院后经强心、抗感染等治疗，病情有所好转，但于入院第5天，突然出现左侧肢体偏瘫，随之陷入昏迷，抢救无效死亡。

讨论：

1. 复习心脏的解剖学和组织学结构，分析亚急性细菌性心内膜炎心脏和心瓣膜的病理变化。

2. 若对患者进行尸检，试分析患者可能患有哪些疾病，有哪些病理改变？这些疾病的发病机制是什么？与亚急性细菌性心内膜炎的发生有何关联？

3. 亚急性细菌性心内膜炎的感染途径是什么？

4. 根据你查找的资料，试分析患者出现腰痛和血尿的原因和机制。

5. 患者“近2年偶尔出现夜间阵发性呼吸困难、不能平卧”提示患者机体发生了何种病理改变？还有哪些证据支持这种病理改变？

6. 试分析患者“胸壁及上肢皮肤可见多个出血点”为何种病理改变？其发生机制是什么？

7. 试分析患者的死亡原因和机制。

实验二 病毒性肺炎的临床病理特征分析

病毒性肺炎常由上呼吸道病毒感染向下蔓延所致，常见的病毒有流感病毒、呼吸道合胞病毒、腺病毒、副流感病毒、麻疹病毒、单纯疱疹病毒及巨细胞病毒等。此病多见于儿童，可为单一病毒感染、也可由多种病毒混合感染或继发于细菌感染。临床症状差别较大，可有发热、咳嗽、气急及全身中毒症状等。

【实验目的】 观察正常肺脏大体及组织学结构、病毒性肺炎之肺脏病理变化，分析病毒性肺炎患者相关临床表现的发生机制。

【实验内容】

1. 正常肺脏解剖学结构 肺位于胸腔内，纵隔两侧，左、右各一。肺一般呈圆锥形，肺尖向上稍圆钝，伸入颈根。肺底凹陷与膈的凸面相对应，纵隔面即内侧面稍凹，中间有椭圆形凹陷，称肺门，是主支气管、肺动脉、肺静脉以及支气管动、静脉、淋巴管和神经进出肺的地方，这些结构由结缔组织包绕在一起称为肺根。左、右肺根内诸结构的排列由前向后依次为上肺静脉、肺动脉和主支气管。自上而下左肺根内依次为左肺动脉、左主支气管及左下肺静脉；右肺根内为右主支气管、右肺动脉及右下肺静脉。左肺被斜裂分为上、下两叶，右肺被斜裂和水平裂分为上、中、下三叶。

2. 正常肺脏组织学结构 正常肺脏由气部和呼吸部组成。气部包括：①小支气管和细支气管，管径逐渐变细，管壁上皮为假复层纤毛柱状上皮或单层柱状纤毛上皮，柱状细胞之间杯状细胞逐渐减少；黏膜下层气管腺逐渐减少；外膜软骨碎片逐渐减少；管壁两侧可见支气管动脉和支气管静脉；②终末细支气管，管壁上皮为单层柱状上皮，杯状细胞、气管腺和软骨碎片完全消失，上皮外形成一层完整的环形平滑肌。呼吸部包括：①呼吸性细支气管，管壁结构不完整，管壁上出现肺泡；②肺泡管，管壁上有许多肺泡开口，其自身的结构很少，在切片上呈现为一系列相邻肺泡开口之间的结节状膨大；③肺泡囊，为数个肺泡的共同开口处，肺泡壁由单层扁平（Ⅰ型肺泡细胞）和立方（Ⅱ型肺泡细胞）细胞构成，相邻肺泡上皮之间的结构为肺泡隔，其内含有丰富毛细血管和弹性纤维。

3. 病毒性肺炎的病理变化 病毒性肺炎的肺部病变常不明显，病变肺组织因充血水肿轻度肿大，主要表现为肺间质的炎症。镜下可见肺泡间隔增宽，其内血管扩张、充血，间质水肿，可见淋巴细胞、单核细胞浸润。肺泡腔内渗出的浆液性渗出物浓缩成薄层红染的膜状物贴附于肺泡内表面，称为透明膜。细支气管上皮和肺泡上皮也可增生、肥大，可融合形成多核巨细胞。在增生的上皮细胞和多核巨细胞内可见病毒包涵体。病毒包涵体呈圆形或椭圆形，约红细胞大小，其周围常有一圈清晰的透明晕，其在细胞内出现的位置常因感染病毒的种类不同而异，检见病毒包涵体是病理组织学诊断病毒性肺炎的重要依据。

【临床病理讨论】

患者，女，10 岁。

主诉：发热 4 天。

现病史：患者于 4 天前无明显诱因出现发热，体温波动在 38～38.5℃之间，胸闷，咳嗽，流涕，家长自行给予罗红霉素口服。

体格检查：T 38.5℃，P 108 次/分，R 27 次/分。神志清，呼吸短促。全身皮肤黏膜无黄染、皮疹及出血点，浅表淋巴结无肿大。口唇发绀，咽红，双侧扁桃体无肿大及脓性分泌物。心浊音界无扩大。听诊双肺呼吸音粗，可闻及干、湿啰音。心率 108 次/分，律齐，心音有力，各瓣膜听诊区未闻及杂音。腹软，无压痛及反跳痛，肝脾肋下未及，移动性浊音（–）。

辅助检查：

实验室检查——血常规：Hb 120.0g/L，WBC 4.8×10^9/L，N 45.3%。肺炎支原体血清学试验阴性，结核菌素试验阴性，巨细胞病毒 DNA（+）。

X 线胸片：胸廓对称，双肺纹理增多。左肺下叶可见网状阴影，边界不清，密度不均。

临床诊断：病毒性肺炎。

治疗经过：入院后经抗感染等治疗，病情逐渐好转，口唇发绀消失，呼吸平稳，X 线胸片显示肺部炎症逐渐消失，应患者家长要求同意出院，给予口服抗病毒药物回家继续治疗，定期复查。

讨论：

1. 分析该患者肺部病变的发生发展机制及肺部的病理变化。

2. 病毒性肺炎的病变特点是什么？确诊的主要依据是什么？

3. 患者为什么会出现发热？发热的机制是什么？

4. 病毒性肺炎与细菌性肺炎的病理变化有何区别？

5. 根据所查的资料，判断病毒性肺炎的预后如何？

实验三 急性病毒性肝炎的临床病理特征分析

病毒性肝炎是指一组由肝炎病毒引起的以肝实质细胞变性、坏死为主要病变的一种常见传染病，发病率较高，流行地区广泛，严重危害人类健康。目前已证实引起病毒性肝炎的肝炎病毒有甲型（HAV）、乙型（HBV）、丙型（HCV）、丁型（HDV）、戊型（HEV）及庚型（HGV）六种。病毒性肝炎的发病机制比较复杂，至今尚未完全阐明，与机体的免疫状态密切相关。

【实验目的】　观察正常肝脏大体及组织学结构、急性病毒性肝炎的病理变化，分析急性病毒性肝炎患者相关临床表现的发生机制。

【实验内容】

1. 正常肝脏解剖学结构　肝质软而脆，活体上呈棕红色，是人体最大的腺体。肝大部分位于右季肋区和腹上区，小部分位于左季肋区。肝右端圆钝，左端窄薄，呈楔形。膈面（上面），隆凸对向膈，可见镰状韧带和冠状韧带的附着线，无腹膜覆盖部分称肝裸区。脏面（下面），凹陷，可见一些邻近脏器的压迹和“H”字形的浅沟。左纵沟前部有肝圆韧带，后部有静脉韧带；右纵沟前部容纳胆囊，后部有下腔静脉通过；横沟即肝门，有肝门静脉左、右支，肝固有动脉左、右支，肝左、右管和神经及淋巴管通过。肝的上面（膈面）借肝镰状韧带分为左叶和右叶；肝的下面（脏面）以“H”形沟分为左叶、方叶、尾状叶和右叶。

2. 正常肝脏组织学结构　肝小叶中央为中央静脉，肝细胞以中央静脉为中心排列成索状，肝细胞索之间为肝血窦，血窦壁为血窦内皮细胞。正常肝小叶周围结缔组织少，肝细胞索常连成一片，分界不清。肝细胞体积较大，呈多面体形。细胞核大而圆，居于细胞中央，染色质丰富，核膜清楚，部分肝细胞有双核。在肝血窦内可见巨噬细胞，即 Kupffer 细胞，体积较大，形状不规则。

3. 急性病毒性肝炎的病理变化　不同临床病理类型的肝炎其肝脏改变差别较大，急性普通型肝炎肝脏肿大，质地较软，表面光滑；急性重型肝炎肝脏体积明显缩小，被膜皱缩，质地柔软；亚急性重型肝炎肝脏体积缩小，被膜皱缩，质地软硬程度不一，部分区域可见大小不一的结节。

肝炎属于变质性炎症，各型肝炎的组织学改变均较相似，病变包括肝细胞水肿：肝细胞肿胀，细胞质疏松，呈网状、半透明或完全透明；嗜酸性变或凋亡：病变肝细胞体积变小，细胞质嗜酸性染色增强，呈深红色，细胞核染色亦较深，亦可见深红色浓染的圆形凋亡小体，仅累及单个或数个肝细胞，散在于肝小叶内；溶解性坏死：根据坏死的分布范围不同，可分为点状坏死（累及单个或数个肝细胞）、碎片状坏死（累及肝小叶周边部界板的灶状坏死）、桥接坏死（累及中央静脉与门管区之间、2 个门管区之间或两个中央静脉之间的互相连接的坏死带）、大片坏死（几乎累及整个肝小叶的大范围肝细胞坏死）；在肝小叶内或门管区内可见淋巴细胞和单核细胞浸润及肝细胞再生，再生的肝细胞体积较大，细胞质略呈嗜碱性，细胞核大且深染，有时可见双核；此外，还可见间质内 Kupffer 细胞、成纤维细胞等的反应性增生和小胆管增生。

【临床病理讨论】

患者，男性，24 岁。

主诉：乏力、恶心、厌油腻伴腹泻、发热 5 天，皮肤黄染 3 天，加重 1 天。

现病史：患者 5 天前曾与同学外出就餐，当天晚上即发生腹泻，之后出现乏力、恶心、见油腻食物恶心更加明显，同时体温升高，自服退热药无明显缓解，3 天前开始发现皮肤颜色变黄，巩膜黄染，近 1 天来上述症状加重而就诊。

既往史：既往体健，无手术、外伤、药物过敏及传染病史。

体格检查：T　39℃，P　120 次/分，R　28 次/分，BP　110/70mmHg。急性病容，神志尚清，精神差，皮肤及巩膜重度黄染，四肢及躯干皮肤可见数量较多的淤点和淤斑。听诊心率 120 次/分，律齐，各瓣膜区未闻及杂音，双肺呼吸音粗。腹软，肝脾未及，肝区有压痛及叩击痛，无反跳痛，肝浊音界缩小，双下肢无水肿。

辅助检查：

实验室检查——血常规：RBC　3.2×10^{12}/L，Hb　106.0g/L，WBC　9.8×10^{9}/L，N　52.3%，

L　45%。血生化：ALT（丙氨酸氨基转移酶）　465U/L（正常参考值 10～40U/L），AST（天门冬氨酸氨基转移酶）　404U/L（正常参考值 10～40U/L），STB（总胆红素）　106μmol/L（正常参考值 3.4～17.1μmol/L），BT（出血时间）　13min（正常参考值 4.8～9min），CT（凝血时间）16min（正常参考值 4～12min），PT（凝血酶原时间）　16.6s（正常参考值 12～14s）。HBsAg　（+），HBeAg　（+），HBcAb　（+），HBV DNA　（+）。

治疗经过：入院后积极予以保肝、止血、抗炎等对症治疗，但患者仍逐渐出现烦躁、神志恍惚，并于住院第 3 天出现呕血、便血，并陷入昏迷状态，抢救无效于住院第 5 天死亡。

尸检摘要：皮肤及巩膜重度黄染，四肢及躯干皮肤大量出血点和淤斑。肉眼观：肝脏体积明显缩小，重量减轻，肝左叶上下径 3.3 cm，前后径 2.0 cm。肝被膜皱缩，质软。镜下：肝细胞广泛严重溶解，呈弥漫性大块状坏死，仅小叶周边部残留少量水肿的肝细胞。肝血窦明显扩张充血Kupffer 细胞增生肥大，小叶及门管区内大量淋巴细胞、巨噬细胞浸润，未见肝细胞再生现象。

讨论：

1. 根据患者临床表现及尸检结果，该患者所患何病？诊断依据是什么？

2. 和正常肝脏的解剖学及组织学对比，患者的肝脏发生了哪些病理变化？

3. 请用病理学知识解释患者入院前后出现的临床症状和体征。

4. 根据你查阅的资料，试分析本病的发生发展过程及机制。

5. 该患者患病可能的传染途径是什么？推测该患者机体的免疫状况正常吗？为什么？

6. 该患者出现了“皮肤及巩膜重度黄染，四肢及躯干皮肤可见数量较多的淤点和淤斑”，考虑病情发生了什么病理变化？

7. 请分析患者死亡的原因。

实验四　慢性肾小球肾炎的临床病理特征分析

慢性肾小球肾炎为各种不同类型肾小球肾炎发展的终末阶段，也有相当数量的慢性肾小球肾炎患者起病隐匿，没有明确的急性或其他类型肾炎的病史，发现时已进入慢性阶段。

【实验目的】　观察正常肾脏大体及组织学结构、慢性肾小球肾炎的病理变化，分析慢性肾小球肾炎患者相关临床表现的发生机制。

【实验内容】

1. 正常肾脏解剖学结构　肾的外形似蚕豆，内侧缘中部凹陷，称肾门，是肾的血管、淋巴管、神经及肾盂出入的部位。肾门向肾内续于一个较大的腔隙，称肾窦，窦内含有肾动静脉的主要分支、属支、肾盏和肾盂，以及神经、淋巴管和脂肪组织等。肾的被膜由 3 层结缔组织所形成，内层为纤维囊，由致密结缔组织构成，紧贴肾表面；中层为脂肪囊，位于纤维囊外面，也称肾床；外层为肾筋膜，在脂肪囊外面，由腹膜外筋膜所构成，肾筋膜深面发出许多结缔组织小梁穿过脂肪囊连于纤维囊以固定肾。在肾的冠状切面上，外层为皮质，主要由肾小体和肾小管构成；内层为髓质，由许多肾小管组成。肾皮质深入肾髓质肾锥体之间的部分为肾柱，髓质由 15～20 个肾锥体构成。肾锥体呈圆锥形，底向皮质，尖伸向肾窦称肾乳头。肾乳头上有 10～30 个小孔称乳头孔，肾乳头被肾小盏包绕，几个肾小盏合成 2～3 个肾大盏，肾大盏再集合成肾盂。

2. 正常肾脏组织学结构　肾皮质主要由肾小体和肾小管构成，肾小体由血管球和肾小囊组成，血管球位于肾小囊内，为肾小体中央的一团毛细血管，被切成各种断面。肾小囊是双层壁的盲囊，内层与血管球紧密相贴，光镜下不易分辨，外层由单层扁平上皮构成，内、外层之间有较窄的腔隙即肾小囊腔。肾小球旁器包括致密斑、球旁细胞、球外系膜细胞。致密斑在远端小管紧贴肾小体血管极处，可见其管壁上皮细胞呈高柱状，排列紧密，形成椭圆形的斑，此为致密斑。球旁细胞为肾小体血管极一侧几个胞体较大的细胞，该细胞由入球小动脉管壁平滑肌细胞转变而成，球外系膜细胞为肾小体血管极附近聚集的一群细胞。近曲小管位于皮质迷路，为单层立方上皮构成的管腔，管腔小、壁厚且不规则，细胞体积大，界限不清楚，细胞质嗜酸性强，染色较深。远曲小管为矮立方上皮构成的管状结构，管壁薄，管腔相对较大而规则，细胞质嗜酸性弱，染色浅。肾髓质由髓袢和集合管构成，集合管位于皮质髓放线或髓质内，上皮为单层立方上皮或单层柱状上皮，腔大壁厚，细胞界限清楚，细胞质着色浅。近端小管的直部和远端小管的直部，位于皮质髓放线或髓质内，结构与各自的曲部相似，仅上皮略矮。细段位于皮质髓放线或髓质内，由单层扁平上皮构成，比毛细血管内皮略厚，管腔略大，核略大。

3. 慢性肾小球肾炎的病理变化 肾脏体积显著缩小，质量减轻，质地变硬，颜色苍白，表面可见许多大小较一致的细颗粒，故有“颗粒性固缩肾”之称。肾皮质变薄，纹理不清，皮髓分界不明显。包膜不易剥离，表面肾动脉、切面小动脉壁增厚。镜下可见大部分肾小球发生萎缩，纤维化及玻璃样变且互相靠近集中，其所属的肾小管萎缩消失被纤维组织所代替。残留的肾单位发生代偿性肥大，表现为肾小球体积增大，肾小管扩张，部分扩张的肾小管内含有各种管型。间质呈明显的结缔组织增生，并有淋巴细胞等慢性炎细胞浸润。

【临床病理讨论】

患者，男性，68 岁。

主诉：头晕、食欲差 2 个月，少尿 15 天。

现病史：患者 10 余年前无诱因出现晨起颜面和双下肢水肿，血压升高，就诊于当地某医院，查尿常规示尿蛋白（＋＋＋），无血尿，诊断为“肾病综合征”，经治疗后病情好转。但 10 余年来，患者水肿及蛋白尿反复出现，血压控制不理想。近 2 月患者出现纳差、恶心、头晕等症状，15 天前开始出现少尿，同时全身水肿程度加重，为进一步诊治，门诊以“慢性肾功能不全”收入院。

既往史：高血压病史 10 余年，否认肝炎、结核等病史，无关节疼痛病史，无药物过敏史。

体格检查：T 37.0℃，P 80 次/分，R 20 次/分，BP 150/95mmHg。慢性病容，神志清楚，全身皮肤黏膜无黄染，躯干及四肢皮肤未见出血点及淤斑，浅表淋巴结未及肿大。听诊双肺呼吸音清、未闻及干湿啰音。心率 80 次/分，律齐，各瓣膜区未闻及杂音，心浊音界向左扩大。腹软，无压痛及反跳痛，肝脾肋下未及，双下肢水肿（＋＋）。

辅助检查：

实验室检查——血常规：RBC 2.9×10^{12}/L，Hb 93.3g/L，WBC 12.8×10^{9}/L。血生化：Cr（肌酐） 520μmol/L（正常参考值 44～97μmol/L），BUN（尿素氮） 32mmol/L（正常参考值 3.2～7.1mmol/L）。

B 超：双肾体积明显缩小，表面呈细颗粒状。

临床诊断：慢性肾小球肾炎、肾衰竭。

治疗经过：入院后积极予以输血、降血压、利尿、血液透析等治疗，患者病情有所好转，但仍有乏力、恶心及头晕，建议长期进行血液透析。

讨论：

1. 和正常肾脏的解剖学及组织学对比，患者的肾脏发生了哪些病理变化？

2. 请用病理学知识解释患者临床症状和体征的发生机制。

3. 患者的肾衰竭属于何种类型？处于哪一期？为什么？

4. 患者出现高血压和水肿的机制是什么？

5. 患者是否出现贫血？若有贫血，试分析贫血的发生机制。

6. 患者血肌酐和尿素氮含量增高，提示了什么？

7. 试分析患者病情发展过程，并判断其预后。

8. 患者治疗和护理上应该注意哪些问题？为什么？

实验五　弥漫性毒性甲状腺肿的临床病理特征分析

甲状腺是人体最大的内分泌腺，其分泌的激素为甲状腺素。甲状腺素具有促进机体新陈代谢、促进生长发育的作用，对长骨、脑和生殖器官的发育至关重要，婴儿期若缺乏甲状腺素则会患呆小症。此外，甲状腺素还具有提高中枢神经系统的兴奋性、增强心肌收缩力、提高心输出量、加快心率等作用。目前大多数甲状腺疾病在临床均能通过药物或手术治疗，因此正确认识与了解甲状腺疾病非常重要，这些疾病包括引起甲状腺激素过多释放（甲状腺功能亢进）、甲状腺激素缺乏（甲状腺功能减退）的甲状腺相关疾病以及良性或恶性的甲状腺肿瘤。

弥漫性毒性甲状腺肿又称为Graves病，是碘充足地区甲状腺功能亢进（甲亢）的最常见原因，在美国的患病率约为1.2%，年发病率为20～50/10万。Graves病女性的发病率较高，是一种常见的器官特异性自身免疫性疾病，其发病与遗传因素和环境因素的相互作用有关。患者常见的临床表现有甲状腺肿大、基础代谢率增高和神经兴奋症状如焦虑、失眠、烦躁不安、易怒、体温升高、易疲劳、体重下降、突眼以及皮肤病、心血管并发症等。目前，Graves病的诊断主要是根据甲状腺功能亢进的典型临床表现结合超声检查甲状腺弥漫性肿大及促甲状腺激素受体抗体（TRAb）、甲状腺球蛋白抗体（TGAb）和甲状腺过氧化物酶抗体（TPOAb）的表达情况。

【实验目的】　观察正常甲状腺大体及组织学结构、弥漫性毒性甲状腺肿的病理变化，分析弥漫性毒性甲状腺肿患者相关临床表现的发生机制。

【实验内容】

1. 正常甲状腺解剖学结构　甲状腺的外形呈“H”形，分左、右两个侧叶和峡部。左、右侧叶上平甲状软骨中点，下至第6气管软骨的前外侧，后方平第5～7颈椎高度，甲状腺峡位于第2～4气管软骨环前方。

2. 正常甲状腺组织学结构

低倍镜：甲状腺由若干个甲状腺小叶组成，每个小叶由20到40个均匀分布的滤泡组成。滤泡大小从均匀到可变，由立方状到矮柱状上皮排列，腺腔内充满甲状腺球蛋白，该蛋白是活性甲状腺激素的碘化前体蛋白。

高倍镜：甲状腺滤泡大小不等，由单层立方上皮围成，上皮细胞可因生理状态不同而有高、矮变化。细胞界限较清楚，核呈圆形，滤泡腔内含粉红色胶状物，即碘化的甲状腺球蛋白。滤泡旁细胞存在于滤泡上皮细胞之间或滤泡之间的结缔组织内，该细胞体积较大，着色淡，细胞边界不甚明显。

3. 弥漫性毒性甲状腺肿的病理变化

肉眼观察：甲状腺弥漫性对称性增大，表面光滑，血管扩张充血，质较软，切面灰红呈分叶状，棕红色，质如肌肉。

低倍镜：镜下可见甲状腺滤泡增生，滤泡大小不等，以小型滤泡为主。

高倍镜：小型滤泡上皮呈立方形，大型滤泡上皮呈高柱状，并常增生，向滤泡腔内形成乳头状突起。滤泡腔内胶质少而稀薄，在靠近滤泡上皮的胶质周边部出现许多大小不等的空泡。间质血管丰富，显著充血，并有淋巴细胞浸润。

【临床病理讨论】

患者，女，41岁。

主诉：颈部变粗伴乏力3个月。

现病史：患者于3个月前无意中发现脖子变粗，后出现乏力、怕热、多汗、心悸、睡眠质量差，易半夜惊醒，食量增加但体重下降，因工作较忙，未做过任何检查及治疗。

既往史：既往体健，否认肝炎、结核等病史，无药物过敏史。

体格检查：T　37.0℃，P　100次/分，R　22次/分，BP　135/75mmHg。神志清楚，全身皮

肤黏膜无黄染，躯干及四肢皮肤未见出血点及淤斑，颈部浅表淋巴结无肿大。气管居中，双侧甲状腺肿大，质软，随吞咽上下活动，无触痛，听诊可闻及血管杂音。双肺呼吸音清、未闻及干湿啰音。心率 100 次/分，律齐，各瓣膜区未闻及杂音，心界不大。腹软，无压痛及反跳痛，肝脾肋下未及。

辅助检查：

实验室检查——血常规：WBC　5.6×10^9/L，L　43.0%，ESR　56mm/h。甲状腺功能检查：T_3　4.3 nmol/L，T_4　175 nmol/L，FT_3　25.5 pmol/L，FT_4　54.0 pmol/L，TSH　0.26 μU/mL，A-TPO　516 U/mL，A-TG　254 U/mL。（正常参考值：T_3　1.08～2.49 nmol/L，T_4　58.1～161.3 nmol/L，FT_3　3.68～6.79 pmol/L，FT_4　8.25～16.2 pmol/L，TSH　0.55～4.78 μU/mL，A-TPO　0.00～60.00 U/mL，A-TG　0.00～60.00 U/mL）

甲状腺彩超示，甲状腺左侧上下径 61mm，前后径 35mm，左右径 28mm，甲状腺右侧叶上下径 59mm，前后径 32mm，左右径 26mm，峡部前后径 4.0mm，内部回声不均，CDFI 可探及血流信号。

临床诊断：弥漫性毒性甲状腺肿。

治疗：甲巯咪唑片，每日 30mg 口服，定期复查。

讨论：

1. 甲状腺功能紊乱具有哪些临床后果？

2. 弥漫性毒性甲状腺肿的发病机制？

3. 和正常甲状腺的大体和组织学结构相比，弥漫性毒性甲状腺肿的甲状腺发生了哪些形态学改变？

4. 查找资料分析该患者的甲状腺功能检查结果有何意义？

5. 弥漫性毒性甲状腺肿有哪些临床表现？弥漫性毒性甲状腺肿的病理形态学改变与临床表现之间有何关系？临床如何对弥漫性毒性甲状腺肿进行分级？

6. 除甲状腺病变外，弥漫性毒性甲状腺肿的患者还可能出现哪些脏器受累的表现？

7. 根据弥漫性毒性甲状腺肿的病理形态学改变和临床表现你能提出哪些治疗措施？各有何优缺点？

8. 为什么嘱咐患者定期复查？多长时间复查一次为好？

实验六　乳腺癌的临床病理特征分析

乳腺癌是全球女性发病率最高的恶性肿瘤，死亡率亦排在女性恶性肿瘤的首位。乳腺癌源自乳腺终末导管小叶上皮的恶变，50%左右的乳腺癌发生于乳腺外上象限，其次为中央区和其他象限。乳腺癌的发病机制尚未完全阐明，遗传因素、环境因素、雌激素和长时间接触大剂量的放射线均与乳腺癌的发病有关。

【实验目的】　观察正常乳腺大体及组织学结构、乳腺癌的病理变化，探讨乳腺癌相关致病因素、发病机制、临床治疗措施及预后。

【实验内容】

1. 乳腺的正常解剖学和组织学结构　乳腺位于胸前浅筋膜深、浅层之间，分为乳头、乳晕、皮肤、皮下脂肪、实质、乳后脂肪层等，多呈半球形或锥形。乳腺的主要结构基础是乳腺体，由腺体和间质组成。腺体由腺泡和乳管构成，每个乳管分支及其所属腺泡组成乳腺小叶，若干个乳腺小叶组成乳腺叶（15～20 个）。乳腺叶以乳头为中心呈放射状排列，每个小叶均有一个输乳管引至乳头，输乳管近乳头呈梭形膨大，成为输乳管窦。乳腺间质由纤维结缔组织和脂肪组成，其间有血管、神经和淋巴管系统。活动期乳腺内结缔组织较少，腺泡多，腺上皮为单层立方或柱状，腺腔较大，其中有分泌物，染成粉色；小叶间可见导管。静止期乳腺内导管和腺泡均不发达，脂肪组织和结缔组织极为丰富。

2. 乳腺的血管和淋巴管 乳腺血管的动脉包括上位肋间动脉穿支（乳后部）、胸廓内动脉穿支、胸外侧动脉（腋动脉分支）；静脉包括深静脉（肋间静脉、胸廓内静脉穿支、腋静脉分支）以及浅静脉。乳腺的淋巴回流主要有4条途径：①乳房大部分淋巴液经胸大肌外侧缘淋巴管流至腋窝淋巴结，再流向锁骨下淋巴结（75%），部分乳腺上部淋巴液可流向胸大、小肌间淋巴结，直达锁骨下淋巴结，通过锁骨下淋巴结后，淋巴液继续流向锁骨上淋巴结；②部分乳房内侧的淋巴液通过肋间淋巴管流向胸骨旁淋巴结；③两侧乳房间皮下有交通淋巴管，一侧乳房的淋巴液可流向另一侧；④乳房深部淋巴网可沿腹直肌鞘和肝镰状韧带通向肝。

3. 乳腺癌的病理变化

乳腺癌的病理类型较多，大致分为浸润性癌和非浸润性癌两大类。非浸润性癌包括导管原位癌和小叶原位癌，浸润性癌包括浸润性导管癌（约占乳腺癌的70%）、浸润性小叶癌、髓样癌、胶质癌（黏液癌）、管状癌以及其他特殊类型癌。以临床最常见的浸润性导管癌为例介绍。

肉眼观察：肿瘤外形不规则，常见癌组织向周围组织延伸，甚至可达筋膜，活动度差。肿瘤灰白色，质硬，切面有砂粒感，无完整包膜，边界不清。肿瘤侵及乳头可由于周围增生的纤维组织牵拉而致乳头下陷，肿瘤细胞阻塞真皮内淋巴管，可致淋巴回流受阻，皮肤水肿，而毛囊汗腺处皮肤相对下陷，使局部呈橘皮样外观。

低倍镜：癌细胞排列成巢状或条索状，正常乳腺结构被破坏。

高倍镜：癌细胞大小形态各异，形成呈不规则的巢状或条索状，少数形成腺管状结构，核圆形或椭圆形，深染，间质可见致密的纤维组织增生，并有淋巴细胞浸润。

【临床病理讨论】

患者，女，42岁。

主诉：发现右侧乳房肿块1年，肿块体积增大2个月。

现病史：患者1年前在洗澡时无意中发现右侧乳房有一肿块，近2个月感觉肿块体积明显增大，遂来医院就诊。患者平素月经规律，32岁时生育，有1个小孩。

既往史：身体健康，否认高血压、糖尿病等病史，否认乙肝、结核等传染病史，否认手术、输血史，否认恶性肿瘤家族史。

体格检查：神志清楚，一般状态佳，心、肺听诊无明显异常。腹软、肝脾肋下未及，移动性浊音阴性，双下肢无水肿。

专科检查：双侧乳房等大，对称，乳头无凹陷、糜烂及溢液，局部皮肤无橘皮样改变。右侧乳房9点钟方向可触及一肿块，2.5cm×3.0cm大小，质硬，活动度差，边界不清，无压痛。右腋下可触及肿大的淋巴结，1.0cm×1.5cm大小，质稍硬，活动度欠佳，无压痛。左侧乳房正常。

辅助检查：

实验室检查——血常规：WBC　6.7×10^9/L，N　63.0%，Hb　130 g/L。

乳腺彩超：右乳9点距乳头25mm处探及异常回声，大小32.0mm×28.0mm，边界不清，血流信号较正常组织多，考虑乳腺占位病变，恶性病变不除外。双乳乳腺组织排列紊乱，回声不均。

右乳腺穿刺活检：浸润性导管癌。

临床诊断：乳腺浸润性导管癌。

治疗经过：3日后行乳腺癌改良根治术，并行右侧腋窝淋巴结清扫术。术后1周开始化疗，共6个疗程，化疗期间未见明显毒副反应。

术后病理：（右乳）浸润性导管癌，瘤体大小3.5cm×3.0cm×2.8cm，乳头及切缘未见癌累及，腋窝淋巴结见癌转移（1/21）。

讨论：

1. 乳房肿块见于哪些疾病?

2. 查找资料分析乳腺癌的相关致病因素。

3. 查找资料探讨乳腺癌的发病机制。

4. 和正常乳腺的组织学结构相比，乳腺癌发生了哪些形态学改变？这些病理形态学改变与乳腺癌的临床表现之间有何关系?

5. 乳腺癌的病理分型、分子分型和分期。

6. 乳腺癌的转移途径和预后。

7. 乳腺癌的诊断方法有哪些?

8. 根据乳腺癌的病理分型、分子分型和临床表现你能提出哪些治疗措施?

9. 查找资料了解乳腺癌的治疗方案。

10. 查找资料了解乳腺癌术后化疗的适应证及注意事项。

11. 关于预防乳腺癌的发生你能提出哪些建议?

实验七 进展期胃癌的临床病理特征分析

胃癌是全球范围内常见的恶性肿瘤之一，死亡率在我国占恶性肿瘤的第二位。胃癌的病因和发病机制尚未完全阐明，但目前普遍认为遗传因素、环境因素、饮食因素、幽门螺杆菌感染和胃部慢性炎症等与胃癌的发生关系密切。胃癌临床多表现为上腹部不适、腹痛、腹胀、返酸嗳气、呕血、黑便和体重下降等。

【实验目的】 观察胃的大体及组织学结构、进展期胃癌的病理变化，探讨胃癌相关致病因素、发病机制、临床治疗措施及预后。

【实验内容】

1. 胃的解剖学结构

胃是消化管中内腔最膨大的器官，在活体上，它的形状与大小随其内容物的多少及邻近器官的形态而发生相应的变化。在腹前外侧壁被切除的标本上，可见其大部分位于左季肋区，小部分位于腹上区。其毗邻前壁自右向左为肝左叶、腹前壁和膈；后壁为胰、横结肠、左肾和左肾上腺；胃底毗邻脾和膈。

胃的入口为贲门，位于第 11 胸椎体左侧；出口为幽门，位于第1腰椎体右侧。另有前、后面，大、小弯，胃小弯处可见角切迹，胃大弯起始处为贲门切迹，近幽门处不明显的浅沟为中间沟。

以贲门平面和角切迹为准，可将胃分成四部分：贲门附近为贲门部、贲门切迹以上部分为胃底、自胃底向下至角切迹为胃体、近幽门部分为幽门部。幽门部以中间沟为界分为左侧幽门窦和右侧幽门管，临床上称幽门窦为胃窦。

胃壁由内向外分为 4 层：①黏膜与黏膜下层，活体上呈橙色，空虚时形成长短不一的皱襞。其中近胃小弯处有 4～5 条纵形黏膜皱襞，皱襞间的纵沟称为胃道。贲门与幽门处黏膜皱襞呈放射状，覆盖幽门括约肌的黏膜形成环状襞，称为幽门瓣，其他部位的皱襞形态不规则。胃黏膜表面呈小丘状的隆起称胃区，其表面有许多小凹陷为胃腺的开口，称为胃小凹。②肌层，由内斜、中环、外纵 3 层平滑肌构成，环层肌在幽门处增厚，形成幽门括约肌。③浆膜，为覆盖于胃表面的脏腹膜。

2. 胃的组织学结构

由胃腔内侧向外侧逐层观察：

（1）黏膜：由上皮、固有层和黏膜肌组成。

1）上皮：为单层柱状上皮，向固有层内凹陷形成胃小凹，上皮细胞顶部细胞质内充满黏原颗粒，着色浅淡，核呈椭圆形，位于细胞基部。

2）固有层：可见胃底腺几乎占满整个固有层，腺体间仅有少量结缔组织成分，腺体被切成各种断面，找一完整腺体的纵断面，区分出颈、体、底部，观察 3 种细胞：①壁细胞，多分布在腺体的颈部和体部，胞体较大，多为圆形，细胞质嗜酸性，核椭圆形，位于细胞中央。②主细胞，数量最多，多分布于腺体的体部和底部，细胞呈柱状，细胞质偏蓝，核呈圆形，位于细胞近基底部。③颈黏液细胞，数量较少，分布在腺体的颈部，在壁细胞之间，界限不清，多呈柱状，细胞质淡染，核扁平，染色深，位于细胞的基底部。

3）黏膜肌：分为内环、外纵两层平滑肌。

（2）黏膜下层：由疏松结缔组织构成。

（3）肌层：较厚，由内斜行、中环行和外纵行 3 层平滑肌组成。

（4）浆膜层：由结缔组织及表面的间皮构成。

3. 胃癌的病理变化　胃癌是源自胃黏膜上皮和腺上皮的恶性肿瘤，临床分为早期胃癌和中晚期胃癌。早期胃癌是指无论有无淋巴结转移，癌组织浸润局限于黏膜层或黏膜下层。大体分为隆起型、表浅型和凹陷型。中晚期胃癌又称为进展期胃癌，癌组织浸润超过黏膜下层。大体分为息肉型或蕈伞型、溃疡型、浸润型。胃癌的组织学类型以腺癌最常见，有管状腺癌、乳头状腺癌、印戒细胞癌、黏液腺癌等。依据分化的程度，可以划分为高～中分化型、低～未分化型。

4. 进展期胃癌的病理形态学变化

大体标本：①溃疡型胃癌：标本系从胃大弯剪开平放的胃，于胃小弯靠近幽门处有一 3.0cm×4.0cm 的溃疡，形状不规则，边缘呈堤状隆起于黏膜表面，呈火山口状。溃疡周围的黏膜皱襞已消失，底部粗糙不平坦。②息肉型胃癌：在标本相当于胃小弯处可见一 5.0cm×5.0cm 之肿物，灰白色，呈息肉状或蕈伞状向黏膜表面生长，突入胃腔内。肿物无包膜，与周围胃黏膜无明显界限，中心局部有出血坏死。

切片标本：胃腺癌。

低倍镜：胃壁结构被破坏，癌组织向胃壁各层浸润性生长，癌细胞排列成大小不等，形态不规则的腺腔样结构，腺腔内充满红染物。

高倍镜：癌细胞多呈柱状和立方形，异型性不很明显。

【临床病理讨论】

患者，男，52 岁。

主诉：食欲下降、乏力、消瘦 4 个月。

现病史：患者于 4 个月前开始食欲下降，每日进食量减少，乏力，自觉体重下降。

既往史：胃溃疡病史 20 年。否认高血压、糖尿病等病史，否认乙肝、结核等传染病史，否认手术、输血史，否认恶性肿瘤家族史。

体格检查：T　37℃，P　80 次/分，R　18 次/分，BP　110/70mmHg。慢性病容，皮肤、巩膜无黄染，浅表淋巴结不大，心肺无异常。腹软，肝脾肋下未及。

辅助检查：

实验室检查：WBC　8.5×10^9/L，Hb　69 g/L，血小板计数　213×10^9/L（正常参考值 125×10^9～350×10^9/L），CT　8min（正常参考值 4～12min）。

腹部超声：未见异常。

胃镜：于胃小弯近胃窦部可见一火山口样溃疡灶，边缘隆起，局部有出血，溃疡灶大小为 6.0cm×5.0cm，黏膜皱襞中断。

病理诊断：胃窦部低分化腺癌。

治疗经过：患者入院 1 周后行胃癌根治术，术后择期化疗。

术后病理：

肉眼所见：胃切除标本，小弯长 7cm，大弯长 13cm，胃窦部见一溃疡型肿块，大小为 6.0cm×5.0cm，呈火山口样，质偏硬，局部可见出血。小弯处未触及明显结节。大弯侧触及结节 1 枚，直径 0.1cm，网膜组织未触及明显结节。

第 3 组淋巴结：结节 1 枚，3.0cm×2.0cm×2.0cm；

第 4 组淋巴结：结节 7 枚，直径 0.2～1.0cm；

第 7、8、9 组淋巴结：结节 4 枚，直径 1.0～2.0cm。

镜下所见：肿瘤细胞排列密集，成腺管状、条索状、巢团状，结构紊乱，部分基膜消失。肿瘤细胞形态不一，呈柱形、圆形或多边形，核呈椭圆形或短梭形，染色质粗、核分裂象多见，肿瘤浸润至浆膜层。

病理诊断：低分化腺癌，浸润至浆膜层。

第 3 组淋巴结 1/1、第 4 组淋巴结 4/7、第 7、8、9 组淋巴结 4/4 见癌转移。

上切缘、下切缘、网膜、大弯侧结节均未见癌组织。

免疫组化：CK7（＋），CerbB-2（3＋），NSE（–/＋）。

讨论：

1. 查找资料分析胃癌的发生可能与哪些因素有关。

2. 查找资料探讨胃癌的发病机制。

3. 和正常胃的解剖学及组织学结构相比，进展期胃癌发生了哪些形态学改变？

4. 进展期胃癌的手术方式和病理分期有何关联？

5. 进展期胃癌的淋巴道转移途径有哪些？何谓前哨淋巴结？

6. 胃癌的诊断方法有哪些？

7. 根据胃癌的发病相关因素你能提出哪些预防建议？

8. 进展期胃癌患者的预后与哪些因素相关？

9. 该患者的免疫组化结果有何提示？胃癌相关的肿瘤标志物还有哪些？

实验八 大肠癌的临床病理特征分析

大肠癌在全球恶性肿瘤发病率的排行中位居第三，约占全球癌症总数的 10%左右。随着我国人民生活水平的不断提高和饮食习惯的改变，大肠癌在我国的发病率也逐年升高，且增长率城市高于农村、男性高于女性。

大肠癌的早期症状不明显，中晚期大肠癌可出现便频、黏液血便、腹痛、腹泻与便秘交替、腹部包块、贫血、消瘦等临床症状。

大肠癌的常见发病部位依次为直肠、乙状结肠、升结肠、横结肠、降结肠，盲肠最少见。大体类型主要有隆起型、溃疡型、浸润型和胶样型等，组织学类型主要有乳头状腺癌、管状腺癌、黏液腺癌、印戒细胞癌、未分化癌、腺鳞癌、鳞状细胞癌等。

【实验目的】 观察大肠的解剖学和组织学结构、分析大肠癌的病理变化，探讨大肠癌相关致病因素、发病机制、临床治疗措施及预后。

【实验内容】

1. 正常大肠的解剖学结构 大肠全长约 1.5m，可分为盲肠、阑尾、结肠、直肠和肛管 5 部分。大肠的主要特征（直肠、肛管和阑尾除外）为有结肠带、结肠袋和肠脂垂。结肠带由肠壁纵行肌增厚形成，结肠袋是由肠管形成的许多横行浅沟所隔成的囊状凸起，肠脂垂是由结肠带附近的浆膜下脂肪组织被腹膜包裹形成的多个小突起。

（1）盲肠：位于右髂窝，长 6～8cm，呈囊袋状，其内侧壁有回肠末端的开口，称回盲口。

回盲口处有两片半月形的黏膜皱襞，称回盲瓣。回盲口的下方有阑尾开口，称阑尾口。

（2）阑尾：为一长6～8cm的盲管，其近侧端（根部）位于盲肠3条结肠带的汇集处，体表投影多在麦氏（McBurney）点处（右髂前上棘与脐连线的中、外1/3交界处），有时以Lanz点（两髂前上棘连线的右、中1/3交点处）表示，急性炎症时此处可有局限性压痛。阑尾的远侧端（尖端）游离，多数位于回肠后或盲肠后。

（3）结肠：呈方框状包绕于系膜小肠周围，具有典型的大肠特征。分为升结肠、横结肠、降结肠和乙状结肠，升结肠与横结肠以及横结肠与降结肠的移行处分别称为结肠右曲（肝曲）和结肠左曲（脾曲）。

（4）直肠和肛管：直肠亦称直肠盆部，位于小骨盆腔内，从第3骶椎至盆膈平面，全长10～14cm，在矢状切面上，上部可见凸向后的直肠骶曲，其下方尚有凸向前的直肠会阴曲。直肠壁上有3个直肠横襞（Houston瓣），中间1个大而恒定的横襞距肛门约7cm，位于直肠右壁，可作为直肠镜检的定位标志。直肠下段肠腔膨大称直肠壶腹，直肠穿过盆膈与肛管相续。肛管亦称直肠肛门部，长3～4cm，下端终于肛门。肛管的内面可见下列诸结构：肛柱为肛管上段纵行的黏膜皱襞，有6～10条；肛瓣为相邻肛柱下端间的半月形皱襞；肛窦为每一个肛瓣与其相邻的两个肛柱下端之间的袋状凹陷；肛直肠线为各肛柱上端的连线，分隔直肠与肛管。肛瓣与肛柱下端共同连成齿状线，肛梳（痔环）为齿状线下方约1cm宽的光滑的环形区；白线为位于肛梳下缘可触知的环形浅沟，为肛门内、外括约肌的分界处，肛管下端的开口称肛门。肛门括约肌有肛门内、外括约肌，肛门内括约肌由肠壁环行肌下端增厚形成，属平滑肌；肛门外括约肌是会阴肌的一部分，属骨骼肌，受意识支配，分皮下部、浅部和深部。由肛门内括约肌、肠壁的纵行肌，肛门外括约肌的浅、深部以及肛提肌的耻骨直肠肌共同构成肛门直肠环。

2. 大肠壁的组织学结构

（1）黏膜层：表面光滑，无绒毛，由黏膜上皮、固有层和黏膜肌层组成。黏膜上皮为单层柱状上皮，其中有大量杯状细胞。固有层内大肠腺密集，为单管状腺，杯状细胞多，无帕内特细胞，有散在的孤立淋巴小结。黏膜肌层由内环、外纵两层平滑肌组成。在齿状线以下，单层柱状上皮被未角化的复层扁平上皮取代，大肠腺与黏膜肌层消失。阑尾的大肠腺短且少，固有层可见大量淋巴小结与弥散的淋巴组织并突入黏膜下层，黏膜肌不完整。

（2）黏膜下层：于疏松结缔组织内有血管和淋巴管走行，直肠的结缔组织中静脉丛较丰富。

（3）肌层：由内环和外纵2层平滑肌组成，外纵平滑肌局部增厚形成3条结肠带，内环平滑肌在直肠下段的肛管处增厚形成肛门内括约肌。

（4）外膜：盲肠、横结肠、乙状结肠为浆膜，升结肠、降结肠和直肠的前壁为浆膜，后壁为纤维膜。

3. 大肠腺癌的病理组织学形态

低倍镜：镜下可见癌组织由腺体（癌巢）及间质组成，组织边缘可见少量正常肠黏膜。癌巢大小不一，形状不规则，排列紊乱。

高倍镜：癌巢内腺体的基膜不完整，可见癌组织向周围组织浸润。癌细胞多为高柱状，细胞排列紊乱，层次增多，细胞之间边界不清。癌细胞核体积较大，且细胞核的大小、形状、染色极不一致，异型性较大，可见病理性核分裂象。

【临床病理讨论】

患者，男，81岁。

主诉：便频、黏液便血半年，加重伴皮肤黄染1周。

现病史：患者于半年前无明显诱因出现大便次数增多，每日5～6次，伴少量血便，呈黏液状暗红色混于便中。近1周来上述症状逐渐加重，每日排便10余次，自感排便不净及里急后重，乏力。1周前出现皮肤、巩膜黄染，下腹坠胀，肛门疼痛，排尿不畅，对稀便、气体肛门不能自主控制。曾就诊于他院，经纤维结肠镜检，提示直肠占位。今来我院就诊，以“直肠癌”收入院。病来患者体重下降约 10kg，1 周前出现皮肤瘙痒。

既往史：身体健康，阑尾切除术后 30 余年，否认肝炎、结核等传染病史，无高血压、心脏病史，无外伤史，无食物及药物过敏史。

辅助检查：

实验室检查：WBC　5.5×10^9/L，Hb　96 g/L，AFP　64.2 ng/mL（正常参考值：0～8.1ng/mL），CEA　35.5ng/mL（正常参考值：0～3.5 ng/mL）。

肛诊：距肛缘约 8.0cm 处可触及一环腔肿物，触痛明显，质硬，活动度差，前列腺未触及明显异常，指套染血。

肠镜：距肛缘 8.0～13.0cm 处可见环腔溃疡性肿物，大小为 9.0cm×12.0cm。

病理：直肠中分化腺癌。

B 超：肝脏轮廓清，边缘整齐，形态正常，肝内回声不均匀，肝右前叶可见两个低回声结节，分别为 13.0cm×16.0mm 和 5.9cm×9.0mm，边界清，CDFI 显示其内未见血流信号。胆、胰、脾、肾均未见异常。

临床诊断：直肠中分化腺癌伴肝转移癌。

治疗经过：入院后给予纠正水电解质紊乱及对症治疗，后患者拒绝手术，自行要求出院。

讨论：

1. 发生于不同部位的大肠癌其临床症状各有何特点？

2. 大肠癌的发生与遗传因素是否有关？哪些人群是大肠癌的高发人群？

3. 针对大肠癌的发病因素，你能提出哪些预防大肠癌的建议？

4. 大肠癌的转移途径有哪些？

5. 查找资料了解大肠癌的临床病理分期。

6. 查找资料了解大肠癌的手术指征和手术方式。

7. 如何提高大肠癌患者术后的生活质量？

8. 大肠癌患者的预后与早期诊断密切相关，查找资料探讨大肠癌的早期筛查方法有哪些？各有何特点。

9. 查找资料了解大肠癌的肿瘤标志物都有哪些？

实验九　子宫平滑肌瘤的临床病理特征分析

子宫平滑肌瘤简称为子宫肌瘤，为育龄期妇女最常见的生殖系统良性肿瘤，30 岁以上高发，20 岁以下少见。本病具有一定的遗传倾向，内分泌紊乱雌激素水平增高可刺激肌瘤的生长。患者主要表现为月经失调、阴道不规则出血、白带增加、继发贫血等症状，并可合并子宫内膜炎、子宫内膜增生等疾病。

【实验目的】　观察子宫的解剖学和组织学结构、分析子宫肌瘤的病理变化，探讨子宫肌瘤发病相关因素、发病机制、临床治疗措施。

【实验内容】

1. 正常子宫的解剖学结构　子宫位于骨盆腔内，介于膀胱和直肠之间，下端接阴道。子宫呈前、后略扁的倒置梨形，分为底、体、颈 3 部分。子宫底为输卵管子宫口以上隆起部分，子宫下部缩窄为子宫颈，宫颈下 1/3 凸入阴道内为子宫颈阴道部，上 2/3 为子宫颈阴道上部，子宫底与宫颈之间为子宫体，子宫颈阴道上部与子宫体相接处较狭窄的部分为子宫峡部。子宫的内腔分为子宫腔和子宫颈管两部分，子宫腔位于子宫体内，为三角形扁隙，上外侧角通两侧输卵管，下角通子宫颈管；子宫颈管在子宫颈内，为一梭形腔隙，上口为子宫颈管内口，通子宫腔，下口为子宫颈管外口，即子宫口，通阴道，未产妇的子宫口为圆形，经产妇呈横裂状，子宫口的前、后缘分别称为前唇和后唇。子宫壁可分为3层，内层为黏膜层，即子宫内膜，中层为肌层，外层为浆膜层。

成年女性，正常子宫呈轻度前倾、前屈位，其固定装置主要有：①子宫阔韧带，呈冠状位，由子宫侧缘与骨盆腔侧壁及盆底间的双层腹膜皱襞构成，上缘游离，内藏输卵管，此带可限制子宫向侧方移位；②子宫圆韧带，是连于子宫前面的上外侧与大阴唇皮下的纤维索，系维持子宫前倾的主要装置；③子宫主韧带，位于子宫颈两侧与骨盆腔侧壁之间，由阔韧带下部两层腹膜之间的平滑肌纤维和结缔组织构成，有限制子宫颈向侧方移位及下垂的作用；④子宫骶韧带，起自子宫颈上部后面，绕过直肠，附于骶骨前面，其主要作用为维持子宫的前屈。

2. 正常子宫的组织学结构 由3层结构组成：①内膜，增生期子宫内膜由单层柱状上皮及固有层组成，上皮内有分泌细胞和纤毛细胞。固有层中子宫腺较直，数量少，腺腔狭窄。分泌期子宫内膜与增生期子宫内膜相比，内膜厚度增加，固有层中腺体弯曲，数量增多，腺腔增大；间质水肿，螺旋小动脉增多。②肌层，较厚，由成束的平滑肌构成，血管丰富。③浆膜：为结缔组织和间皮。

3. 子宫平滑肌瘤的病理形态学变化

大体标本：子宫平滑肌瘤主要发生部位为子宫肌层，也可位于黏膜下或浆膜下，单发或多发。肌瘤表面光滑，包膜完整，与周围组织界限清楚。肿瘤的切面呈编织状或旋涡状，色灰白，质地坚硬。

切片标本：瘤组织由梭形细胞构成，呈编织状、旋涡状排列。瘤细胞似分化成熟的平滑肌细胞，细胞质红染。核呈长杆状，位于细胞中央，染色较淡，大小一致，不见核分裂象。间质内可见纤维组织、血管及少量炎细胞。

【临床病理讨论】

患者，女性，32岁。

主诉：持续半年月经量过多。

现病史：近半年来每次来月经的时间都比较长，最长的一次持续了10天，血量大且经常有暗红色的血块排出，月经初期腹痛明显。未做过相应治疗，未采取避孕措施。

既往史：半年前月经都很规律，月经初潮年龄在13岁，月经周期为30天，经期为6天，量正常。孕产史：G2P1，人工流产1次。无乙肝、结核等传染病史，无外伤、手术、输血史等。

体格检查：T 36℃，BR 110/70mmHg，R 20次分，P 68次/分。浅表淋巴结未触及肿大，心肺未及明显异常。腹平软，无腹部包块，无压痛及无反跳痛，肝脾肋下未及。

妇科检查：外阴正常，已婚已产型。阴道可见少许白色分泌物。宫颈稍肥大，表面光滑，质软。子宫后位，可触及3～4cm大小的肿块，质韧，活动可，无压痛。双侧附件未及明显异常。

辅助检查：

子宫及双附件B超：子宫底部可见大小为2.0cm×2.7cm和1.0cm×0.7cm的2个圆形低回声光团。

诊断：子宫肌瘤。

治疗经过：腹腔镜下子宫肌瘤剔除术，术中顺利。

术后病理诊断：子宫平滑肌瘤。

讨论：

1. 女性月经是如何形成的？子宫内膜的周期性变化是怎样的？

2. 什么叫月经过多？有何诊断意义？

3. 双合诊触及包块时应注意哪些性质特征？有何鉴别意义？

4. 子宫肌瘤的类型、临床表现及并发症有哪些?
5. 子宫肌瘤的转归与治疗原则是什么?
6. 妊娠或流产与子宫肌瘤的发生是否有关?
7. 子宫肌瘤的手术治疗方式有哪些?各有何利弊?

实验十　冠状动脉粥样硬化的临床病理特征分析

缺血性心脏病无论是发病率还是死亡率均排在全球的首位，而冠状动脉粥样硬化是缺血性心脏病最常见的原因。冠状动脉粥样硬化的发病率随着年龄的增长而增加，据统计，2015 年全球缺血性心脏病的发患者数已达到 11055 万，死亡人数为 729 万，全球 50～54 岁年龄段缺血性心脏病的发患者数为 1088 万，是 40～44 岁人群的 3 倍。

【实验目的】　观察主动脉及其分支的解剖学和组织学结构、分析动脉粥样硬化的病理变化，探讨冠状动脉粥样硬化的病因、发病机制、临床病例特征及相关治疗及预防措施。

【实验内容】

1. 正常主动脉及其分支的解剖学结构　主动脉起于左心室，分为升主动脉、主动脉弓及降主动脉。注意观察主动脉的起始部位和行程，升主动脉、主动脉弓和降主动脉的分段标志，以及主动脉与上腔静脉、肺动脉干及其分支的位置关系。

（1）升主动脉：起自左心室，位于肺动脉干与上腔静脉之间，向右前上方至右侧第 2 胸肋关节后方移行为主动脉弓。主动脉瓣为三片半月瓣，位于左心室和主动脉之间，主动脉瓣与动脉壁之间的腔隙称为主动脉窦，可分为左窦、右窦和后窦。左、右冠状动脉分别从左、右窦的动脉壁上发出。

冠状动脉为营养心脏的动脉：

1）左冠状动脉：起自主动脉左窦，其主要分支有：①前降支，沿前室间沟下行，分布至左、右心室前壁一部分和室间隔的前 2/3；②回旋支，沿冠状沟绕心左缘至膈面，分布至左心房和左心室。

2）右冠状动脉：起自主动脉右窦，沿冠状沟行向右下，绕心右缘至膈面。其主要分支有：①窦房结支，分布至窦房结；②房室结支，分布至房室结；③动脉圆锥支，起始后向左横过动脉圆锥的前面，与前室间支的分支吻合；④后室间支，分布至左、右心室后壁及室间隔后 1/3 部；⑤左室后支，分布至左心室后壁一部分；⑥右缘支，沿心下缘走行，分布至右心室。

（2）主动脉弓：注意观察其起止及其与出入心底大血管、气管、气管杈、肺动脉干及其分支的位置关系，主动脉弓自右向左发出头臂干、左颈总动脉和左锁骨下动脉。

1）头臂干，于右胸锁关节后方分为右锁骨下动脉和右颈总动脉。

2）左颈总动脉，为垂直上升至颈部左侧的动脉。

3）左锁骨下动脉，为稍向左上方弯曲供应左头颈部及左上肢的动脉干。

（3）降主动脉：接续主动脉弓垂直下行，分为左、右髂总动脉而终，降主动脉又以膈的主动脉裂孔为界，分为胸主动脉和腹主动脉。

2. 冠状动脉的组织学结构　冠状动脉属于中型动脉，由内向外分 3 层：

（1）内膜：表面为内皮，其下方为内皮下层，与中膜交界处可见一层波浪状淡粉色内弹性膜。

（2）中膜：大量平滑肌纤维，其间可见少量弹性纤维和胶原纤维。

（3）外膜：疏松结缔组织构成。与中膜交界处有不十分明显的外弹性膜。内弹性膜和外弹性膜均呈波浪状，淡粉色，是 3 层膜之间的分界线。

3. 冠状动脉粥样硬化的病理形态学变化

大体标本：标本系已切开之左心室及主动脉根部（起始部），主动脉表面有凹凸不平之粥样硬化斑块，相当于冠状沟处的切面（箭头所指处）系冠状动脉之横切面，其内侧壁（近心肌侧）呈半月状增厚，管腔变小。

切片标本：首先找到动脉内膜观察最突起处即粥样斑块所在处，观察斑块表面为增生的纤维组织，并有玻璃样变性，在内膜深层近中膜处，可见有多量均匀无结构的红染物质，其中有一些无一定排列方向的针状空隙（胆固醇结晶），病灶中可见吞噬了脂质的巨噬细胞即泡沫细胞，泡沫细胞呈圆形，体积较大，核圆形位于细胞中央，细胞质空亮或疏松泡沫状。

【临床病理讨论】

患者，男，73 岁。

主诉：阵发性心前区疼痛 6 个月，加重 1 天。

现病史：6 个月前，患者每于劳累后感觉心前区疼痛不适，向左肩和左臂放射，每次持续约 20 分钟，经休息或含服硝酸甘油后缓解。开始时每日发作 1 次，后逐渐频繁，多时每日发作 4～5 次。1 天前心前区疼痛加剧、伴憋闷头晕而来就诊。

既往史：高血压病史 20 余年，嗜好烟酒。否认乙肝、结核等传染病史，无外伤、手术、输血史等。

体格检查：T　38.7℃，P　100 次/分，R　18 次/分，BP　160/100mmHg。营养中等，肥胖体型，急性痛苦病容，口唇轻度发绀。巩膜无黄染，颈静脉无怒张，浅表淋巴结无肿大，两肺叩诊清音，呼吸音正常。心界稍向左侧扩大，心率 100 次/分，律不齐。腹软，肝脾未触及。

辅助检查：

实验室检查——血常规：WBC　9.6×10^9/L，N　65%，Hb　120g/L。心电图：窦性心率，室性期前收缩。V_1～V_6导联 ST 段抬高 1mm，T 波倒置。

临床诊断：高血压、冠状动脉硬化性心脏病。

治疗经过：入院后给予扩张血管、抗凝、中药活血化瘀等治疗，第 2 天患者突然胸痛，呼吸困难，大汗淋漓，心音微弱，脉搏消失，血压测不出，后呼吸心跳停止，虽经积极抢救，无效死亡。

尸检摘要：心脏重 450g，4 个心腔均扩大，左心室壁厚 1.8cm。主动脉壁、左冠状动脉、右冠状动脉均可见粥样硬化，局部管腔狭窄达Ⅳ级。左室前后壁、右室前后壁均可见急性心肌梗死。镜检：心肌间质水肿，心肌细胞灶状凝固性坏死、核碎裂、消失，细胞质红染，有散在中性粒细胞浸润，间质内细动脉硬化。肺淤血水肿，双侧颗粒性固缩肾。

讨论：

1. 患者死亡的主要原因是什么？试述引起该疾病的危险因素。
2. 查找资料了解冠状动脉硬化性心脏病的发病机制有哪些学说。
3. 该患者多年的高血压与冠状动脉硬化性心脏病的发生是否有关？
4. 冠状动脉硬化性心脏病的危险因素有哪些？
5. 请推测该患者的肺和肾脏的病理组织学检查有何变化。
6. 查找资料了解冠状动脉硬化性心脏病的临床治疗措施。

（大连大学　陶雅军　曲立文）

实验十一　下丘脑-垂体-肾上腺轴的形态结构

下丘脑-垂体-肾上腺轴作为反馈调节系统之一，是机体维持内平衡的重要途径和调节神经内分泌网络的核心枢纽，该系统参与机体正常的生理功能，如应急、代谢、免疫应答、认知和情绪、性行为等许多身体活动。

下丘脑-垂体-肾上腺轴包含下丘脑、垂体和肾上腺 3 个重要器官。下丘脑内含有神经内分泌神经元，这些神经元可以合成并分泌多种激素，如抗利尿激素和促肾上腺皮质激素释放激素。这些激素通过垂体门脉系统进入腺垂体，对腺垂体分泌的激素进行调节，腺垂体分泌的激素进而对肾上腺的分泌进行调节，肾上腺分泌的激素可以反馈作用于下丘脑和垂体［分别抑制促肾上腺皮质激素释放激素（CRH）和促肾上腺皮质激素（ACTH）的合成与分泌］，形成反馈调节环路。

随着社会快速向前发展，人们的生活压力和工作压力也越来越大，相应的抑郁症患者随之增多，大量研究表明，抑郁症患者存在着内分泌异常，其中下丘脑-垂体-肾上腺轴（HPA 轴）功能异常是最一致的发现。研究 HPA 轴的形态和功能对将来揭示抑郁症等相关疾病的发病机制具有重要意义。

【实验目的】 掌握下丘脑、垂体、肾上腺的大体解剖结构；掌握下丘脑、垂体、肾上腺的显微组织结构；通过学习，对下丘脑-垂体-肾上腺轴的解剖、组织结构有完整的认识与理解，培养学生把宏观与微观结构视为一体的思维模式；了解下丘脑-垂体-肾上腺轴的组成与调控机制；了解下丘脑-垂体-肾上腺轴与抑郁症之间的关系研究进展。

【实验材料】 下丘脑、垂体、肾上腺大体解剖标本；下丘脑、垂体、肾上腺组织学切片；多媒体课件。

【实验内容】

1. 下丘脑、垂体和肾上腺解剖学结构

下丘脑属于间脑的一部分，重量仅约 4.0g，占全脑的 0.3%左右，它是自主神经的皮质下最高中枢，边缘系统、网状结构的重要联系点，垂体内分泌系统的激发处。下丘脑主要包括视上部、结节部和乳头体，位于大脑腹面、丘脑的下方，是调节内脏活动和内分泌活动的较高级神经中枢所在。视上部位于视交叉上方，由视上核和室旁核所组成；结节部位于漏斗的后方；乳头部位于乳头体。下丘脑构成第三脑室的下壁，向下延伸与垂体柄相连。下丘脑面积虽小，但接受很多神经冲动，故为内分泌系统和神经系统的中心。

垂体是身体内最复杂的内分泌腺，所产生的激素不但与身体骨骼和软组织的生长有关，且可影响其他内分泌腺（甲状腺、肾上腺、性腺）的活动。垂体借漏斗连于下丘脑，呈椭圆形，位于颅中窝、蝶骨体上面的垂体窝内，外包坚韧的硬脑膜。根据发生和结构特点，垂体可分为腺垂体和神经垂体两大部分。

肾上腺是成对的内分泌腺，质软，呈淡黄色，左侧者稍大。肾上腺位于脊柱两侧的腹膜后间隙内，属于腹膜外位器官。左肾上腺较长，呈半月状。其前面与胃、胰和脾相邻，后面贴附膈的左脚，下面凹陷称为肾面，紧卧于左肾内侧缘的上部，内侧缘接触腹主动脉和腹腔神经节。右肾上腺稍短，呈三角形，其前面的内侧分无腹膜，直接与下腔静脉接触，外侧分与肝相邻接，腺的后面稍凸与膈相贴，底凹陷为肾面，紧卧于右肾的上端，内侧缘临腹腔神经节。肾上腺和肾共同包绕在肾筋膜内，但各有自己的纤维囊和脂肪囊，因此，它不随肾向下移动。

2. 下丘脑、垂体和肾上腺显微组织结构

（1）下丘脑：结构复杂，含有众多神经核团，核团（灰质）的边界大多不明显，细胞大小不一。其大部分细胞群的神经元为神经分泌神经元，即具有神经元和腺细胞两种结构特征。下丘脑神经分泌神经元可分为大细胞神经分泌神经元和小细胞神经分泌神经元，其中小细胞神经分泌神经元分泌的激素可到达腺垂体，并对各种腺细胞的激素分泌起促进或抑制作用。

（2）垂体：包括腺垂体和神经垂体两部分。

1）腺垂体：嗜酸性细胞数量较多，胞体较大，呈圆形或椭圆形，细胞界限清楚，细胞内含有红色的嗜酸性颗粒；嗜碱性细胞数量较少，胞体大小不等，呈圆形或椭圆形，细胞界限清楚，细胞内含有蓝色的嗜酸性颗粒；嫌色细胞数量最多，体积较小，圆形或多角形，散在或成群分布，细胞界限不清楚，细胞质染色较浅，核明显。腺垂体分泌包括促肾上腺皮质激素在内的多种激素。

2）神经垂体：主要为大量的无髓神经纤维和垂体细胞，垂体细胞细胞质内可见褐色素，突起不明显。另外可见大小不等的团块，即赫林体。丘脑下部视上核和室旁核的神经分泌细胞所分泌的抗利尿激素和催产素，通过这些神经细胞的轴突运至神经垂体，并在此释放入血。

（3）肾上腺：从外向内依次为肾上腺皮质和肾上腺髓质。

1）肾上腺皮质：占腺体的大部分，自外向内依次分为球状带、束状带、网状带。球状带细胞呈矮柱状或立方形，排列成球形细胞团，核小而圆，染色深，细胞质少，弱嗜碱性，含少量脂滴。此带细胞分泌盐皮质激素，主要代表为醛固酮，调节电解质和水盐代谢；束状带由多边形的细胞排列成束。细胞体积大，细胞核染色浅，位于中央。细胞质内充满脂滴，在普通染色标本，脂滴被溶去，留下许多小空泡，使束状带细胞呈泡沫状。该带细胞分泌糖皮质激素，主要代表为可的松和氢化可的松，调节糖、脂肪和蛋白质的代谢；网状带最薄，染色较深，细胞聚集成球状；束状带最厚，色浅，细胞排列成索，此带细胞分泌雄激素。

2）肾上腺髓质：髓质细胞较大，呈多边形，细胞嗜碱性，核圆形，色浅、细胞排列成索或团，由于在用含铬的液体处理髓质细胞时，发现这些细胞中的颗粒可着色，故称其为嗜铬细胞。肾上腺髓质嗜铬细胞分泌肾上腺素和去甲肾上腺素都是儿茶酚胺激素。

【讨论】

1. 下丘脑-垂体-肾上腺轴参与哪些生理功能？

2. 下丘脑-垂体-肾上腺轴对抑郁症的调控机制是什么？

（大连大学　曲　鹏　杨利敏）

实验十二　脊髓离断损伤与神经传导通路异常

脊髓是中枢神经系统除脑之外的另一个重要器官，位于脊柱的椎管内，通过脊神经连接躯干、四肢的感受器和效应器。躯干、四肢的感受器接受的各种刺激经脊神经、脊髓传导到脑，形成感觉传导通路；脑发出的各种运动信号经脊髓、脊神经传导至躯干和四肢的效应器，形成运动传导通路，因此，脊髓起到上传感觉、下传运动的功能，此外一些简单反射活动也由脊髓完成。脊髓损伤在临床上极为常见，一旦因外伤、肿瘤、结核等病因，损伤了脊髓一侧的某一节段或几个节段，即可造成患者损伤平面以下的运动、感觉传导通路的异常，表现在同侧肢体运动障碍、深感觉障碍和对侧肢体浅感觉障碍的临床症状。

【实验目的】 掌握脊髓的结构、功能及损伤后的临床表现；掌握躯干、四肢感觉传导通路的作用；掌握躯干、四肢运动传导通路的作用；把脊髓与传导通路知识整合起来，全面、系统理解神经系统作为统一整体完成对人体活动的调节。

【实验材料】 雄性 SD 大鼠 8 只，体重 200～250g，动物手术床、咬骨钳、手术剪、手术刀、缝合针、小镊子、棉球、纱布、水合氯醛、注射器、碘伏等。

【实验内容】

1. 制备大鼠脊髓离断性损伤模型

（1）术前观察：将大鼠置于实验台上，使其自由活动。先观察其正常活动情况，然后用针刺其后肢脚趾，观察大鼠的反应，再用烧热的玻璃针烫其足部，观察大鼠反应。

（2）麻醉、固定：大鼠用 10%水合氯醛腹腔注射麻醉（350mg/kg 体重），用棉签刺激大鼠角膜，无角膜反射时，大鼠已进入麻醉状态，用听诊器听大鼠心音，确认处于正常生理状态。置麻醉大鼠于手术台上，俯卧位，固定大鼠四肢，剪去背部鼠毛。

（3）手术半离断脊髓：以大鼠浮肋为标志，沿背部中线剪开皮肤约 2.0cm，暴露 1～3 腰椎棘突（不宜过高或过低），可以看到一根很粗的血管，即脊髓后静脉，以脊髓后静脉为标志，将其拨至一旁，伸入大头针向右侧轻轻划动，将一侧脊髓离断，用生理盐水棉球覆盖伤口。动物从麻醉中苏醒后即可进行观察。

2. 实验观察

（1）缩腿反射：用针刺大鼠脊髓离断侧后肢脚趾，观察缩腿反射是否出现。再刺其对侧后肢脚趾，比较两者有何不同。

（2）痛觉：将玻璃针烧热，然后烫大鼠脊髓离断侧足部，观察大鼠反应。再烫对侧足部，比较两者反应是否相同，注意是否回头尖叫。

（3）随意运动：将大鼠放在桌上自由爬行，观察其后肢运动情况，是否瘫痪？瘫痪发生在哪一侧？

（4）离断大鼠另一侧脊髓，观察大鼠双下肢运动和感觉变化。

【讨论】

1. 运动传导路和感觉传导路的传导途径有哪些？

2. 针对观察到的上述临床症状，请解释其发生机制。

（大连大学　曲　鹏）

第四篇　设计性实验

实验一　空气栓塞模型的建立与分析

细胞和组织的正常结构和功能依赖完善的局部血液循环提供氧和营养物,并维持内环境稳定。

血管内出现空气、脂滴、羊水等异常物质阻塞局部血管称为栓塞，常见的栓塞包括血栓栓塞、气体栓塞、羊水栓塞、脂肪栓塞等，不同类型的栓塞对机体的影响不尽相同，严重者可危及生命。

大量空气迅速进入血液循环形成气泡阻塞心血管，称为空气栓塞，多由于静脉损伤破裂，外界空气由缺损处进入血流所致。如头颈、胸壁手术或创伤时损伤静脉、使用正压静脉输液以及人工气胸或气腹误伤静脉时，空气可因吸气时静脉腔内负压而被吸引，由损伤口进入静脉。分娩或流产时，由于子宫强烈收缩，亦可将空气挤入子宫壁破裂的静脉窦内。

【实验目的】　观察空气栓塞对机体的影响。

【实验方法】　取成年家兔 1 只，体重在 2.0～3.0kg 之间，用浸有二甲苯的棉球涂擦一侧耳郭，使耳缘静脉扩张，之后向耳缘静脉血管内注入空气 10～15ml，观察兔子出现的症状，并记录从出现症状至死亡所需的时间。待家兔死亡后立即解剖，打开胸腔，暴露心脏，观察心腔内是否有血气泡沫，然后解剖兔子的脑，观察空气栓塞的部位；取肺脏和脑组织做常规病理切片，观察肺和脑的病理变化。另取 1 只兔子如上法操作，待家兔死亡后立即打开胸腔，暴露心脏，将连接心脏的大血管结扎，在远端剪断，游离并结扎心脏，置于盛水的容器中，观察心脏是否能浮于水面，之后在水中将右心切开一小口，观察水中是否气泡溢出。

【讨论】　探究栓子的运行途径、空气栓塞的部位以及对机体的影响。

实验二　脂肪肝模型的建立与分析

中性脂肪特别是三酰甘油蓄积于非脂肪细胞的细胞质中称为脂肪变性，肝细胞是脂质代谢的重要场所，最常发生脂肪变性。显著弥漫性肝脂肪变性称为脂肪肝，重度的肝脂肪变性可发展为肝坏死和肝硬化。肝脂肪变性与多种因素有关，脂质摄入过多、感染、饮酒、缺氧、中毒和营养不良等均影响肝细胞内脂质的代谢过程，导致中性脂肪在肝细胞内异常蓄积而出现肝细胞脂肪变性。

【实验目的】　复制大鼠脂肪肝动物模型，观察大鼠脂肪肝的大体和镜下的形态学变化。

【实验方法】　成年大鼠 3 只，每日喂养含 2%胆固醇、10%猪油、0.3%胆酸钠等成分的高脂饲料，另取成年大鼠 3 只，每日喂饲普通饲料做对照，连续喂养 8 周后，颈椎脱臼法处死全部大鼠，打开腹腔，获取肝脏。

肉眼观察：肝脏的大小、质地、颜色、表面及切面特点等。

显微镜下观察：取肝脏组织做常规病理切片并 HE 染色，观察高脂饮食与普通饲料喂养的大鼠肝小叶相比，有无肝小叶排列紊乱、边界是否清晰，有无假小叶形成，肝细胞有无变性和坏死及坏死程度，炎症细胞浸润情况，纤维组织增生程度等。

【讨论】

1. 大鼠肝脏脂肪变性的病理变化。

2. 分析大鼠肝脏脂肪变性的机制。

实验三 肺淤血模型的建立与分析

肺淤血是指肺组织含血量异常增多，通常由左心衰竭引起肺静脉回流受阻，造成血液在肺泡壁毛细血管内淤积。患者临床表现为气促、缺氧、发绀，咳嗽时咳出大量粉红色泡沫样痰液等。

【实验目的】 观察肺淤血的大体和镜下的形态学变化。

【实验方法】 取SD大鼠2只称重（2只大鼠体重体重相差小于体重的5%），做好标记（A鼠、B鼠），观察大鼠一般表现、呼吸频率、呼吸深度及皮肤黏膜的颜色。2只大鼠均腹腔注射20%氨基甲酸乙酯5ml/kg，麻醉后将大鼠仰卧位固定于动物手术台上，观察大鼠呼吸状况。5分钟后，A鼠腹腔注射肾上腺素3mg/kg，同时尾静脉推注生理盐水。观察A鼠是否出现呼吸困难、发绀、鼻孔是否有液体溢出等症状。待A鼠死亡或症状明显时用颈椎脱臼法处死，再处死B鼠。

分别解剖尸体：剪开胸壁打开胸腔，用线在气管分叉处结扎并在结扎处以上切断气管，把肺取出。用滤纸吸去肺表面的水分后称重，然后对比观察2只鼠的肺大体改变及切面的改变。将2只大鼠的肺脏用10%甲醛溶液固定，常规病理切片并HE染色，镜下观察2只大鼠肺组织的结构区别。

【讨论】

1. 大鼠肺淤血的病理变化。
2. 分析实验中所观察到的临床现象。
3. 讨论肺淤血、肺水肿形成的机制。

实验四 肾缺血性梗死模型的建立与分析

器官或局部组织由于血管阻塞、血流停滞而缺血、缺氧所引起的坏死称为梗死，任何引起血管管腔阻塞、导致局部组织血液循环中断和缺血的原因均可引起梗死。冠状动脉粥样硬化、脑动脉粥样硬化的斑块继发血栓形成导致动脉血流中断是引起心肌梗死和脑组织梗死的主要原因，严重的冠状动脉粥样硬化或合并斑块内出血时，冠状动脉可发生强烈而持续的痉挛，亦可引起心肌梗死。血栓脱落、气体栓塞、羊水栓塞、脂肪栓塞等可引起肺、脾、肾和脑的梗死，此外血管受压闭塞，如肿瘤压迫血管、肠扭转、肠套叠和嵌顿性肠疝时，肠系膜静脉和动脉受压或血流中断、卵巢囊肿扭转或睾丸扭转等均可致局部组织血运中断而引起梗死。

【实验目的】 观察肾动脉分布与肾梗死形态的关系，掌握肾缺血性梗死的病理变化过程。

【实验方法】 取家兔2只，称重后，将氯胺酮、氟哌利多按1∶1比例混合，0.1ml/20g行腹腔麻醉，将家兔以仰卧位固定于动物手术台上，常规消毒，打开腹腔。将腹腔脏器推向右侧，暴露左肾蒂，分离左肾动脉。自肾门进入肾实质，选取一个肾动脉的一级分支结扎，然后缝合腹壁各层，用抗生素抗感染。术后3天左右处死家兔，分离肾脏，观察肾脏表面及切面大体病变特点。将梗死灶部位取材做常规病理切片并HE染色，显微镜下观察梗死区肾组织的形态变化及与正常组织交界处的形态变化。

【讨论】

1. 家兔肾梗死的病理变化。
2. 分析实验中所观察到的病理现象。
3. 讨论肾缺血性梗死的发生机制。

实验五 肿瘤转移模型的建立与分析

恶性肿瘤不仅可在原发部位浸润生长、累及邻近器官或组织，而且还可通过多种途径扩散到身体其他部位，这是恶性肿瘤最重要的生物学特点。恶性肿瘤细胞从原发部位侵入淋巴管、血管或体腔，迁徙到其他部位，继续生长，形成同样类型肿瘤的过程称为转移。恶性肿瘤通过以下几种途径转移：①淋巴道转移：肿瘤细胞侵入淋巴管，随淋巴流到达局部淋巴结。②血道转移：瘤细胞侵入血管后，可随血流到达远处的器官，继续生长，形成转移瘤。由于静脉壁较薄，同时管内压力较低，故瘤细胞多经静脉入血，少数亦可经淋巴管间接入血。进入血管内的单个恶性肿瘤细胞多数被自然杀伤细胞所消灭，但和血小板凝集成团的肿瘤细胞可形成不易被消灭的肿瘤细胞栓，与血管内皮细胞黏附后可通过释放基质金属蛋白酶等水解酶溶解并穿过血管内皮和基膜，迁徙至其他器官形成新的转移灶。③种植性转移：发生于胸腹腔等体腔内器官的恶性肿瘤侵袭至器官表面时，瘤细胞可以脱落，像播种一样种植在体腔其他器官的表面，形成多个转移性肿瘤。

【实验目的】 了解肿瘤转移动物模型的建立方法，掌握恶性肿瘤细胞转移的生物学特性。

【实验方法】

1. 细胞培养 MDA-MB-231 乳腺癌细胞用含 10%胎牛血清的 DMEM 培养基在 5%CO_2 37℃条件下培养、传代。

2. 接种 MDA-MB-231 乳腺癌细胞用 0.25%胰酶消化 3～5min，弃去胰酶，磷酸盐缓冲液（PBS）洗涤 1 次，用 PBS 重悬细胞，调整细胞浓度至 $1×10^6$ 个/ml。取 8 只 SCID 雌性小鼠（8～12 周龄），用 0.3%戊巴比妥钠溶液 30mg/kg 腹腔注射麻醉，在小鼠右侧胸壁切开皮肤 1.0cm，暴露第 2 对乳腺脂肪垫，向其中注入细胞悬液 0.2 ml（$2×10^5$ 个/只），避免注入皮下间隙，缝合切口。

3. 观察 每周观察 2 次肿瘤生长情况，12 周后颈椎脱臼处死小鼠，解剖，肉眼观察。取鼠乳腺、肝、肺和肿大的淋巴组织，10%甲醛溶液固定，做常规病理切片并 HE 染色，显微镜下观察。

【讨论】

1. 小鼠乳腺癌的病理变化。
2. 肿瘤转移的途径和机制。

实验六 胃溃疡模型的建立与分析

胃溃疡是指胃黏膜组织的缺损，并常累及黏膜下层、肌层甚至浆膜层的临床常见疾病。胃溃疡的病因与发病机制较复杂，尚未完全清楚，但胃黏膜的破坏导致黏膜抗消化能力下降是胃溃疡发生的主要因素。胃酸的腐蚀性极强，胃蛋白酶能分解蛋白质，但正常情况下胃黏膜却极耐腐蚀，这是因为胃黏膜上皮细胞的脂蛋白可以阻挡胃酸中的 H^+逆向弥散入胃黏膜、胃黏膜分泌的黏液-碳酸氢盐膜覆盖在黏膜表面、黏膜充足的血液供应以及胃黏膜上皮细胞较强的再生能力，这些因素均保证了胃黏膜具有较强的抗腐蚀能力。幽门螺杆菌感染、吸烟、胃排空延缓和胆汁反流、遗传因素、非固醇类抗炎药物（如阿司匹林）、环境因素和精神因素等均可导致胃黏膜的损伤，从而与胃溃疡的发生关系密切。

【实验目的】 了解胃溃疡的病理变化。

【实验方法】 取成年雄性 Wistar 大鼠 1 只，禁食 24h，自由饮水，喂饲料 2～5g 后 30min，用吲哚美辛 0.2ml/100g（吲哚美辛用 0.5%羧甲基纤维素钠配成悬液）灌胃。投药 10h 后颈椎脱臼处死小鼠，剖腹取胃，沿胃大弯剖开胃腔。肉眼观察溃疡处形态变化，测量溃疡直径，计算溃疡面积。并取材做 HE 染色，显微镜下观察溃疡组织学改变。

【讨论】

1. 观察并描述大鼠胃溃疡的肉眼及镜下病理变化。

2. 分析大鼠溃疡病产生的原因及机制。
3. 还有哪些方法可诱发大鼠产生溃疡病?

实验七　抑制增生性瘢痕的实验设计

【研究背景】　瘢痕组织是指肉芽组织经改建成熟后形成的纤维结缔组织，镜下可见瘢痕组织由大量平行或交错分布的胶原纤维束组成，纤维束呈半透明毛玻璃样状态即玻璃样变，HE染色呈均质红染。纤维细胞数量较少，核细长，染色较深，瘢痕组织内血管减少。肉眼观察瘢痕组织局部呈收缩状态，颜色灰白半透明，质地坚韧，弹性较差。发生于关节附近的瘢痕收缩，常引起关节挛缩或活动受限，食管、胃、肠道的溃疡瘢痕可引起梗阻。而器官和器官之间或器官与体腔壁之间发生的瘢痕性粘连，常常不同程度地影响器官功能。器官内因坏死、炎症等导致的纤维组织增生可引起广泛的纤维化及玻璃样变，进而引起器官硬化。发生于皮肤表面的瘢痕组织增生过度形成的瘢痕疙瘩可对患者的外观及心理造成严重影响。

瘢痕组织内的胶原纤维在胶原酶或某些糖皮质激素的作用下，可以逐渐地分解、吸收，从而使瘢痕缩小、软化。胶原酶主要来自成纤维细胞、中性粒细胞和巨噬细胞等细胞。了解细胞生长和肉芽组织中胶原合成和分泌的分子调控机制，探讨如何促进瘢痕组织中胶原的分解与吸收，是解决瘢痕收缩和器官硬化等难题的关键。

【设计举例】　Ⅰ型胶原酶 A 对瘢痕增生的抑制作用。

1. 实验方法　家兔 2 只，均于耳缘静脉内注射中枢神经系统抑制药 3%戊巴比妥钠（30 mg/kg）麻醉，在兔耳腹侧面（创面距离兔耳尖端 3～6cm 的区域）用手术切除直径 15～20mm 的全层皮肤并剥除软骨膜，每耳 3～5 处，创面间距为 1cm。术后 3 周左右，在兔耳创面可见外观凸起的增生性瘢痕形成。待增生性瘢痕形成后，于一只兔耳瘢痕内及基底部注射 1% Ⅰ型胶原酶 A 0.2ml，另一只兔耳瘢痕内及基底部只注射生理盐水 0.2ml 作为对照，每周 1 次，共 4 周。4 周后肉眼观察 2 只家兔耳部瘢痕组织的颜色、厚度、质地和面积的变化并记录数据。

2. 实验结果分析　根据实验所得数据，分析比较 2 只家兔各检测指标间的差异，探讨胶原酶是否对增生性瘢痕的生长有抑制作用，并进一步分析它的作用机制及临床意义。

【讨论】　分组讨论，还有哪些方法可以抑制增生性瘢痕的形成并完成相应的实验设计。

实验八　抑制恶性肿瘤细胞生长的实验设计

【研究背景】　肿瘤是以细胞异常增殖为特点的一大类疾病，是在各种致瘤因素影响下，局部组织细胞在基因水平失去了正常调控，克隆性异常增生而形成的新生物。可导致肿瘤形成的各种因素称为致瘤因子，可导致恶性肿瘤形成的物质统称为致癌物。最近几十年的研究表明，肿瘤形成是一个十分复杂的过程，是细胞生长与增殖的调节和控制发生严重紊乱的结果。如何抑制肿瘤细胞的异常增生是抗肿瘤治疗的一个重要方面，也是目前肿瘤研究的主要问题之一。

目前常用的细胞增殖检测方法包括胸腺嘧啶核苷（^{3}H-TdR）渗入法、噻唑蓝（MTT）检测法、羟基荧光素二醋酸盐琥珀酰亚胺脂（CFSE）检测法、Brdu 检测法以及 EdU 检测法等。

【设计举例】　MTT 法检测重组人细胞周期蛋白依赖性激酶抑制剂 2A 对人乳腺癌 MCF-7 细胞增殖的影响

1. 实验原理　CDK（cyclin-dependent kinases）是一类丝氨酸/苏氨酸蛋白激酶，CDK4/6 是细胞周期的重要调节蛋白，在肿瘤细胞中高表达，可磷酸化抑癌基因蛋白 Rb（retinoblastoma protein），释放 E2F 转录因子，使细胞顺利通过细胞周期 G_1/S 检测点，细胞周期得以继续。抑制 CDK4/6 则可通过 CDK4/6-Rb 通路诱导细胞周期停滞于 G_1/S 期，抑制细胞增殖。

MTT 为黄色的化合物，是一种接受氢离子的染料，可作用于活细胞线粒体中的呼吸链，在琥珀酸脱氢酶和细胞色素 c 的作用下四唑环开裂，生成蓝色（或蓝紫色）不溶于水的甲臜结晶，甲臜结晶的生成量与活细胞数目成正比（死细胞中琥珀酸脱氢酶消失，不能将 MTT 还原）。甲臜的多少可以用酶标仪在 490nm 处进行测定。在通常情况下，甲臜生成量与活细胞数成正比，因此可根据光密度 OD 值推测出活细胞的数目。

2. 实验方法

实验准备：于 37℃、5% CO_2 培养箱内常规培养乳腺癌 MCF-7 细胞并传代。

（1）接种细胞：取对数生长期的乳腺癌 MCF-7 细胞，以 1×10^4/ml 细胞悬液 200μl 孔接种于 48 孔培养板中，3 个复孔。

（2）细胞处理：常规培养 12h 后，实验组各孔加入不同浓度重组人细胞周期蛋白依赖性激酶抑制剂 2A 使其终浓度分别为 5、10、20μmol/L，对照组加入等体积无菌水。

（3）呈色：培养 24～48h 后，每孔加 MTT 溶液（5mg/ml）20μl。继续孵育 4h，终止培养，每孔加 150μl DMSO，振荡 10min，使结晶物充分融解。

（4）比色：选择 450nm 波长，在酶联免疫监测仪上测定各孔光吸收值，记录结果，以时间为横坐标，吸光值为纵坐标绘制细胞生长曲线。

该实验重复 3 次。

（5）将所得数值采用 SPSS 统计软件进行分析。

3. 实验结果分析 根据统计学结果对不同浓度重组人细胞周期蛋白依赖性激酶抑制剂 2A 对乳腺癌 MCF-7 细胞增殖的抑制能力进行比较，明确抑制乳腺癌细胞生长的重组人细胞周期蛋白依赖性激酶抑制剂 2A 最佳浓度。根据实验结果，判断不同剂量处理组其细胞的增殖是否呈剂量依赖关系。

【讨论】 若将该实验结果应用于临床，还需做哪些实验？分组讨论，还有哪些方法可以抑制肿瘤细胞增殖并完成相应的实验设计？

实验九 microRNA 抑制肿瘤细胞迁移能力的实验设计

【研究背景】 恶性肿瘤不仅可在原发部位浸润生长、累及邻近器官或组织，还可通过多种途径扩散到身体其他部位，这是恶性肿瘤最重要的生物学特点。随着恶性肿瘤不断长大，肿瘤细胞常常沿着组织间隙或神经束衣连续地浸润生长，破坏邻近器官或组织，这种现象称为直接蔓延。肿瘤局部浸润和蔓延的机制比较复杂，以癌为例，可以大致归纳为 4 个步骤：①癌细胞表面黏附分子减少，使细胞彼此分离；②癌细胞与基膜的黏着增加；③细胞外基质降解使基膜局部形成缺损，有助于癌细胞通过；④癌细胞借阿米巴样运动通过基膜缺损处迁移游出。癌细胞穿过基膜后，进一步溶解间质结缔组织，在间质中移动，到达血管壁时，又以类似的方式穿过血管的基膜进入血管。

【设计举例】 miR-145 对乳腺癌 MCF-7 细胞迁移能力的影响。

1. 实验原理 microRNA 是近年来发现的与基因表达调控相关的一类长度 21～22 核苷酸的非编码小分子单链 RNA，通过与靶 mRNA 的 3'-UTR 区特异性碱基互补配对，引起靶 mRNA 降解或翻译抑制，调控基因转录后的表达。microRNA 参与细胞增殖、发育、分化、凋亡等生物学过程，其在肿瘤发生发展过程中亦起着至关重要的作用，发挥类似癌基因或抑癌基因的功能，与肿瘤的发生发展和转移密切相关。越来越多的研究表明，microRNA 参与了大肠癌、乳腺癌、肺癌、宫颈癌、肝癌、甲状腺癌、胰腺癌、白血病等多种肿瘤的发生发展过程。

Transwell 小室（图 4-9-1）常用于研究肿瘤细胞的迁移能力。在小室的底层有一张通透性的膜（一般为聚碳酸酯膜），将其放置于 24 孔板或 6 孔板中，小室内称上室，上室种肿瘤细胞；培养板内称下室，下室加入胎牛血清（FBS）或某些特定的趋化因子，肿瘤细胞会向营养成分高的下室迁移，计数进入下室的细胞量可反映肿瘤细胞的迁移能力。

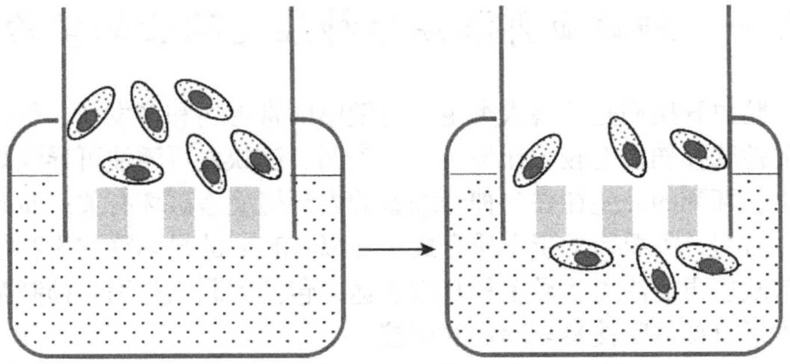

图 4-9-1　Transwell 小室示意

2. 实验方法

（1）制备乳腺癌 MCF-7 细胞悬液：将 10μm miR-145 mimic＋DMEM 培养基处理的乳腺癌 MCF-7 细胞常规培养 24h 后，吸去 DMEM 完全培养基，改换无 FBS 的 DMEM 培养基继续培养 24h。另设只加 DMEM 完全培养基的对照组。24h 后消化细胞，终止消化后离心弃去培养液，用磷酸盐缓冲液（PBS）洗 1～2 遍，用无 FBS 培养基重悬，调整细胞密度至 5×10^5/ml。

（2）接种细胞：①分别将 miR-145 mimic 处理的细胞悬液和对照组细胞悬液各 100μl 加入 Transwell 小室。②无菌的 24 孔板下室加入 600μl 含 10%FBS 的 DMEM 培养基。③细胞计数：常规培养 48h，取出 Transwell 小室，甲醇固定 30min，用棉签轻轻擦掉上层未迁移细胞，用 PBS 洗 3 遍，将小室风干。2g/L 结晶紫染色 20 min，10×10 倍显微镜下随机 5 个视野观察细胞，记数。

3. 实验结果分析　上述实验重复 3 次，对所得数据进行统计分析，明确 miR-145 对乳腺癌 MCF-7 细胞迁移能力的影响。

【讨论】　分组讨论，哪些因素可影响肿瘤细胞的迁移能力，试分析可能的机制及临床意义。

实验十　乳腺癌内分泌治疗方法设计

【研究背景】　乳腺的生长发育受多种内分泌激素的调控，如雌激素、孕激素、生长激素、催乳素、肾上腺皮质激素、甲状腺素、三碘甲状腺原氨酸、胰岛素等，在乳腺细胞中有上述激素的受体，激素与受体结合共同调控乳腺细胞的生长发育。

乳腺癌是女性最常见的恶性肿瘤之一，其发病率已跃居女性恶性肿瘤之首。激素在乳腺癌的发生过程中有着十分重要的作用，激素依赖性肿瘤约占全部乳腺癌的 50%～70%。在这些激素中，雌激素的长期刺激对乳腺癌的发生具有重要作用，雌激素与雌激素受体结合并使之活化，导致乳腺上皮细胞增生，增生期的乳腺细胞对致癌物较敏感，最终导致乳腺上皮细胞癌变。乳腺癌内分泌治疗就是通过降低体内雌激素水平或抑制雌激素的作用，从而抑制肿瘤细胞的生长。乳腺癌的内分泌治疗在激素受体阳性的乳腺癌患者的术前、术后辅助治疗及复发转移的晚期乳腺癌治疗中都起到了重要作用，还可应用于高危健康妇女的预防。目前乳腺癌的内分泌治疗在临床各种肿瘤的内分泌治疗中是最为成熟和卓有成效的。

【讨论】

1. 是否可合成某种雌激素类似物，竞争性抑制体内雌激素与受体的结合？是否能合成某种药物直接破坏雌激素受体？探讨雌激素合成机制，是否可合成某种抑制物阻断雌激素合成途径中的某一环节从而抑制体内雌激素的生成？

2. 除了干扰雌激素及其受体的作用，还可设计哪些方法对乳腺癌进行内分泌治疗？

3. 查找资料后，探讨乳腺癌内分泌治疗的适应证及副作用等。

（大连大学　陶雅军）

实验十一 脑缺血再灌注后神经元凋亡的实验设计

【研究背景】 脑血管疾病是危害人类生命与健康的常见病和多发病，是目前人类三大死亡原因之一，其中缺血性脑损伤占有较大比例。研究表明，脑缺血再灌注可导致缺血及周边区域神经细胞的坏死和凋亡。坏死的发生往往与神经细胞的内环境稳态破坏有关；而凋亡是一种由基因控制的细胞主动死亡过程，需要新的蛋白质合成，并以 DNA 的早期降解为特征，多表现为迟发性的神经元死亡。脑缺血再灌注可诱导多种基因表达，包括促凋亡基因和抑制凋亡基因。这些基因编码的蛋白质产物可直接或间接参与凋亡的调控。

【设计举例】 局灶性脑缺血再灌注后大鼠皮质 C/EBP 同源蛋白（C/EBP homologous protein，CHOP）表达。

1. 实验原理 局灶性缺血性脑梗死可导致缺血区神经元的坏死，并引起缺血区周围，即半影区神经元的凋亡。脑缺血损伤过程中，有多种相关促和（或）抑制凋亡基因被表达，CHOP 是其中促神经元凋亡的基因之一。CHOP 又名 GADD153（生长阻滞和 DNA 损伤基因 153，growth arrest and DNA damage 153），是 C/EBP（CCAAT/增强子结合蛋白）家族成员之一，与各种细胞活动如能量代谢、增殖、分化及凋亡相关，其存在于多种组织细胞中，正常生理情况下几乎不表达，当其在细胞内表达含量增高时细胞趋于生长抑制或凋亡，提示其过度表达可能诱导神经元凋亡。实验中通过免疫组织化学染色方法检测大鼠脑组织内的 CHOP 蛋白表达情况，分析判断脑缺血再灌注后大鼠神经元损伤程度。

2. 实验方法

（1）实验动物分组：采用健康雄性 Wistar 大鼠，体重 250～280g，随机分为假手术组和脑缺血再灌注组。脑缺血再灌注组大鼠在局灶性脑缺血 2h 后拔出栓线，进行再灌注。

（2）脑缺血再灌注模型的制备：大鼠用 10%水合氯醛麻醉（350mg/kg 体重），按照 Longa 等报道的方法稍加改进后制作大鼠右侧脑缺血再灌注模型。取大鼠颈部正中切口，将涂有硅酮的直径 0.28mm 尼龙线从右侧颈总动脉与右颈内动脉之间的切口小心插入右颈内动脉内（18±1.0）mm 处，即闭塞右侧大脑中动脉，造成大鼠右侧脑局灶性缺血。2h 后再次麻醉动物，轻轻拔出栓线约 10mm，实现再灌注（由对侧的颈内动脉和椎动脉供血），假手术组不插栓线，其他步骤同上。按照 Zea Longa 5 级评分法评分，以麻醉清醒后评分 1、2、3 分的大鼠为模型制作成功大鼠，纳入实验组。

（3）免疫组织化学反应法（链霉亲和素-生物素复合物法，即 SABC 法）：取假手术组和脑缺血再灌注组大鼠，每组 6 只，腹腔注射麻醉后快速开胸暴露心脏，用含 4%多聚甲醛的 0.1mol/L 磷酸盐缓冲液灌注，断头取脑，冰冻切片机连续冠状切片，片厚 14μm。切片室温干燥后，置于 0.5% H_2O_2 室温 20min，蒸馏水洗 3 次，正常山羊血清封闭，室温孵育 20min，CHOP 抗体 4℃冰箱内过夜，生物素化 IgG 二抗 37℃ 20min，SABC 37℃ 20min，二氨基联苯胺（DAB）显色 5min，常规脱水、透明、封片。

3. 实验结果分析 上述实验重复 3 次，切片通过 MetaMoph 图像分析系统进行光密度测定，计算平均光密度。观察 CHOP 蛋白在各组大鼠皮质中的表达变化。

【讨论】 分组讨论，CHOP 蛋白表达变化有什么意义？还可应用哪些形态学方法检测神经元的凋亡？

实验十二 缰核与抑郁症之间关系的实验设计

【研究背景】 随着社会经济的发展，社会竞争也逐渐激烈，人们所承受的压力亦在加大，由此罹患忧郁症的患者也越来越多。据世界卫生组织预测，到 2020 年，抑郁症将成为全球第二位威胁人类健康的疾病。因此，抑郁症的防治已成为迫在眉睫的问题。但是对抑郁症的发病机制，尤其是与之密切相关的中枢神经机制还不十分清楚，是国内外研究的热点之一。

缰核位于丘脑后上部的缰三角中，是一个境界较清晰的核团。它位于前脑和脑干之间，是边缘前脑和脑干之间的一个重要枢纽。由于缰核的特殊位置，决定了它具有广泛的纤维投射联系。研究表明：前脑、间脑及脑干均有传出神经纤维投射到缰核。其中前脑的脚内核发出的纤维只投射到外侧缰核，而伞隔核和三角隔核主要投射到内侧缰核。缰核在接受前脑等脑区的传入纤维投射同时，还发出传出纤维投射到其他脑区，如背缝核、黑质和下丘脑。研究表明，外侧缰核投射高密度的神经纤维到中缝核的所有亚区；逆行束路追踪结果显示中缝核接受大量来自外侧缰核（主要是它的内侧部）的纤维投射。由此可见，缰核和中缝核之间有非常密切的联系。

【设计举例】 缰核损毁对抑郁大鼠的行为学影响

1. 实验原理 人们普遍认为中枢神经系统中的单胺神经递质的降低导致了抑郁症的发生，而中脑缝际核群发出的上升的单胺能神经纤维是前脑单胺递质的主要来源。中缝核是脑干中最大的单胺能神经核团，包含了人体中枢神经系统 50%～60%的 5-HT 能神经元。因此它是一个与精神情感密切相关的脑区，它的神经元活动变化必将影响单胺类神经递质的释放。

外侧缰核（lateral habenula，LHb）和中缝核之间存在着密切的功能和纤维联系，刺激缰核能够引起中缝核放电频率的改变，因此缰核可能通过影响中缝核的活动而参与抑郁症的发病过程。国外研究中，在 3 个不同抑郁动物模型中，均显示缰核的代谢增高，临床研究也证实抑郁患者的缰核活性和汉密尔顿抑郁得分明显正相关，进一步说明缰核的活动水平增高可能与抑郁症的发病有关。实验中通过损毁抑郁动物模型大鼠的 LHb，观察抑郁症模型大鼠的行为学改变。

2. 实验方法

（1）抑郁症动物模型的建立：成年雄性 Wistar 大鼠，体重 190～210g。首先用自发活动开场实验（open field test）进行行为评分，选择得分相近的动物，随机分为空白组、模型组，每组 8 只。应用足底电击、禁食禁水、冰水游泳等不同的应激刺激，每天随机实施上述慢性应激刺激，持续 21 天，制备抑郁动物模型。

（2）强迫游泳实验：在慢性应激的第 20 天进行强迫游泳试验，即把大鼠分别放进水温 23～27℃，水深 18cm 的玻璃缸中（40cm×18cm），使大鼠后肢不能靠玻璃缸底部支撑身体。该实验由两部分组成：先进行 15min 预游，24h 后观测 5min 的游泳行为，记录不动时间、游泳时间和上窜时间。每次游泳后，大鼠用毛巾擦干，放在暖气附近烤 20min，然后放回笼中。

（3）LHb 损毁：从模型组中挑选出不动时间延长的大鼠，进行 LHb 损毁。用 10%水合氯醛溶液（40mg/kg）腹腔注射麻醉动物。待动物角膜反射消失后，进行脑部手术。将大鼠固定于脑立体定位仪上。在脑正中线两侧的外侧缰核所在部位（B：3.0～3.3，LR：0.5，H：3.5～4.0），用牙科钻钻孔。钻完孔后，用弯针头小心挑除残留的骨片，以免碰弯电极影响位置准确性。然后调整定位仪，使同心圆电极位于缰核所在部位，垂直下极，使其抵达 4.0mm 深的位置。将电子刺激器的电流输出端与电极连接，予 2mA 电流 1min，电损毁 LHb。

（4）LHb 损毁后行为学观察：LHb 损毁后第 3 天，进行强迫游泳实验。观察 LHb 损毁对大鼠不动时间、游泳时间和上窜时间的影响。

3. 实验结果分析 比较模型组、LHb 损毁组大鼠不动时间、游泳时间和上窜时间的差异，进行统计学分析。

【讨论】 分组讨论，LHb 的作用有哪些？还可通过哪些实验验证 LHb 的作用？

实验十三　心脏缺血再灌注后心肌细胞形态学改变的实验设计

【研究背景】 世界卫生组织数据资料显示，全球每年罹患急性心肌梗死人数高达 3240 万，在中国，心血管疾病已超过肿瘤，成为居民首位死因，其中急性心肌梗死是导致心血管疾病发病率、死亡率持续升高的主因。

目前急性心肌梗死临床治疗首要原则是尽早实现再血管化恢复供血，血运重建措施包括药物溶栓、经皮冠脉介入治疗、冠状动脉旁路移植手术等。然而缺血后恢复再灌注的过程，反而可能对缺血部分组织细胞带来额外损害，使缺血区域心肌细胞发生不可逆的坏死。这种病理学现象被称为心肌缺血再灌注损伤。

【设计举例】 心肌缺血再灌注后心肌细胞组织学改变。

1. 实验原理 心肌缺血再灌注损伤的发生机制尚未完全阐明，目前认为，主要机制有心肌再灌注时氧自由基生成增多、钙离子超载、微血管损伤、心肌细胞能量代谢障碍、心肌细胞凋亡增加以及中性粒细胞浸润等。①氧自由基生成增多：心肌缺血再灌注损伤使线粒体功能障碍，导致正常氧化磷酸化途径减弱，内源性自由基清除剂的活性降低，产生大量的氧自由基，使膜脂质过氧化，从而使心肌 ATP 生成减少，染色体畸变，核酸破坏；②钙离子超载：心肌组织再灌注后由于能量供应和 pH 的恢复，心肌细胞膜对 Ca^{2+}的通透性增加，促进 Na^{+}–Ca^{2+}交换，细胞外的 Ca^{2+}大量内流，细胞内 Ca^{2+}过度聚集，导致心肌钙超载，从而使心肌兴奋性减弱，心肌细胞膜系统受损，线粒体功能障碍；③心肌缺血过程中，细胞无氧糖酵解增强，引起细胞内酸中毒，从而破坏了细胞超微结构，致使细胞凋亡或坏死；④心肌组织再灌注时，中性粒细胞浸润，通过阻塞血管释放氧自由基等造成内皮细胞损伤、血管功能障碍及组织损伤；⑤心肌缺血再灌注过程中，血管内皮细胞功能障碍，导致血管活性因子释放过量，加重心肌损伤；⑥心肌组织缺血时，心肌细胞膜通透性增强，心肌组织中的多种酶类渗出，使心肌组织再灌注后损伤加重。以上病理变化最终导致心肌细胞组织学改变，严重者可至心肌细胞死亡。

2. 实验方法

（1）大鼠离体心脏的制备：大鼠经腹腔注射肝素钠 2000U，10min 后颈椎脱臼法处死大鼠，并迅速取仰卧位固定四肢，持剪刀自横膈肌两侧向上剪断肋骨，以组织钳钳夹胸骨向头端翻开，暴露心脏。自主动脉弓上缘剪断大血管及其他组织取出心脏，置于经 100% O_2饱和 4 ℃预冷的生理盐水中。用动脉夹将升主动脉稳定钳夹固定于灌流针上。

（2）Langendorff 离体心脏灌流：按照常规方法，行大鼠心脏 Langendorff 离体心脏灌流。提前排净灌流装置管路中所有气体及附壁气泡，以量筒接取单位时间流出液，测量体积并调整稳定灌流液体至目标流速。将离体心脏与灌流针一同连接于 Langendorff 离体心脏灌流装置上，经主动脉逆行灌流 100%O_2饱和的 HEPES 缓冲 Tyrode’s 液，系统保持 37℃恒温，灌流速度约 11ml/min，灌注压稳定在 60～80mmHg。稳定后用手术缝线将主动脉根部系于灌流针头部附近刻蚀的凹槽上。从取出心脏到实现灌流及心脏复跳全过程须在 5min 内完成。观察并记录自身心电活动，待稳定 20min 后开始记录。排除灌注开始 20min 内有明显心室缺血、传导阻滞发生及自发快速性心律失常的标本。

（3）缺血再灌注损伤模型建立：对照组（$n=8$），灌流心脏稳定开始计时，保持 37℃恒温，11ml/min 恒速以 100%O_2饱和的 HEPES 缓冲 Tyrode’s 液行共 90min 灌流，实验期间持续记录基础心电图（ECG），结束后采集心脏标本。

缺血再灌注组（$n=8$），待灌流心脏稳定开始计时，进行 15min 稳定期灌流，条件保持 37℃恒温，约 12ml/min 恒速。之后夹闭灌流针前硅胶软管后停止恒流泵，形成全心无灌注的缺血期 45min。无灌注期间保持心脏处于 37℃低氧灌流液的恒温条件。于缺血期后立即给予经 100%O_2饱和的 HEPES 缓冲 Tyrode’s 液，保持原条件灌流 45min，造成缺血期 45min 再灌注期 45min 的损伤模型。实验期间持续记录自身心电活动，再灌注期结束后对也脏标本采集。

（4）灌流后心脏标本采集：各组心脏经总时长 90min 的离体灌流后，将灌注针连同心脏一同自灌流装置取下。于 4℃预冷的 10%KCl 溶液浸泡 1s，使心脏标本停留在舒张期。将心脏自主动脉根部剪下，磷酸盐缓冲液中冲洗后，于无菌纱布上修剪心脏，去除大血管及心房，仅保留心室，浸泡于 4%多聚甲醛液固定。

（5）心肌组织冷冻切片：固定时间足够后，将心脏取出放入 30%蔗糖溶液进行脱水 48 h，待组织沉底即可。将脱水后的心脏放入支撑器上，放好位置后周围滴上包埋剂，迅速置于−80℃冰箱冷冻，冷冻好的组织放入冷冻切片机进行切片，冷冻切片机温度控制在−20～−15℃，注意切片时组织平整，厚度为 10μm。使用少量的磷酸盐缓冲液湿润组织玻璃片后进行组织贴片，将切好的组织片放入−20℃冰箱保存备用。

（6）心肌组织形态学检测：提前将置于−20℃心脏组织冷冻切片取出，常温放置 30min 备用。使用固定液进行组织切片的固定，时间 5～10min；使用无水乙醇脱水 3 次，每次 5min；使用降浓度梯度乙醇多次脱水，分别为 95%乙醇脱水 3 次，每次 5min，90%乙醇脱水 3 次，每次 5min，80%乙醇脱水 5min，70%乙醇脱水 5min；使用苏木精染液（对组织切片进行染色 5 min），苏木精染色完毕后，进行水洗，将切片架浸泡在洗片盒中，换水 3 次；使用 0.5%盐酸乙醇溶液对组织切片进行分色；使用 70%乙醇脱水 5min，80%乙醇脱水 5min；使用伊红溶液对组织切片进行处理 3～30s；梯度乙醇脱水；梯度二甲苯透明；树脂封片，待观察。

观察对照组与心肌缺血再灌注组切片，对比心肌细胞排列是否整齐、细胞膜是否完整，细胞质、细胞核着色是否均匀，横纹是否清晰可见。

【讨论】　分组讨论，心肌缺血再灌注对心肌细胞形态和功能有什么影响？为什么？

（大连大学　曲　鹏）

第五篇 形态学虚拟仿真实验

医学形态学是一门重要的基础学科，然而传统的形态学教学存在尸源不足、病理标本不典型、直观性差等问题。近年来备受关注的虚拟仿真教学具有形象、直观的优势，但缺乏真实感。如果将两者联系起来，虚实结合，就能发挥各自的优势，无疑是最为理想的形态学教学新模式。

随着现代数字网络技术和教育技术的发展，虚拟仿真实验教学已经在医学教育中得到了广泛应用。目前国内有多种形态学虚拟仿真实验系统，主要包括数字化人体解剖教学系统和医学形态学数字化切片系统，本节将对其进行简要介绍。

一、数字化人体解剖教学系统

数字化人体解剖教学系统是将大量真实人体断面数据信息在计算机里整合重建成人体的三维立体结构图像，是医学与信息技术、计算机技术相结合的成果。可以为医学教学提供全面的解剖学教学素材。

该系统可实现现实与虚拟的对比结合，有利于学生学习和记录，配合多点触控操作可实现对三维模型任意角度拖动、旋转、平移、缩放、透明度调节、结构隐藏、显示、分离及着色，能够实现仰视、俯视等观察效果，各结构都有中、英文名称及标准发音，并具有预置位存储、人体断层浏览（可通过拖动横、矢、冠 3 个方向的虚拟切面对三维模型进行切割得到任意位置的断面图像，能够任意放大、缩小、平移等，可保存截图）、课前预习、课后复习及标本测试功能。三维结构由真实人体横断面数据三维重建得来，位置、形态与原始数据一致，共分为九大系统，可显示 6000 多个解剖结构的三维形态。

软件内部分为“系统解剖学”“局部解剖学”“断层解剖学”“解剖学微课”和“自主学习”5 个模块，紧扣教学大纲，按照教学顺序进行了内容的整合和安排，可以方便快捷地调出数字人体解剖模型，通过磁贴、断层影像、微课视频、图片、动画等手段提供大量优质教学资源，极大地方便教师进行数字化授课和学生进行课前、课中、课后自主学习。

数字化人体解剖教学系统功能简介：

1. 磁贴预置位，便于快速调用 该软件具备课件制作模块，可将老师授课教案制作为包含预置位的教学课件，并以磁贴（图 5-1-1）方式置于主界面中，方便学生在预习和复习过程中快速调用设置好的三维人体结构。

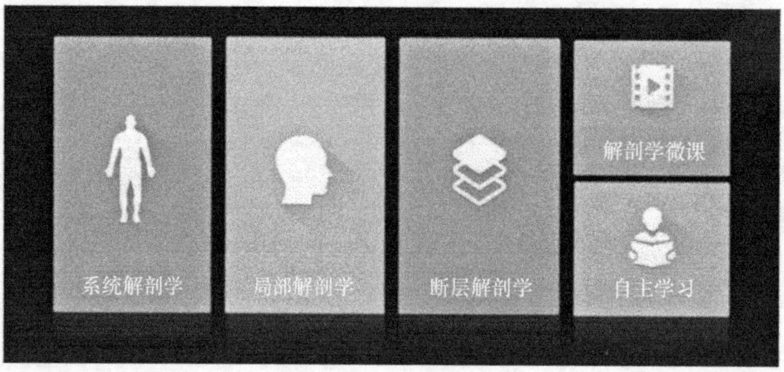

图 5-1-1 磁贴示例

2. 形象立体，支持三维观察 所有解剖结构图像经过三维重建而成，可以任意角度旋转，随意放大缩小，便于转变视角、多方位观察，包括俯视和仰视等视角。学习过程中可对照各种模型、标本，可形象立体地对人体结构进行观察、学习（图 5-1-2）。

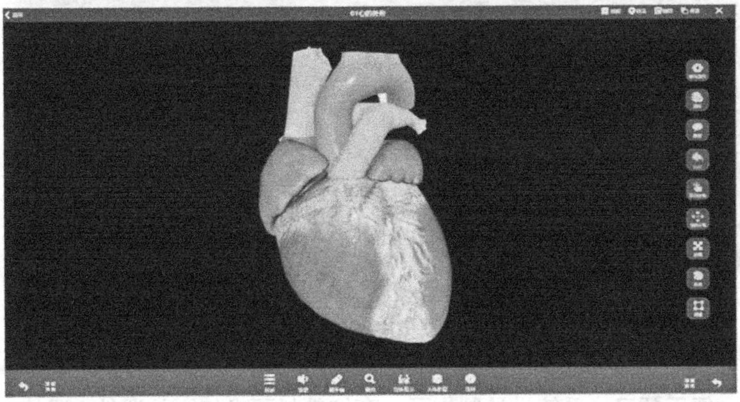

图 5-1-2　三维图像示例

3. 功能多样，利于学习与记忆　为了更好地服务于学生学习，系统设计了很多快捷方便的功能，包括背景切换、标注、分离、透明、染色、剥离、查找、发音、随手画、立体显示等，极大地方便了学生学习与记忆（图 5-1-3～图 5-1-6）。

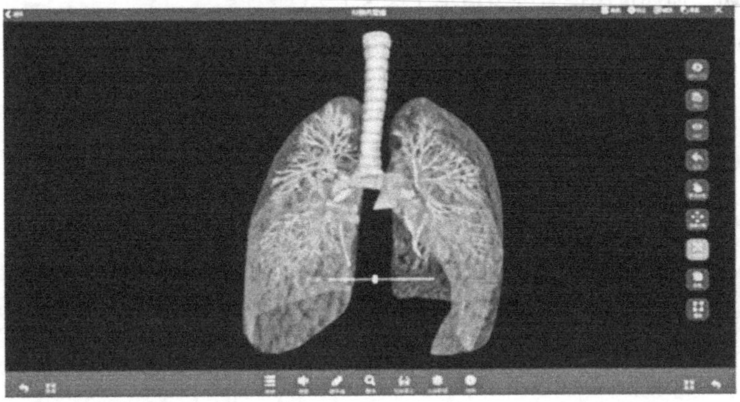

图 5-1-3　透明功能示例

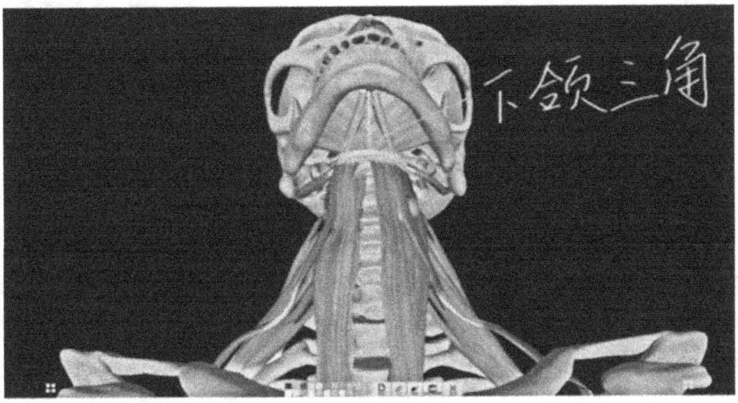

图 5-1-4　随手画功能示例

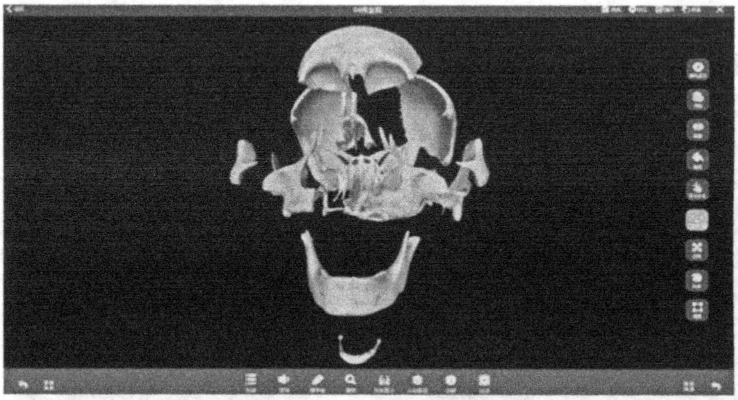

图 5-1-5　分离功能示例

4. 注解丰富，便于预习　系统设计制作了一套按教材要求编写的课件，课件内容包含系统解剖学和局部解剖学。每个解剖结构都加注了文字说明和关键结构标注，并带有各解剖结构的英文名称和英文发音。学生可以系统地进行课前预习，便于初步了解各结构的基本位置、功能等特点。

5. 虚实对照，深入复习　系统设计了大量实景解剖图像资料，可以对照学习，解剖图像可以触控操作，任意角度旋转，随意放大缩小，便于转变视角、多方位观察。学生可通过虚实对照，全面了解人体结构，加深巩固课堂学习成果（图 5-1-7）。

6. 标本试题，强化记忆　系统内现有 2000 余道练习题，包含理论练习和标本试题。标本练习较传统方式更加直观，可多角度观察解剖结构。

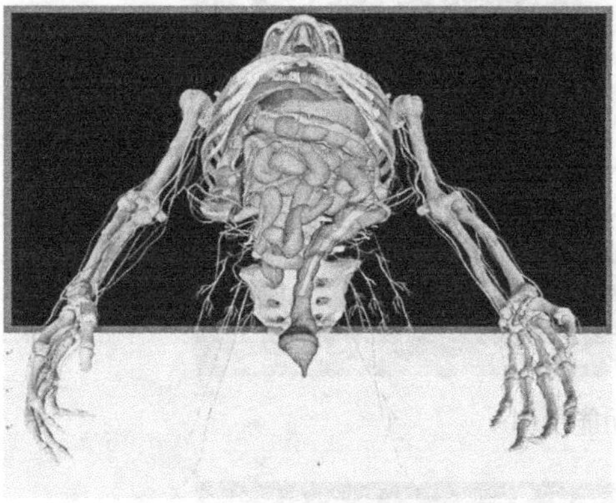

图 5-1-6　立体显示功能示例

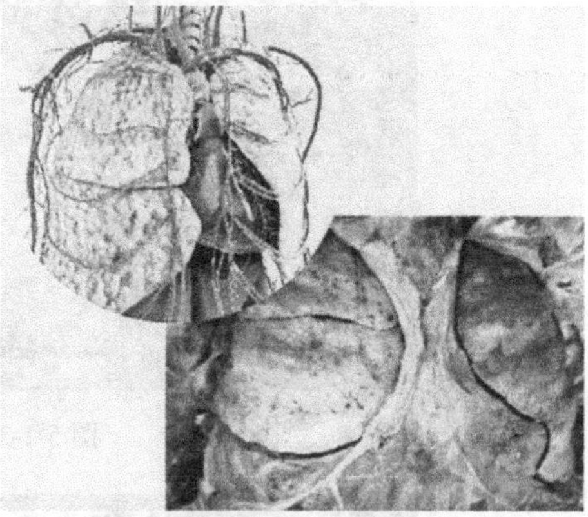

图 5-1-7　虚实对照示例

（大连大学　曲　鹏）

二、医学形态学数字化切片系统

医学形态学数字化切片系统将“数字切片标本”和“真实玻片”相结合，有效地将本校教学资源与系统资源库相结合，更加方便形态学实验教学工作的展开，并可达到更好的教学效果。

该系统含有组织学切片、病理学切片和病理学大体标本 3 个模块，具有实验室教学和自主学习两种模式。

系统中拥有不断完善的数字化标本库，其教学资源优质，数量众多，紧贴教学大纲，并进行了全面的等级划分与管理，可满足五年制本科及以上相关教学需求。系统内置动态课件制作系统，可导入原有课件，制作动态课件，并可自由添加系统资源、外部资源、链接及视频，方便教师教学和学生预习。系统专门开发的考试模块功能完备，可满足学校的数字化考试需求，实现自主出题、导入题库、编辑试卷、辅助阅卷并统计分数。

数字化切片系统功能简介：

1. 教学切片，自由导入　该系统可根据学校教学需求对切片标本库进行编辑，以适应本校所使用的教材。系统内置2000多个切片标本，可覆盖教学大纲所有教学内容，亦可将本校的优质教学切片通过专业切片扫描设备扫描后导入系统内，从而不断丰富本校的教学资源（图5-1-8）。

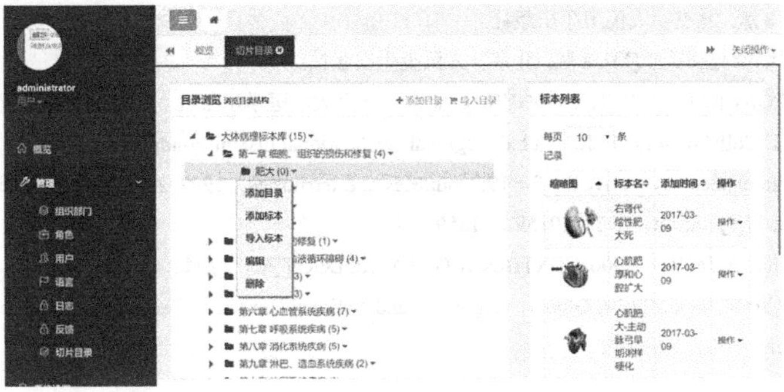

图5-1-8　切片导入示例

2. 视频教学课件，方便实用　按照教材章节编排视频，视频内所有切片内容均来自切片库。每段内容长约15分钟，将本章节教学重点进行系统化梳理讲解，使学生提前了解本章节学习重点。

3. 交互功能，即时交流　通过多种多样的数字化互动方式，为学生与老师、学生与学生之间的交流、学习、答疑与讨论提供极大便利，从而为互动式教学和个体化教学提供可能性。交互方式分为发表提问、回复留言、在线交流三种（图5-1-9）。

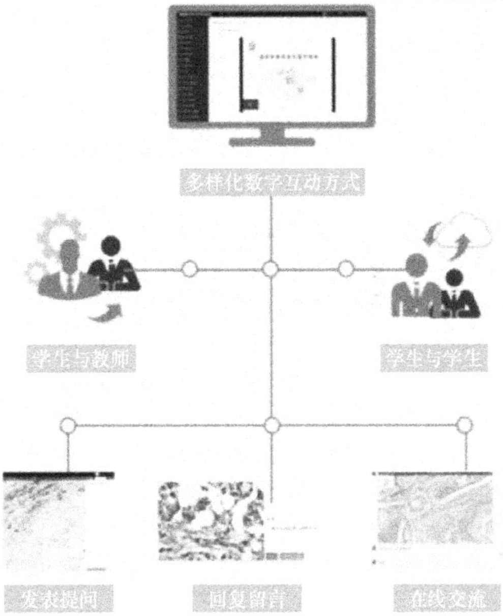

图5-1-9　交互功能示意

4. 数据统计，系统管理　提供完善的后台管理功能与大数据统计功能，方便班级辅导员及任课教师对系统的登记与注销、任课教师的参与度与解答效率、权限管理等方面进行便捷的管理与维护。

5. 试题导入，自主练习　系统中搭配专业考试软件，可将学生账号进行批量导入，快速组织考试。考试软件可提供强大的试题导入功能，方便教师自主编辑试题，可调用形态学教学系统内的切片标本，实现考核切片试题的功能。软件还具有自动阅卷功能，可将学生考试成绩自动统计并形成表格。

系统内置大量练习题，习题库汇集了大量常见习题、易错习题供学生练习，教师也可自主编辑习题，便于学生检验学习成果，进行更有针对性地进行学习。

（大连大学　陶　然　杨利敏）

参 考 文 献

范英昌，2013. 病理学 PBL 教程[M]. 北京：中国中医药出版社.

韩卉，贾雪梅，汪学龙，2009. 医学形态学实验教程[M]. 北京：科学出版社.

李玉林，2013. 病理学[M]. 8 版. 北京：人民卫生出版社.

邹仲之，李继承，2013. 组织学与胚胎学[M]. 8 版. 北京：人民卫生出版社.

Earl Brown，2002. VASIC CONCEPTS IN PATHOLOGY[M]. 北京：北京大学医学出版社.

GBD 2017 DALYs and HALE Collaborators，2018. Global，regional，and national disability-adjusted life-years（DALYs）for 359 diseases and injuries and healthy life expectancy（HALE）for 195 countries and territories，1990–2017：a systematic analysis for the Global Burden of Disease Study 2017[J].Lancet，392（10159）：1859-1922.

Parakrama Chandrasoma，Clive R.Taylor，2006. TEXTBOOK OF PATHOLOGY[M]. 北京：科学出版社.

Roth GA，Johnson C，Abajobir A，et al，2017. Global，Regional，and National Burden of Cardiovascular Diseases for 10 Causes，1990 to 2015[J]. J Am Coll Cardiol，70（1）：1-25.

附　　录

附录一　基本操作技术

一、显微镜的结构和使用

显微镜是形态学实验室必备的实验仪器，是医学生进行形态学实验的主要工具。

（一）普通光学显微镜的结构和使用

1. 机械部分

（1）镜座：圆形、马蹄铁形或方形，位于镜的底部，起支撑作用。

（2）镜臂：位于镜座的后方，呈弓形，是取放显微镜时手握部位。

（3）镜筒：为一圆柱形的空心筒，上端装有目镜，下端装有物镜转换器，可调整。

（4）载物台：是物镜下方的方形台，中央有一圆孔，可通透光线，是放置标本玻片的平台，台上有标本夹或推进器。

（5）物镜转换器：是镜筒下端的圆盘，盘上可装 3～4 个物镜。转换过程中，听到滴答声，提示转换到位，方可进行观察。

（6）粗调节螺旋：位于靠近镜臂下端的两侧，旋转时，可使载物台升降，使用时注意旋转方向与载物台升降的关系。

（7）细调节螺旋：位于粗调节螺旋外侧，旋转时，仅使镜筒轻微上升或下降，使用时注意不要旋转过快。

2. 光学部分

（1）目镜：位于镜筒上端，其上标有 5× 或 10×，表示放大倍数，其中一目镜内安装有黑色指针，以指示观察目标。

（2）物镜：位于旋转盘的下方，一般有低倍镜（10× 或 8×）、高倍镜（40× 或 45×）、油镜（100×）3 种。

$$物像放大倍数 = 目镜倍数 \times 物镜倍数$$

（3）聚光器：位于载物台的下方，有一组凸透镜和一个光栏构成，可聚集光线和控制进入聚光器内光线的强弱。

（4）反光镜：是位于聚光器下方的圆镜，有平、凹两面。平面镜反射的光线弱，凹面镜反射的光线强。

3. 使用方法

（1）低倍镜的使用方法

对光：转动粗螺旋调节，略升高镜筒；旋转物镜旋转盘，使低倍镜对准通光孔。在目镜上观察，同时调整反光镜，使视野均匀明亮。

玻片放置：将玻片上有标本的位置（盖玻片向上）放在载物台上，对准物镜下方，用标本夹夹好。

调节物距：转动粗调节螺旋，从侧面注视物镜，使之下降到距玻片 0.5cm 即可。

观察：观察视野，转动粗调节螺旋，慢慢升高镜筒，直到视野中出现标本的物像，再转动细调节螺旋，直到视野中物像清晰为止。若第一次未看清物像，就再从“调节物距”做起。

（2）高倍镜的使用方法：在低倍镜下看到清晰物像后，将要观察部位移到视野中央。转动螺旋盘，调节高倍镜，注意镜头勿接触玻片标本，以免压碎玻片。

调节物距：观察视野，用细调节螺旋使镜筒慢慢向上、下移动，即可看到清晰物像（切勿使用粗调节螺旋）。取下玻片时，要转动粗调节螺旋，使镜筒上升，方可取出玻片。

（3）油镜的使用方法：在高倍镜下看到清晰的物像后，将要观察的部位移到视野中央。在玻片标本上滴一滴香柏油，再转油镜进行观察。油镜观察完毕，必须用擦镜纸将油镜镜头擦干净。

显微镜使用完毕，将物镜转成“八”字形，取下标本，再将载物台缓缓落下，检查零件有无损伤，特别注意物镜是否沾水、沾油，将光亮度调节开关调至最小。

（二）荧光显微镜的结构和使用

荧光显微镜可用来观察被检测物体内的自发荧光物质或荧光素染色、标记的结构，由光源、滤片系统和显微镜3部分构成。光源为高压汞灯，可产生短波的紫外光，受检标本内的荧光，取决于光源激发光的强度，如果停止供能，荧光现象随之消失。细胞内的某些成分可与荧光染料结合而发出荧光，如溴化乙锭与吖啶橙可与DNA结合而发荧光，以此进行细胞内DNA测定。荧光显微镜是免疫荧光细胞化学的基本工具，主要用于血清中自身抗体的检测、组织中免疫球蛋白及补体组分的检测、微生物的快速鉴定、激素和酶的组织定位等。

（三）倒置相差显微镜的结构和使用

此种显微镜与放大镜起着同样的作用，是把光源和聚光器安装在载物台上方，物镜放置在载物台下方，这样可将细胞培养标本直接放在载物台上观察。人们用普通光学显微镜无法看清未经染色的活细胞，是由于光线通过活细胞时，波长和振幅变化不大。此时使用倒置相差显微镜可以观察到活细胞的微细结构和变化。倒置相差显微镜就是将经过透明物体的直射光延迟或提前1/4波长，并和绕射光产生干涉，使相位差变成振幅差，出现明暗差异，对比度增加，能更清晰地观察活细胞的微细结构。倒置相差显微镜常用于组织培养，能观察活细胞形态及生长情况。

（四）电子显微镜的组成和使用

电子显微镜，简称电镜（electron microscope，EM），目前已成为现代科学技术中不可缺少的重要工具。电子显微镜技术是建立在光学显微镜的基础之上的，光学显微镜的分辨率为0.2μm，透射电子显微镜的分辨率为0.2nm，也就是说透射电子显微镜在光学显微镜的基础上放大了1000倍。

电子显微镜按结构和用途可分为透射式电子显微镜、扫描式电子显微镜、反射式电子显微镜和发射式电子显微镜等。

透射式电镜常用于观察那些用普通显微镜不能分辨的细微物质结构；扫描式电镜主要用于观察固体表面的形态，也可与X射线衍射仪或电子能谱仪相结合，构成电子微探针，用于物质成分分析；发射式电镜用于自发射电子表面的研究。

1. 电子显微镜组成 由镜筒、真空装置和电源柜3部分组成。

（1）镜筒：由电子源、电子透镜、样品架、荧光屏和探测器等部件构成，这些部件通常是自上而下地装配成一个柱体。电子透镜用来聚焦电子，是电子显微镜镜筒中最重要的部件。一般使用的是磁透镜，也有使用静电透镜的。磁场或电场使电子轨迹向镜筒轴线弯曲形成聚焦，原理与光学透镜使光束聚焦是一样的，所以称为电子透镜。探测器则用来收集电子信号或次级信号。

（2）真空装置：用以保障显微镜内的真空状态，防止电子在其路径上被吸收或偏向，由机械真空泵、扩散泵和真空阀门等构成，通过抽气管道与镜筒相连接。

（3）电源柜：由高压发生器、磁电流稳流器和各种调节控制单元组成。

2. 样品处理

（1）样品固定方法：

1）快速冷冻法：用制冷剂（如液氮、液体氟利昂、液体丙烷等）使生物材料急剧冷冻，使组织和细胞中的水只能冻结成体积极小的冰晶甚至无定形的冰态。这种方法使细胞结构不致被冰晶破坏，生物大分子可保持天然构型，酶及抗原等能保存其生物活性，可溶性化学成分（如小分子有机物和无机离子）也不致流失或移位。用此法固定的样品既可提供组织、细胞结构的形态学信息，又可提供相关的细胞化学信息。

2）化学固定法：固定剂有凝聚型和非凝聚型两种，前者如光学显微术中常用的乙醇、氯化汞等，但此法可使大多数蛋白质凝聚成固体，结构发生重大变化，常导致细胞的细微结构出现畸变。非凝聚型固定剂包括戊二醛、丙烯醛和甲醛等醛类固定剂和四氧化锇、四氧化钼等，它们对蛋白质有较强的交联作用，可以稳定大部分蛋白质而不使之凝聚，避免了过分的结构畸变。需注意固定剂溶液的浓度、pH 及所用的缓冲剂类型、渗透压、固定时间和温度等对固定效果都有不同程度的影响。

（2）脱水：使用乙醇和丙酮逐级脱水。

（3）包埋：用适当的树脂单体与硬化剂的混合物，逐步替换组织块中的脱水剂，直至树脂均匀地浸透到细胞结构的一切空隙中。之后，将组织块放于模具中，通过加热使树脂聚合成坚硬的固体。用作包埋剂的树脂有甲基丙烯酸酯、聚酯和环氧树脂等。

（4）切片：使用特制超薄切片机制备超薄切片。

（5）染色：一般切片染色所使用的染色剂为金属铀盐和铅盐的双重染色，为显示某种特殊结构，则可采用与该结构有特异性结合的选择性染色剂。

（五）激光扫描共聚焦显微镜

激光扫描共聚焦显微镜（laser scanning confocal microscopy，LSCM）是在传统光学显微镜基础上，用激光作为光源，采用共轭聚焦原理和装置，并利用计算机对所观察的对象进行数字图像处理观察、分析和输出。目前 LSCM 已广泛用于荧光定性、定量测量以及细胞断层扫描、三维图像重建、活细胞动态荧光监测、荧光光漂白恢复、激光显微外科等方面。此外，LSCM 还可用于多重荧光染色的检测，如同时观察细胞膜、细胞器、细胞核结构，也可同时检测细胞内游离钙、pH、膜电位等的动态变化，是检测组织细胞荧光信号的最为新颖和先进的技术手段，已经成为生物医学实验研究的必备工具。

1. LSCM 组成　包括激光光源、扫描装置、荧光显微镜、数字信号处理器、计算机系统、图像输出设备等部分，以及风冷、水冷冷却系统及稳压电源等辅助设备。

2. LSCM 原理　采用激光束作光源照射标本，发出的荧光被物镜收集，经由双向色镜构成的分光器反射至物镜，通过探测针孔时先聚焦，聚焦后的光被光电倍增管探测收集，并将信号输送到计算机，处理后在计算机显示器上显示图像。在这个光路中，来自焦平面的光，可以汇聚在探测孔范围之内，而来自焦平面上方或下方的散射光都被挡在探测孔之外而不能成像。因此，非观察点的背景呈黑色，反差增加，成像清晰。以激光逐点扫描样品，探测针孔后的光电倍增管也逐点获得对应光点的共聚焦图像，转为数字信号传输至计算机，最终在屏幕上聚合成清晰的整个焦平面的共聚焦图像。每一幅焦平面图像实际上是标本的光学横切面，这个光学横切面总是有一定厚度的，又称为光学薄片。由于焦点处的光强远大于非焦点处的光强，而且非焦平面光被针孔滤去，因此共聚焦系统的景深近似为零，沿 Z 轴方向的扫描可以实现光学断层扫描，形成待观察样品聚焦光斑处二维的光学切片。把 X-Y 平面（焦平面）扫描与 Z 轴（光轴）扫描相结合，通过累加连续层次的二维图像，经过专门的计算机软件处理，可以获得样品的三维图像。

3. LSCM 检测内容　LSCM 检测内容和应用范围非常广泛，如检测细胞内离子、DNA 或 RNA、膜电位、pH、细胞间通讯、细胞膜流动性、细胞亚微结构、抗原表达、组织细胞病理改变等。

（大连大学　曲立文）

二、病理标本的取材

（一）标本核对

记录者和取材医师首先核对病理申请单及送检标本，对申请单依次进行病理编号，并核对申请单上填写的取材部位、送检标本份数及具体数量，取材医师核对无误后对对送检标本进行客观描述，确定病变部位组织，然后切取厚薄适度的组织块，装入脱水盒。

（二）取材

1. 认真检查切除的大体标本，注意各系统脏器大体检查的特殊要求。

2. 测量标本的大小，描述标本的形状、色泽、包膜及质地，特殊情况下还需在切开标本前称重，带有脏器的标本还应注意检查病变与有关脏器的关系。

3. 切开标本，如实性区域须观察标本质地、颜色、有无出血或坏死，若为肿瘤需肉眼观察浸润的深度和范围；如囊性区域须观察标本囊壁的厚度、内外表面、内容物及其性状等。

4. 必要时可绘制简图、拍照或摄像说明标本大体特点和解剖关系并保存。

5. 切取有代表性的病变区域组织及周边正常组织，肿瘤标本应切取包括切缘、肿瘤包膜、转移部位、淋巴结等。骨或钙化组织需要先经脱钙处理，腔道器官及囊壁组织应立即包埋。切取的组织块面积通常为2.0cm×1.5cm，厚度不超过3.0mm，组织块过大过厚会影响固定液的渗透从而导致固定不充分，组织块的数量以满足诊断及相关研究为标准。

（三）注意事项

1. 每例标本取材前后，均应用流水彻底清洗取材台面和所有相关器物，避免交叉污染。

2. 细小标本取材时可用伊红点染并用滤纸或纱布包裹，严防标本丢失。

3. 取材刀刃要锋利，避免使用钝刀或齿镊过度挤压组织，取材动作要轻柔，不可来回切割或过度牵拉组织，以免组织结构变形或内部细胞脱落。

4. 组织块切面应尽量平整。

5. 所取组织应包括各脏器的重要结构或全层。

三、组织切片制作与苏木精-伊红染色

苏木精-伊红染色（hematoxylin-eosin staining，HE染色）能较好地显示组织结构和细胞形态，利于观察、描述正常和病变组织的形态学改变，是临床病理诊断及研究中最常用和最基本的方法。苏木精是一种碱性染料，可将细胞核染成蓝色，伊红是酸性染料，可将多数细胞的细胞质和核仁染成红色。

（一）制作组织切片

1. 脱水、透明 将固定好的组织块经过80%、90%、95%、100%各种浓度乙醇脱水2h，透明剂处理30min左右，使组织块中的水分被溶剂所取代，组织块变得透亮，称为透明，常用的透明剂有二甲苯、三氯甲烷、水杨酸甲酯等。

2. 浸蜡、包埋 将透明后的组织块置于溶化的石蜡内浸渍取代透明剂的过程称为浸蜡，再用融化的固体石蜡包起的过程称包埋，包埋后便制成含组织的蜡块。经过包埋的组织具有一定的硬度和韧度，有利于切成薄片。用于包埋的石蜡熔点一般为56～60℃。但在有些情况下，如需保持组织内酶的活性则需采用低温石蜡包埋。

3. 切片、贴片 采用石蜡切片机进行切片，切片厚度一般为3～5μm，可将切片平摊于一块玻璃上，迅速滴加30%乙醇溶液使组织片完全展开，再移入40℃的水中，也可直接将组织切片移入40℃的水中，待切片完全展开后将其贴附于载玻片上，经56～60℃恒温箱或烘箱内烤片

30～60min。

（二）HE 染色

二甲苯脱蜡 10min×2；100%乙醇 5min×2；95%、80%乙醇各 10min，自来水洗 1min，蒸馏水洗 1min；苏木精染色 5min，流水冲洗 5min；1%盐酸-乙醇分化 20s（镜下控制），水洗 2min；1%稀氨水返蓝 30s（镜下控制），水洗 2 min；伊红染色 90s；80%乙醇脱水 10s，95%乙醇 10s，100%乙醇 5min；100%乙醇 10min；二甲苯 10min×2；中性树胶封片。

四、组织化学与细胞化学技术

组织化学和细胞化学技术是以组织学和细胞学为基础，运用物理和化学的方法来显示细胞组织结构中各种化学物质（如无机物、脂类、蛋白质、维生素、核酸、酶等）的定性、定位、定量的技术，从而分析、研究生物在生理或病理状态下，细胞和组织的代谢、功能及形态的变化规律。

（一）细胞化学和组织化学的基本方法

与常规的组织学方法一样，细胞化学和组织化学方法也同样需要经过取材、固定、制片、染色等过程，只是要求更加严格。

1. 取材 组织块不宜过大，光镜标本一般为 1.5cm×1.0cm×0.3cm，电镜标本的大小约在 0.5mm 左右。

2. 固定 固定既要最有效地保存细胞、组织内的化学成分和酶的活性，防止其弥散、移位、溶解或丢失，同时还必须保持细胞、组织良好的形态结构，防止细胞和组织收缩、膨胀变性及自溶。因此，根据组织内的化学物质、酶的特点，选择适宜的固定剂是非常必要的。

常用的细胞和组织化学固定剂：Baker 甲醛钙中性固定液（固定时间 2～4h）、多聚甲醛-磷酸缓冲固定液、戊二醛-磷酸缓冲固定液、甲醛-蔗糖-磷酸缓冲固定液等。

3. 制片 方法有涂片法、石蜡切片法、冷冻切片法等，其中冷冻切片法最常使用。

4. 常用显示方法

（1）糖类显示法：最常用于显示细胞、组织内的多糖和蛋白多糖的方法是过碘酸希夫（periodic acid Schiff，PAS）反应。基本原理是糖被强氧化剂过碘酸氧化后，糖羟基氧化为醛基，与 Schiff 试剂中的无色碱性品红-亚硫酸氢钠复合物结合，形成紫红色反应产物，PAS 反应阳性即表示多糖的存在。

（2）酶类显示：细胞内含有多种酶，每一种酶可催化一定的化学反应。酶的显示法是通过显示酶的活性来表明酶的存在，而不是酶的本身。将具有酶活性的组织放入含有一定底物的溶液中孵育，底物经酶的作用形成初级反应产物，它再与某种捕捉剂相反应，形成显微镜下可视性沉淀，即最终反应产物。

如欲显示细胞内酸性磷酸酶，先将切片放入含有酶底物（常用 β-甘油磷酸钠）的溶液（pH5.0）中孵育，底物经酶的作用，水解并释放出磷酸；用捕捉剂硝酸铅与磷酸反应，形成细微的磷酸铅沉淀，可在电镜下检出；如再用硫化铵处理时，磷酸铅被置换成硫化铅沉淀，可在光镜下见到。

（3）脂类显示：脂类物质包括脂肪与类脂，标本可用甲醛固定或冷冻切片，用油红、苏丹Ⅲ、苏丹黑 B、尼罗蓝等脂溶性染料染色；亦可用锇酸固定兼染色，脂类呈黑色。

（4）核酸显示法：显示 DNA 的传统方法为福尔根反应。切片先经稀盐酸处理后，使细胞内 DNA 水解，打开 DNA 分子中脱氧核糖核酸和嘌呤碱之间的连接按键，使其释放出醛基，再用 Schiff 试剂处理，形成紫红色反应产物。

如用甲基绿-派洛宁染色，可同时显示细胞内的 DNA 和 RNA，甲基绿与细胞核中的 DNA 结合呈蓝绿色，派洛宁与核仁及细胞质内的 RNA 结合呈红色。

5. 注意事项

（1）实验所用的器械、器皿都必须清洁无污染。

（2）配制试剂时应使用双蒸馏水。

（3）固定、取材都应在冷的环境下进行。

（4）各种试剂的 pH 都要调准，否则影响反应结果。

（5）所用试剂都必须达到分析纯（AR 级）。

（6）同时、同条件情况下要做阴性和阳性对照。

（7）了解和掌握被检组织中所要测定的化学物质或酶的各种特性，做到胸中有数，正确分析实验结果。

（大连大学 陶雅军）

五、免疫组织化学技术

免疫组织化学（immunohistochemistry）又称免疫细胞化学（immunocytochemistry），是利用抗原与抗体间的特异性结合原理和特殊的标记技术，对组织和细胞内的特定抗原或抗体进行定位、定性或定量检测的一门技术。是免疫学和传统的组织化学互相结合而发展起来的，也可以称为原位免疫学。

众所周知，抗体与抗原之间的结合具有高度的特异性。免疫组织化学正是利用这一特性，即先将组织或细胞中的某些化学物质提取出来，以其作为抗原或半抗原去免疫小鼠等实验动物，制备特异性抗体，再用这种抗体（第一抗体）作为抗原去免疫动物制备第二抗体，并用某种酶（常用辣根过氧化物酶）或生物素等处理后再与前述抗原成分结合，将抗原放大，由于抗体与抗原结合后形成的免疫复合物是无色的，因此，还必须借助于组织化学方法将抗原抗体反应部位显示出来（常用显色剂 DAB 显示为棕黄色颗粒）。通过抗原抗体反应及呈色反应，显示细胞或组织中的化学成分，在显微镜下可清晰看见细胞内发生的抗原抗体反应产物，从而能够在细胞或组织原位确定某些化学成分的分布、含量。组织或细胞中凡是能作抗原或半抗原的物质，如蛋白质、多肽、氨基酸、多糖、磷脂、受体、酶、激素、核酸及病原体（寄生虫、细菌、病毒）、肿瘤的标记物（抗原或相关抗原）、受体、神经介质等都可用相应的特异性抗体进行检测。

免疫组织化学除了具有特异性强和灵敏度高的特点外，最大优点是能将形态学改变与功能和代谢结合起来，一方面保持了传统形态学（包括光学显微镜和电子显微镜水平）对组织和细胞的观察客观、仔细的优点，另一方面克服了传统免疫学反应只能定性和定量，而不能定位的缺点。免疫组织化学的定位精确度目前可达到亚微结构水平。随着免疫组织化学技术和图像分析技术的发展，免疫组织化学已进入多标记和定量研究的阶段。这使得该技术成为生物学和医学各个领域中日益广泛应用的研究和诊断的方法。尤其是在肿瘤病理学中已经成为常规的诊断方法，免疫组织化学本身也从技术发展成为一门科学。

免疫组织化学法按标记物质的种类，如荧光染料、放射性同位素、酶（主要有辣根过氧化物酶和碱性磷酸酶）、铁蛋白、胶体金等，可分为免疫荧光法、放射免疫法、酶标法和免疫金银法等。按染色步骤可分为直接法（又称一步法）和间接法（二步、三步或多步法）；按结合方式可分为抗原-抗体结合[如过氧化物酶-抗过氧化物酶（PAP）法]，亲和连接[如卵白素-生物素-过氧化物酶复合物（ABC）法]，链霉菌抗生物素蛋白-过氧化物酶连结（SP）法等，其中 SP 法是最常使用的方法。

一般步骤如下：

（1）烤片：68℃，20min。

（2）常规二甲苯脱蜡，梯度乙醇脱水；二甲苯Ⅰ20min—二甲苯Ⅱ20min—100%乙醇Ⅰ10min

—100%乙醇Ⅱ10min—95%乙醇5min—80%乙醇5min—70%乙醇5min。

（3）阻断、灭活内源性过氧化物酶：3%H_2O_2 37℃孵育10min，磷酸盐缓冲液（PBS）冲洗5min×3。

（4）抗原修复：置0.01mol/L 枸橼酸缓冲液（pH6.0）中煮沸 15～20min，自然冷却 20min以上，再用冷水冲洗外缸，加快冷却至室温，PBS冲洗5min×3。

（5）正常羊血清工作液封闭，37℃10 min，倾去勿洗。

（6）滴加一抗4℃冰箱孵育过夜，PBS冲洗5min×3（用PBS代替一抗作阴性对照）。

（7）滴加生物素标记二抗，37℃孵育30min，PBS冲洗5min×3。

（8）滴加辣根过氧化物酶标记的链霉素卵白素工作液，37℃孵育30min，PBS冲洗5min×3。

（9）DAB反应染色，自来水充分冲洗后苏木精复染，常规脱水、透明、干燥、封片。

（大连大学　杨利敏）

六、原位杂交技术

原位杂交技术（in situ hybridization，ISH）是将核酸分子杂交技术与组织化学技术相结合来检测和定位核酸的一项新技术。它的基本原理是根据核酸碱基互补的原则，利用已知碱基序列并带有标记物的核酸（如DNA、RNA或寡聚核苷酸）作为探针（probe），在一定条件下在组织细胞原位与待测核酸序列如RNA和DNA特异性结合而形成杂交体，然后通过与标记物相应的检测系统即应用组织化学或免疫组织化学的方法去检测带有标记物的核酸探针与待测核酸杂交体，从而达到在原位对组织细胞中的待测核酸序列进行定性、定位和相对性定量的目的。其生物化学基础是DNA变性、复性和碱基互补配对结合。

（一）原位杂交技术的类型

根据所用探针和靶核酸的不同，原位杂交可分为DNA-DNA杂交，DNA-RNA杂交和RNA-RNA杂交三大类。根据探针的标记物是否能直接被检测，原位杂交又可分为直接法和间接法两类。所谓直接法，探针用放射性核素荧光素或一些酶标记，探针与组织细胞内靶核酸所形成的杂交体可分别通过放射自显影荧光显微镜术或呈色的酶促反应直接显示；而间接法一般都用半抗原来标记探针，最后通过用免疫组织化学对半抗原的定位，间接地显示探针与组织细胞内靶核酸所形成的杂交体。

（二）原位杂交技术的优点

与其他形态学技术相比，原位杂交技术具有下列优点：①既具有分子杂交技术特异性强、灵敏度高的特点，又具有组织细胞化学染色的可见性；②既可用新鲜组织做，又可用石蜡包埋组织做回顾性研究；③所需标本量少，可用活检穿刺和细胞涂片标本；④探针易于制备、特异性强敏感性高；⑤应用范围广泛，既可对组织细胞内特定基因和mRNA的表达进行定位、定性和定量检测，又可对病毒核酸进行组织分布、细胞及亚细胞定位研究。

（三）原位杂交技术的操作流程

原位杂交技术的操作流程：①杂交前准备，包括固定、取材、玻片和组织的处理，如何增强核酸探针的穿透性、减低背景染色等；②杂交；③杂交后处理；④显示：包括放射自显影和非放射性标记的组织化学或免疫组织化学显色。

1. 固定　进行原位杂交，组织常需要用化学固定剂固定，目的是为了保持组织细胞形态结构，最大限度地保存细胞内的DNA或RNA的水平以及增加组织的通透性。化学固定剂有沉淀固定剂和交联固定剂两类。常用的沉淀固定剂有乙醇、甲醇和丙酮等，交联固定剂有多聚甲醛、甲醛和戊二醛等。经过沉淀固定剂固定的组织通透性较好，利于探针穿入组织。但是，沉淀固定剂可能引起 RNA 的丧失，而且组织的形态结构保存也不十分理想。醛类交联固定剂可较好地保存组织中的 RNA，对组织形态结构的保存也优于沉淀固定剂，但是组织经戊二醛这样的强交联剂固定后，通透性很低，致使探针进入组织较为困难。在大多数情况下，一般首选 4%多聚甲醛溶液作为固定剂，可获得较好的原位杂交效果，也可将交联固定剂和沉淀固定剂联合应用。采用 4%多聚甲醛溶液固定 1min 并将载玻片放于 70%乙醇溶液中的方法，可获得最好的交联度和 RNA 序列的有效检测。固定方法可采用灌注法或浸渍法。适宜的固定时间取决于固定剂的种类以及组织对固定剂的可透性，一般为室温 1h。也可将新鲜组织先制备成冷冻切片，然后再固定，这种处理方法的杂交结果一般较好。

尽可能使用新鲜组织，由于多数 mRNA 降解速度很快，所以一般尽可能在离体或停止血液供应 30min 内将需要的组织块固定。如是动物实验最好进行灌流固定后取材，这样可使材料保持最佳新鲜度。如是手术材料应在术后立即取材，以 10%甲醛浸泡固定，组织块最好在 0.5～1.0cm^3，过大将影响组织块中央部分的固定效果。如手术后不可能立即固定可将材料保存在低温环境下，尽量减少由于组织自溶导致的 mRNA 降解。

2. 取材 组织应尽可能新鲜。固定应尽早进行，要求组织离体断血至进入固定液的间隔时间越短越好，一般新鲜组织和培养细胞应在 30min 内固定。如用手术切除标本或临床活检，应立即取材，标本运输时应把组织置于一个密闭的容器内，放于冰上，然后可置液氮内速冻保存或固定处理。

3. 组织切片和玻片的处理

（1）组织切片的处理

1）增强组织的通透性和核酸探针的穿透性：常用的方法如应用稀释的酸洗涤，使用去垢剂（清洗剂 Triton-X100）、乙醇或某些消化酶如蛋白酶 K、胃蛋白酶、胰蛋白酶和淀粉酶等。不经蛋白酶消化一般不会得到杂交信号。蛋白酶消化能使固定后被遮蔽的靶核酸暴露，以增加靶核酸的探针可及性。这种广泛的去蛋白作用无疑可增强组织的通透性和核酸探针的穿透性，提高杂交信号，但同时也会减低 RNA 的保存量和影响组织结构的形态。因此，在用量及孵育时间上应慎重掌握。蛋白酶 K 消化作用的浓度及孵育时间应视组织种类、应用固定剂种类、切片的厚薄而定。甘氨酸是蛋白酶 K 的抑制剂，常用 0.1mol/L 的甘氨酸 PBS 清洗以终止蛋白酶 K 的消化作用。为保持组织结构，通常用 4%多聚甲醛溶液再固定。蛋白酶消化的程度要根据不同的实验条件经试验后确定，过度的蛋白酶消化会引起细胞形态结构的破坏及靶核酸的减少，也会导致标本从载片上脱落。

2）减低背景染色：背景染色的形成是诸多因素构成的。杂交后的酶处理和杂交后的洗涤均有助于减低背景染色。在多聚甲醛固定后，浸入乙酸酐和三乙醇胺中以减低静电效应，减少探针对组织的非特异性背景染色。预杂交是减低背景染色的一种有效手段。预杂交液和杂交液的区别在于前者不含探针和硫酸葡聚糖。将组织切片浸入预杂交液中可达到封闭非特异性杂交点的目的，从而减低背景染色。在杂交后洗涤中采用低浓度的 RNA 酶溶液（20μg/ml）洗涤次数，以减低残留的内源性 RNA 酶，减低背景染色。

3）防止 RNA 酶的污染：在标本处理过程中对内源性核酸酶的灭活和原位杂交全过程中避免外源性核酸酶的污染十分重要。RNA 酶普遍存在并且十分耐热，由于在手指皮肤及实验用玻璃器皿上均可能有 RNA 酶，为防止其污染实验结果，在整个杂交前处理过程都需戴消毒手套。所有实验用玻璃器皿及镊子都应于实验前一日进行高温烘烤，以达到消除 RNA 酶的目的。要破坏 RNA 酶，其最低温度必须在 150℃以上。

（2）玻片的处理：用于原位杂交分析的玻片应予彻底清洁，去除灰尘及油脂，因为原位杂交过程步骤繁杂，处理条件要求严格，所以样品有可能会从载玻片上脱落下来，特别是采用甲醛固定、石蜡包埋的组织时更有可能发生。玻片（包括盖玻片和载玻片）应用热肥皂水刷洗，自来水清洗干净后，置于清洁液中浸泡 24h，清水洗净烘干，95%乙醇溶液中浸泡 24h 后蒸馏水冲洗烘干，烘箱温度最好在 150℃或以上过夜，以去除 RNA 酶。盖玻片在有条件时最好用硅化处理，并用锡箔纸包裹，无尘存放。

要应用黏附剂预先涂抹在玻片上，干燥后待切片时应用，以保证在整个实验过程中切片不致脱落。常用的黏附剂有铬矾明胶液，其优点是价廉易得，但黏附效果较差；多聚赖氨酸液具有较好的黏附效果，但价格昂贵；一种新的黏附剂 3-氨丙基-3-乙氧基硅烷（APES）黏附效果好，价格较多聚赖氨酸便宜，制片后可长期保存使用。

4. 杂交　杂交是将杂交液滴于切片组织上，加盖硅化的盖玻片，或采用无菌的蜡膜代替硅化的盖玻片以防止孵育过程中杂交液的蒸发。在盖玻片周围加液状石蜡封固或加橡皮泥封固。硅化的盖玻片的优点是清洁无杂质、光滑，不会影响组织切片与杂交液的接触，盖玻片自身有一定重量能使有限的杂交液均匀覆盖。

5. 杂交后处理　杂交后处理的目的是除去未参与杂交体形成的过剩探针，消除与组织或细胞非特异结合的探针，减低背景，增加信噪比。杂交后处理包括系列不同浓度、温度的盐溶液漂洗，因为大多数的原位杂交实验是在低严格度条件下进行的，非特异性的探针片段黏附在组织切片上，增强了背景染色。RNA 探针杂交时产生的背景染色特别高，通过杂交后的洗涤能有效地减低背景染色，获得较好的反差效果。在杂交后漂洗中的 RNA 酶液洗涤能将组织切片中非碱基配对 RNA 除去。一般遵循的共同原则是盐溶液浓度由高到低，而温度由低到高。必须注意在漂洗过程中切勿使切片干燥，干燥的切片即使用大量的溶液漂洗也很难减少非特异性结合，从而易增强背景染色。

6. 显示　探针与靶核苷酸结合形成杂交体，对其检测的方法因探针的标记物不同而异，根据核酸探针标记物的种类分别进行放射自显形或利用酶检测系统进行不同显色处理。当带有酶的抗半抗原抗体（或者抗生物素蛋白）通过搭桥（或直接）与探针连接后，酶催化底物混合液中的底物发生反应，使其产生有色沉淀物即为阳性反应。目前大多数学者都采用碱性磷酸酶和辣根过氧化物酶与抗半抗原抗体（或抗生物素蛋白）连接进行检测。

细胞或组织的原位杂交切片在显示后均可进行半定量的测定。如放射自显影可利用人工或计算机辅助的图像分析检测仪检测银粒的数量和分布的差异。

七、图像采集和分析技术

显微图像分析包括定性和定量两方面，常规形态学观察基本上是定性分析，如肿瘤病理诊断主要依靠观察瘤细胞异型性的大小来判断肿瘤的良恶性，缺乏精确客观的定量标准。随着电子计算机技术的发展，超大规模集成电路和图像处理专用芯片问世，显微图像分析系统进入了实验室和研究室，使形态学教学和科研从定性向定量方向的发展成为可能。

（一）制作切片

显微图像分析系统所用的切片与常规组织学切片的制作方法及要求基本相同，可根据实验者或研究者的目的选择适当类型切片，如教学切片、外检切片、动物实验切片、免疫组化切片、原位分子杂交切片、细胞培养和细胞涂片等。

（二）获取图像

通过显微镜将切片图像放大，数码相机将图像信号转换为数字信号。利用存储器来存储图像在摄像机上，它通过液晶显示屏实现即拍即现，拍完一张照片后，图像立即在屏幕上显示。如果满意就存储，不满意就抹掉，如同在计算机里删除无用的文件一样简单易行。采图时注意设定的参数一致性，应调节焦距使图像最清晰时拍照，选择最有代表性典型区域拍照。另外图像采集卡的性能、显微镜质量、光源强弱、数码相机像素大小都会影响图像质量。

（三）图像分割

在检测过程中要使用图像框和测量框。检测只在图像框内进行，框的大小根据需要而定，测量框在图像框之内，是进行测试的部位。图像分割是将图像中需要测量的目标从背景中分割出来，以便于计算机对分割出来的图形进行测定分析。图像分割的基本要求是分割出来的图形或区域必须与原来的目标大小及形态相吻合。因此，图像分割的好坏是决定测量精度的关键因素之一。

分割的方法很多，如全屏分割、框分割、圆分割、画分割、阈值分割、涂色，连接断开等方法。如图像中确定并且分离出需要分析灰度相的步骤，称阈值分割。“相”是图像中我们想要测量部分的总称。测量需通过选择一定阈值来完成，如果所需相比背景暗，那么所有暗于下限的图像均被选入。例如相的灰度是20～50，20是下限，50是上限，背景的灰度小于20，检测时暗于灰度20的图形均被选入。如果所需相比背景亮，那么亮于上限的图像均被选入。例如相的灰度是5～20，5是下限，20是上限，背景灰度大于20，灰度20以下的相被选入，而背景暗于上限者不被选作测量。

（四）测量与分析

测量是对目标图形的定量描述，只有选择合适的特征参数才能更好地反映目标图形的各项性质，使实验者或研究者做出正确的判断。常选取目标图形的灰度、面积、长度、周长、光密度和光强度等作为特征参数，原始参数可由计算机转化成容易理解的数值。例如，面积可由某图形所占像素数转化为平方微米，使观察者容易理解。最后依据所得的数据类型，选择正确的统计分析方法进行分析。

（大连大学　曲　鹏）

附录二　正常器官参考数据

一、成人主要脏器

脑

全重：1365～1450g（男），1250～1275g（女）
大脑重：约1185g
小脑重：约140g
脑干重：约23g
大脑矢状径：17～19cm
大脑垂直径：12～17cm

脊髓

长：约45cm
重量：27～28g
左右径：颈髓：13～14mm
　　　　胸髓：约10mm
　　　　腰髓：约12mm
前后径：颈髓：约9.0mm
　　　　胸髓：约8.0mm
　　　　腰髓：约9.0mm

脑垂体　大小：8.0mm×12.0mm
　　　　重量：0.6g（男），0.7g（女）

松果体 大小：（7.0～10.0）mm×（3.0～6.0）mm×（3.0～4.0）mm

腮腺 重量：约 30.0g

颌下腺 重量：约 17.0g

胸腺 重量：16.0～25.0g（20～45 岁）

心脏 重量：约 300g（男），约 250g（女）

左右心房壁厚：1.0～2.0mm

左心室壁厚：9.0～12.0mm

右心室壁厚：2.0～3.0mm

二尖瓣周径：约 10.0cm

三尖瓣周径：约 12.0cm

主动脉瓣周径：约 7.5cm

肺动脉瓣周径：8.5～9.0cm

肺动脉周径：约 8.0cm

主动脉 长：42.5～50.0cm

壁厚：1.5～2.0mm

升段周径：约 7.5cm

降段周径：4.5～6.0cm

腹段周径：3.5～4.5cm

甲状腺 重量：20.0～40.0g

大小：（1.5～2.5）cm×（3.0～4.0）cm×（5.0～7.0）cm

甲状旁腺 重量：115～130mg

大小：（6.0～7.0）mm×（3.0～4.0）mm×（1.5～2.0）mm

肺 左侧重：325～450g

右侧重：375～550g

肝 重量：1400～1600g

大小：长：20.0～30.0cm

宽：10.0～15.0cm

厚：12.7～15.0cm

脾 重量：125～175g

大小：（2.5～3.7）cm×（7.7～10.0）cm×（10.0～12.5）cm

胰 重量：60～120g

大小：约 3.8cm×4.5cm×23.0cm

肾 重量：每个约 150g

大小：（3.0～4.0）cm×（5.0～6.0）cm×（11.0～12.0）cm

皮质厚：6.0～7.0mm

皮髓质比例：1∶3

肾盂容量：10.0～15.0ml

输尿管长：约 28.0cm

膀胱 容量：约 500ml

重量：30.0～60.0g

厚：约 2.5mm

前列腺 平均重量：16.0～22.0g

大小：（3.1～3.5）cm×（3.5～4.5）cm×2.5cm

20～30 岁：约 15.0g
50～60 岁：约 20.0g
70～80 岁：30.0～40.0g

睾丸及附睾 平均合重：17.0～27.0g
平均大小：（2.0～2.7）cm×（2.5～3.5）cm×（4.0～5.0）cm
（新生儿：约 0.4cm×0.5cm×1.0cm）
（青春期：约 1.6cm×2.0cm×3.0cm）

精囊 大小：0.9cm×（1.9～1.8）cm×（4.1～4.5）cm

肾上腺 重量：5.0～6.0g
大小：0.5cm×（2.5～3.5）cm×4.5cm

食管 自环状软骨至贲门长：25.0～30.0cm
壁厚：约 8.0mm

胃 重量：125～175g
纵长：25.0～30.0cm
容量：1000～2000ml
壁厚：约 6.0mm

十二指肠 长：约 30.0cm
宽：约 4.7cm

小肠 长：550～660cm

大肠 长：150～170cm

子宫 重量：33.0～40.0g（妊娠前）
大小：约 7.0cm×4.0cm×2.5cm（妊娠前）
宫颈大小：（1.6～2.0）cm×2.5cm×（2.9～3.4）cm
重量：102～117g（妊娠后）
大小：（3.2～3.6）cm×（5.4～6.1）cm×（8.7～9.4）cm（妊娠后）

卵巢 合重：8.0～12.0g
大小：约 3.8cm×1.9cm×1.2cm

二、新生儿主要脏器重量

脑 50.0～380g（其中小脑约 20g）
心 20.0～25.0g
肺 60.0～100g
肝 100～150g
脾 10.0～14.0g
肾 26.0～34.0g
肾上腺 0.8～5.5g

胸腺在不同年龄的平均重量

新生儿：13.3g
1～5 岁：23.0g
6～10 岁：26.1g
11～15 岁：27.5g
16～20 岁：25.6g

21～25 岁：24.7g
26～35 岁：19.9g
36～45 岁：16.3g
46～55 岁：12.9g
56～65 岁：10.1g
66～75 岁：6.0g

附录三　病理尸体解剖的方法

病理解剖是重要的医学研究方法。在研究疾病的病因、发生、发展、致死原因，以及检验临床诊断治疗的正确性等方面是非常重要的。在进行解剖时，必须严肃认真，按一定方法操作，现将方法概述如下：

一、研究死者的临床病历

解剖之前，详细研究死者的临床病历，包括临床经过、临床诊断以及治疗。这样能使解剖者心中有数，明确应注意检查哪些脏器，做好思想准备。

二、体表检查

先测量体重、身长（由头顶至足跟）、发育和营养状况，然后检查尸斑，尸僵，皮肤色泽，浅表淋巴结有无肿大，全身有无畸形、肿瘤和水肿。

局部检查：①口腔、鼻腔：黏膜状态、分泌物、牙齿数目。②外耳道：有无脓性分泌物。③瞳孔：大小、形状。④外生殖器：有无瘢痕及疝气。

三、胸膜腔的切开及检查

从下颌正中向下沿前正中线（经脐的左侧）而止于耻骨联合，作一直线切开。待皮肤切开后，方可谨慎地切开腹膜。切开腹膜后，即可切断胸壁下缘的肌肉，而扩大腹腔，然后再将胸壁的皮肤连皮下组织和胸大肌一起自胸部中线起剥离以充分暴露肋骨。开胸廓时，用肋骨刀切开肋骨与肋软骨交界处至胸锁关节处。可先以手术刀切断其关节囊，然后以肋骨剪剪断第 1 肋骨。各处剪开后，即可剥离和下部肋骨相连之膈肌，则胸前三角形的胸骨肋骨壁即可拿开而露出心脏上纵隔及其他部分之胸腔。

1. 胸腔的检查　应注意心、肺的位置，大小，彼此间的关系，以及纵隔内淋巴结的外观，大小，硬度。并检查以下各部：

（1）胸膜：注意胸膜的色泽、有无炎性渗出物附着及粘连，胸腔有无积液及气体。

（2）心包膜：在相当于心脏基底部开始，在心包壁层作“人”字形剪开，测量腔内之液体量，正常时不超过 30ml，有无炎性渗出物附着及粘连等。

（3）上纵隔：将胸腺取出，记录其重量。

2. 腹腔的检查　注意腹腔表面性状、色泽，有无渗出物附着、粘连等。腹腔内有无积液及气体。大网膜的位置及与脏器有无粘连，各脏器的位置是否正常。肝脏是否肿大，其下缘是否超过锁骨中线处，超过多少厘米。脾脏是否肿大，在肋缘下何处。检查肠系膜同时注意其淋巴结是否肿大。测定膈肌的高度，也以锁骨中线为准（应在开胸前测量），可用右手伸入膈肌下面，以食指和中指触其最高点，以左手在胸壁沿肋软硬骨连接线测其相应的位置，正常时，右侧最高点达第 4 肋或第 4 肋间，左侧达第 5 肋骨。

四、脏器的取出方法

胸腹腔切开、检查完之后，即可顺次取出下列各脏器，逐一详细检查，并量其重量和体积，即时记录。

1. 心脏 以左手持住心尖，将之向上提起用刀自下向上顺次割断下腔静脉、肺静脉、上腔静脉及肺动脉。此时最好不割断主动脉而使心与主动脉相连，以期能保全一整套的标本。剪开心脏的步骤可按血流顺序行之。即首先以下腔静脉口向上割至上腔静脉口，然后转至右心耳。剖开右心室之第 1 刀是由三尖瓣割起，循右心室右缘割开，直至右心室距心尖不远处，割右室之第 2 刀，可继续第 1 刀之末端向上剪至肺动脉。割开左心房与右心房相似，首先割开肺静脉之四个瓣膜入口，并割至左心耳。开左心室亦有两刀，第 1 刀循心左缘割过二尖瓣直至心尖，第 2 刀继续由第 1 刀的心尖端向上，与冠状动脉前降支平行，距此动脉约 1cm。在肺动脉半月瓣和左心耳之间割开主动脉，各房室内腔均已割开之后，须将其中血液与凝血块除净，详细检查二尖瓣及三尖瓣，测量瓣口周径及左、右心室壁厚度。

2. 肺脏 于两肺肺门切断支气管及血管即可取出称重并检查表面，之后，则沿肺脏的长轴自反侧凸缘向肺门处切去。用左手将肺之内侧面置于切板上按住切去，然后剪开主支气管并剥离，观察肺门各个淋巴结。

3. 脾脏 先将大网膜用剪刀分离，显露小网膜囊，以便检查在胰体部及尾部的脾动脉、脾静脉，然后以左手提出脾脏割断脾门部血管，取出整个脾脏，先测定重量及体积，再以脾脏之最凸处向脾门作一切面，然后可依次作多处平行切面。

4. 肠 肠取出可首先找到十二指肠空肠曲，做两道结扎后剪断之，然后将小肠紧贴肠壁与肠系膜分开，一直向下将结肠及直肠自腹后壁剥开，最后割断直肠。小肠取出后可将肠系膜在其根部与腹后壁分离，并检查肠系膜淋巴结，用刀割开查其切面。肠与肠之间割开最好在解剖最后进行，以免污染其他物品及脏器。割小肠时要用肠剪刀沿肠系膜附着缘切开，因肠内病变多发生在与此相对应的肠黏膜上。

5. 胃、十二指及胰 用肠剪将十二指肠剪开，之后压迫胆囊，看是否有胆汁从乳头流出，以此检查胆道是否通畅，然后剪断十二指肠韧带，胃在膈肌下方与食管分离，将胃、十二指肠及胰取出，取出后可将胰腺剔出，在沿胃大弯剪开胃壁。对于肝硬化尸体，应将胃和食道一同取出，以便观察食道静脉。

6. 肝脏 取肝时可先提取肝右叶，割断其周围连属直至脊柱，慎勿伤及右肾上腺，然后割断下腔静脉，并提起左叶取出。肝脏可沿长轴切开，以观察其切面。

7. 肾脏和肾上腺 宜一同连带取出，首先沿肾外缘作一弓形刀口，割开腹后壁腹膜，将肾与肾上腺一同向上剥离，在肾门处割断肾血管而取出。如泌尿生殖系统有病时宜取出成套的标本，勿使肾与输尿管及膀胱等分离。当将肾上腺自肾脏取下后，沿肾外侧缘切开肾脏直达肾盂，然后剥离被膜显露出肾脏表面并判定被膜与肾实质有无粘连，而肾上腺只切一横刀以观察其切面即可。

8. 盆内脏器 可先将盆壁腹膜剥离，并揭开膀胱，然后以手指循盆两侧向后，用力牵诸脏器向上，使之与骶骨分离，而在靠近耻骨处割断尿道以及直肠，若为女性则将尿道与阴道及子宫输卵管等一齐割断取出。为取睾丸可在阴茎左、右，耻骨之前割开二口，然后推挤睾丸向上而与精索一同取出。沿睾丸长径从附睾对侧向内割之，并用镊子牵拉精曲小管。观察精曲小管有无异常。阴道宜自前壁割开，并向上割开子宫颈直达子宫体，再以此刀口上段割向两旁直至输卵管口。卵巢可顺其长径自凸缘向卵巢门割开。

9. 颈部脏器 可将颈部刀口延至颏下，将头部尽量后仰，然后将软骨刀在下颌角内侧向上刺入，并沿骨之内缘逐渐向前割断口底组织一直绕至对侧该处。此时即可将左手自切离处插入口腔将舌牵出，用力伸入悬雍垂上部，将其自后鼻腔骨壁分离，在两侧则沿扁桃体之外侧向下切开，并将咽及咽后壁软组织与脊柱剥离切断颈部诸血管，向下直抵胸腔，最后连同食管及气管一同取出，为检查食管及气管黏膜可用肠剪沿其后面正中线首先剪开食管，然后剪开气管。为检查甲状腺可作一纵形刀口切开观察其切面。如患有甲状腺肿时，最好连同气管一同取出。

10. 脑　先检查头皮有无外伤，然后自一侧乳突经颅顶向另一侧乳突作一切线。皮肤切开后，可用力将头皮分别向前、后翻转，同时剥离皮下组织及骨膜。待骨上仅留颞肌及其肌膜，而其他组织均已清除干净后，可用小刀在颅前、后作圆周切线，作为将来锯颅时的准绳。于颞肌切开后，用钝器将切线上、下之颞肌及肌膜向上、下剥离，然后用细齿锯沿该线锯断颅骨外板之全部及内板之大部（注意不要完全锯断，以免锯入脑内）。再用凿子、锤，轻轻击破内板之相连部分，用丁字凿掀起颅顶骨，将硬脑膜与骨分开。剪开上矢状窦检查其内有无血栓，再沿颅顶锯缘，将硬脑膜四周剪断。于大脑纵裂深处，将大脑镰前端附着处割开，并拉大脑镰向后，即可露出两侧大脑半球之全部表面，之后用左手托住脑之顶部，右手指伸入脑额叶前端下方，将之扶起露出脑神经、垂体柄及小脑幕，逐一切断之，最后将刀深入脊管内，割断颈髓及椎动脉，即可取出脑髓。然后用小刀将垂体周围组织分离，取出垂体。

五、标本的处理

于切割检查各脏器的同时，切取小块组织固定于10%福尔马林液中。组织块的厚度不宜超过0.5cm，以备制作切片。各脏器作适当切割后，即放于 10%福尔马林液内固定，固定当时必须周密考虑放置位置，以免固定后脏器变形。

六、尸 体 处 理

解剖检查后，将胸膜腔内液体取净，把检查后残余的脏器组织放入体腔内，然后再用报纸、锯末填满体腔，再自颈向下细密地缝合皮肤，头皮亦要缝好。最后拭净体表污染处，为其穿好衣服，运往火葬场。

（大连大学　陶雅军　陈英杰）

附录四　病理学实习方法

病理学实习课一般是在上一次理论课的基础上，运用所学理论知识观察大体标本和组织切片的病理变化。因为标本和切片中所呈现的病理变化只能反映病变发展中的某一片段，即只反映病变全过程中的一部分。要弄清其“来龙去脉”，则必须把观察到的病理变化，运用已学到的理论知识进行逻辑推理，把固定的标本、切片“看活”，既要分析其病变的来源，又要分析它发展的结果，从而获得比较完整的认识。

一、大体标本的观察方法和注意事项

各器官系统、各种疾病的大体标本的观察方法是不相同的，这里仅对大体标本的一般观察原则予以介绍。

1. 判定所观察的标本　这主要是运用已经学过的解剖学知识认出标本是何组织或器官，是哪一侧（指成对的有明显解剖学标志，能分出左、右器官，如肺等）或是该组织器官的哪一部分（如心、脑、肠等的哪一部分）。

2. 判定该标本中有无病理变化（病变）　在判定是何器官组织之后，就要运用所学的该种器官组织的解剖学知识观察它有无异常，即有无病变。为避免遗漏病变，在观察标本时应当按一定的顺序进行观察、描述。一般的观察顺序如下：

（1）首先检查器官的大小、重量、形状、颜色、硬度等，看有无异常。然后再视需要切开进行检查。

（2）切开的实质性器官的检查顺序往往是自外向内逐一进行，即被膜、实质、腔道及血管、其他附属装置，如肺的检查顺序为胸膜、肺实质、气管、血管、肺门淋巴结等，肝的检查顺序为被膜、肝实质、胆管、血管、肝门三件等。

（3）对空腔器官的检查顺序往往是自内向外逐一进行（当然自外向内亦可），如心脏的检查顺序为：心内膜、各瓣膜、腱索、乳头肌及肉柱、心肌、心外膜、冠状血管等；对胃肠的检查顺序则为肠腔、肠内容物、黏膜、黏膜下层、肌层、浆膜层及肠系膜等。

在上述有次序的检查中，如发现有异常之处要判定是否有病变，及是什么样的病变。

3. 判定病变的性质及其发展的阶段 是运用正在学习中的病理学知识对标本进行鉴别的分析综合过程。在这一过程一般应按下列 3 个步骤进行：

（1）实事求是地观察和描述标本中病变的形态变化，这是诊断是否正确的重要基础。标本中有什么就描述什么，绝不要凭空推想，或按一般的理论生搬硬套，也不应漏掉任何一个次要病变。

（2）根据已观察到的病变形态特点和所学的病理知识，初步判定病变归属或由哪几种病理过程而来，如血液循环障碍、物质代谢障碍、炎症、肿瘤等。还必须指出，对于尸体标本，有时应首先鉴别此种变化是生前还是死后的变化，如心脏、血管的血液凝固需要鉴别是生前的血栓还是死后的血凝块。

（3）在上述的判定基础上可初步确定是哪种病理过程的病变，对于符合两种以上病变特征的标本，还可以结合标本的形态特点进一步学习有关章节理论知识，并参考其他已知情况（如该病的病史、病因、年龄、性别等）进行鉴别。此外，一经确定是哪种病变，随之而来的便是判断该病变属于哪个发展阶段，这也是很重要的。因为所看到的标本是各疾病的某一发展阶段的片段，可能是初期、中期或是晚期，这就需要运用所学的理论知识进行判定。

4. 在学习、观察一种病变时尽量做到“几个联系”，主动训练逻辑思维能力和推理能力。

（1）把片段的、静止的标本与该病变在人体内变动、发展以及结局的过程辩证地联系起来，加深对理论的认识。

（2）从大体标本中的改变联系切片中会出现的改变，这样能从宏观到微观更扎实地掌握该病变。

（3）从标本的病变出发主动联系到该患者会出现的临床表现，这样既能提高掌握和运用理论知识的自觉性，又为将来学习相关临床课程打下较好的基础。

（4）对于有两种以上病变的标本，还应注意分析判定各种病变相互间有无联系。它们是同一病理过程的病变结合，还是互无关系的不同疾病。如一心脏标本，冠状动脉有粥样硬化、有血栓形成，同时还有心肌梗死，这三种病变依次有因果关系；而另一心脏标本冠状动脉有粥样硬化，二尖瓣上有血栓形成，它们之间则无因果关系，是性质不同的两种病变。

还应强调的是，从开始观察标本一直到做到“几个联系”，自始至终都应严格贯彻实事求是的精神。观察标本要全面细致，分析问题、进行推理要有科学根据，绝不可以不经全面观察而主观地、脱离实际地空谈理论，必须在学习过程中培养训练这种科学作风。

5. 观察大体标本的注意事项

（1）固定液：同学们所观察的大体标本是取自尸体或临床手术切除的活体标本，为了保存均需用一定的固定液封存在标本瓶中供学习使用。最常见的固定液是 10%中性福尔马林（甲醛）固定液，是无色透明液体，经由其固定的标本，组织呈灰白色，血液呈暗黑褐色。有时为了保存标本的原来颜色而用原色固定液（如凯氏固定液），固定液为淡黄色透明液体，经其固定的组织基本上保持原色不变，所以血液或富于血液的组织或病变仍为红色，在观察标本时应当注意所用的是哪种固定液。

（2）在观察标本时要注意轻拿轻放标本瓶，在拿起来观察时应用双手托住标本瓶，以免损坏；不准倾斜、放倒或倒置，也不要振荡，以免固定液流出，影响对标本的保存和观察。

（3）在复习标本架或标本柜中的标本时，观察之后一定要放回原处，不要乱放。

二、病理组织切片的一般观察方法和注意事项

病理组织切片的观察、描述、诊断亦因各种器官或疾病而有所不同，需要在学习各章节各种疾病时逐步学习和掌握。这里仅就观察切片的一般原则予以简要介绍。

1. 肉眼观察 以手持所要观察的切片先用肉眼观察以下内容：

（1）确定组织或器官：大部分切片以肉眼即可判定出是什么组织或器官，如心肌、肝、脾、肾、肺、脑等。分辨各组织器官对初学者也不大容易，需要反复大量地观察，有了一定经验之后就容易了。

（2）切片的致密度、颜色等是否一致：这种一致与否，不是指正常结构中不同部位上的差异，而是异常改变造成的。如一致可能是无病变，亦可能是一致性的病变；如有不一致的地方，如果不是正常结构上的不同，便可能是病灶所在之处了，在用显微镜观察时尤其要注意此处。

2. 低倍镜观察 用肉眼观察后，辨别出切片上、下面（有极薄的盖玻片那面向上），再放入显微镜下，用低倍镜观察：

（1）观察方法：实质器官一般由外（被膜侧）向内，空腔器官由内向外逐层观察。观察每层时亦应从一端开始一个视野挨一个视野地连续观察，以免遗漏小的病变。这种观察可以快一点，粗略地观察一遍，如是一致性改变，然后再任选较清晰处进行详细观察；如是局灶性病变，全面观察后便可回到病灶处详细观察。

（2）观察内容：①确定组织、器官，以验证肉眼判定的正确性，以便总结提高。②根据组织学和病理学知识，判定该组织是正常的、部分正常部分异常、还是全部异常。③如有病变，则再进一步观察、描述它是什么改变、属于哪种病变（如血液循环障碍、物质代谢障碍、炎症、肿瘤等）。

3. 高倍镜观察 应当指出，必须在利用低倍镜全面观察之后，为了进一步清楚地观察某些病变的更细微结构才能换用高倍镜。直接用高倍镜观察既容易因调不好焦距而损坏镜头或切片，又容易漏掉病变而误诊（因倍率高时看到的切片面积小，不容易看清全局）。所以一般是在低倍镜下找到需要用高倍镜观察的地方之后，再换用高倍镜观察。

对病理组织切片的观察绝大部分都应当在低倍镜下进行，肉眼及高倍镜观察只起辅助作用。观察切片时要运用组织胚胎学和病理学知识分析各病变间有无关系，还应与大体标本有何改变、临床上可能有什么表现密切联系起来进行学习。

三、各器官的观察方法

1. 心脏的观察方法

（1）肉眼观察方法

1）外部检查。①大小：常与死者手拳相似；②重量：正常成人约 250g 左右；③形状：正常为圆锥形，心脏各部有无肥大；④外膜的性状：有无出血点及渗出物附着。

2）内部检查。①心脏内容物如何：有无血栓，心腔大小；②壁的厚度：左心室最厚处 0.8～1.0cm，右心室壁厚为其三分之一；③心肌的性状：颜色、光泽度、硬度等，有无疤痕形成及梗死等；④心内膜和各心瓣膜及腱索、乳头肌等的状态：如瓣膜有无血栓形成、增厚、腱索有无增粗变短等情况。

（2）切片观察方法：因心脏系空腔器官，可逐层观察，如由心外膜、心肌及心内膜的次序

观察。

1）心外膜：表面有无渗出物附着、有无因机化而增厚的情况、有无出血、冠状动脉有无硬化等。

2）心肌：心肌纤维横纹是否清楚，有无变性、坏死等改变，然后再看心肌间质内有无水肿和与正常不一致的地方。

3）心内膜：内膜（包括心瓣膜）有无异常之处。

2. 血管的观察方法

（1）肉眼观察方法

1）内容物：血液性状，有无其他异常物质如固体物。

2）内腔：扩张及狭窄。

3）内面：观察内膜的光滑度、颜色及有无病变。

4）血管壁：厚度、硬度等。

5）外部：血管的走行及分支、粗细、颜色及硬度等。

（2）切片观察方法：因系空腔脏器，可按内膜、中膜、外膜的顺序观察。

1）内容物：血管腔内有无异常物质存在，如血栓形成。

2）内膜：有无增厚，增厚的物质是什么。

3）中膜：有无被破坏的情形或异常之处、有无萎缩或肥厚。

4）外膜：营养血管有无改变、外膜内有无炎性细胞浸润及其他改变等。

3. 肺脏的观察方法

（1）肉眼观察方法

1）肺脏表面检查。①胸膜：是否光滑、光泽、颜色、肥厚、有无其他异常物质被覆等；②大小：左、右两肺各叶的大小（含气量等）有无改变；③形状：有无增大或减小情形；④重量：成人左肺 325～450g，右肺 375～550g 左右；⑤颜色：因含气量、含血量及炭末沉着量而不同，一般小儿为粉红色，随年龄增加，由于炭末沉着增加而逐渐变化，成人为灰褐色乃至灰黑色；⑥硬度：是否变硬，正常肺组织非常柔软（投入水中可浮起）。

2）肺脏切面检查。①肺实质的性状：正常肉眼可见疏松的肺泡，有无病变区、颜色如何；②支气管：参照空腔脏器的检查方法（腔的大小、壁的厚薄等）；③血管：包括肺动脉、静脉，方法同血管的观察方法；④淋巴结：支气管淋巴结大小、颜色及有无病变，注意切面改变。

（2）切片观察方法

1）胸膜：厚薄、附着物等。

2）肺泡：异常内容物的有无（如液体、细胞成分、纤维素等），肺泡腔有无扩张或变小。

3）肺泡壁的改变：厚薄情况、血管有无充血、是否有炎性细胞浸润等。

4）支气管：可首先注意检查细支气管的改变，有许多病变常从此处开始，有无异常内容物。

5）壁的改变：如有无炎性细胞浸润，血管充血。

6）腔之大小：有无扩张。

7）血管：内容物的异常、血管壁有无硬化。

8）间质：气管周围结缔组织和小叶间结缔组织，注意量之多少，有无其他细胞成分。

在检查切片的过程中，如发现有与正常不一致的地方（即病变），则须注意检查病变位置、范围大小、病变本身的性状（即由什么物质构成的，怎样排列、与周围组织关系等）。

4. 肝脏的观察方法

（1）肉眼观察方法。

1）大小、重量、外形、硬度。

2）被膜（肥厚、有无异常物质附着、平滑否）。

3）颜色：正常肝脏呈红褐色。

4）胆囊及胆管的状态：有无增厚、是否有结石存在、胆管有无扩张。

5）门静脉、肝动脉、肝静脉的状态：内膜有无增厚及血栓形成。

6）切面的检查：肝小叶正常 1～2mm 大小。

（2）切片观察方法

1）肝小叶的结构：是否完整、正常、中央静脉及血窦有无扩张及充血、肝细胞排列是否整齐、肝细胞有无变性及坏死、星形细胞有无肿大与增生。

2）门管区：胆管、动脉、静脉及间质有无异常所见。

3）被膜：有无增生或渗出物附着。

5. 消化道的观察方法

（1）肉眼观察方法

1）内容物：有无异常。

2）内腔：有无狭窄、闭塞或扩张。

3）黏膜：颜色、厚度、有无其他异常之处。

4）壁：厚度是否正常。

5）浆膜：有无异常物质附着。

（2）切片观察方法：按黏膜层、黏膜下层、肌层及浆膜层的顺序依次观察，若发现异常处，应注意观察该处的改变。

6. 脾脏的观察方法

（1）肉眼观察方法

1）表面检查。①大小：正常体积约 12.0cm×8.0cm×3.0cm，观察脾脏有无肿大或缩小等；②重量：正常约 150g；③形状：注意有脾切迹；④被膜的形状：正常略有皱纹，表面有无渗出物附着；⑤颜色：正常呈暗红褐色；⑥硬度：有无变化。

2）切面检查。①红髓的性状：含血量多少、颜色、正常呈暗红色；②白髓：正常肉眼可见白色粟粒大的小点；③有无局限性病变：如有，其性状如何；④脾动脉及静脉的性状：有无硬化及血栓形成。

（2）切片观察方法

1）被膜：是否增厚，有无渗出物附着。

2）小梁：是否增厚，有无血管扩张充血。

3）白髓：中央动脉有无硬化。

4）红髓：脾窦是否扩张充血，窦内网织内皮细胞及白细胞是否增多。

5）有无局灶病变：如有，病灶有何改变。

7. 肾脏的观察方法

（1）肉眼观察方法

1）表面检查。①大小：有无萎缩或肥大；②重量：平均成人每个重约 150g；③外形：有无形状上的异常；④表面：是否平滑，有无凹陷或呈颗粒状；⑤颜色：正常一般为红褐色；⑥硬度：有无改变。

2）被膜剥离难易：正常易剥离。

3）有无局限性病灶：如有，病灶有何改变。

4）切面检查。①颜色：有无改变；②光泽度：正常时新鲜标本有一定的光泽；③皮、髓质的厚度及形态有无异常：皮质厚度正常为 6.0～7.0mm；④有无局限性病灶：如有，病灶有何改变；⑤肾盂：有无内容物、内腔大小、黏膜状态；⑥血管：动脉有无增厚（硬化）及其他改变。

（2）切片观察方法

1）肾小球：大小、数量有无减少，血管丛细胞核之多少、其他异常。

2）肾小囊：囊的内容、囊壁有无肥厚及上皮细胞有无增多等。

3）肾曲管：管腔的大小，内容物有无及其性状、上皮细胞的状态、有无变性及坏死。

4）血管：弓形动脉、小叶间动脉、细动脉（入球动脉）等有无硬化或血栓形成等。

5）间质：有无炎症细胞及纤维结缔组织增生、有无细胞浸润、血管的状态等。

8. 脑的观察方法

（1）肉眼观察方法

1）表面检查：①重量、形状有无异常；②脑膜血管扩张充血否，尤其注意脑回表面的小血管的状态；③脑膜内有无异常物质存在，如水肿、出血及渗出物等；④脑回的宽窄、脑沟的深浅等。

2）切面检查：实质血管有无充血、出血或其他与正常不一致的地方，如有，其性状如何。

（2）切片观察方法

1）脑膜：血管有无充血、出血、脑膜内有无异常渗出物存在。

2）脑实质：实质内血管有无充血，血管周围腔（威-罗氏腔）内有无渗出物存在、神经细胞有无变性及坏死（需做尼氏染色法观察）、胶质细胞有无增生或结节的情况。脑组织有无坏死或其他局限性病变之处，如有其性状如何。

四、临床病理讨论会

（一）目的、要求

1. 通过讨论会总结和复习已学过的课程，以求巩固。

2. 加强临床与病理联系，了解疾病的发生、发展是整体的改变。了解各个脏器的改变是相互影响、制约、促进的复杂变化，也就是说要从整体观念出发，而不应将每个脏器的病理变化作片面、孤立的观察。

3. 培养独立思考、分析问题的综合能力，将各科知识融会贯通的能力，为学习临床课程打下基础。

（二）讨论方法

1. 结合临床病理、尸体解剖材料，由实习指导教师带领实习组同学分析讨论，做出病理诊断。

2. 病理讨论会中涉及的有关临床课的内容和其他基础课知识，在课前要查阅有关资料，做好预习工作。

3. 讨论会要求人人发言，并将此内容作为平时考核成绩。

（大连大学　陶雅军　陈英杰）